faceless

2008

...giocando i palleggi; la sua storia è un po' triste, quando a diciassette anni si fece male ad un ginocchio, i medici gli dissero che la sua carriera era finita, ma il suo amore per il pallone era così devastante che il fatto lo mandò in grande depressione ... quindi droga, ... tutti ecc.

... ricoverati all'"ora" d'aria reparto "Cassiopea", dove ... ovo diversi [redacted], alcuni ... de umanità ... con [redacted] ... ivento nel cortile, lo fotografo ... re palleggia gli altri ricoverati

...ego affinché mia moglie ... nga presto a trovarmi, non ... edo l'ora di vederla!!"

Durante la preghiera al Signore nella Messa un ricoverato di mezza età pronuncia la richiesta di cui sopra, la pronuncia con un sorriso, e emozionato.

Verso la fine della Messa il Don lo abbraccia... si commuove.

Sembra quasi che per questo rito essi ritrovino consapevolezza, ... commune un momento di lucidità, partecipano a tutti i passaggi con spirito e passione.

Nella preghiera al signore la ...

...ui riguardi dell' ... qui ... di una prossima e sperata liberazione!!

Errata Corrige: tutti i ricoverati godono delle ore d'aria, non cosa solo di alcuni selezionati; un'ora al giorno anche per i più pericolosi che al massimo se la fanno da soli; sempre se loro non decidano di ri... in camerella.

In questi giorni molti mi ... portato del panico che s... gato non poco per i ricov...

...andarsene ... i poliziotti così attenzi...

Un caso diverso rappresenta invece quello degli "abbandonati" dalle famiglie, per esempio uno è stato portato dal fratello all'O.P.G. dicendogli che in 7 giorni l'avrebbe ripreso; sono passati 7 anni senza vederlo tornare.

Alla sera [redacted] mi porta con la famiglia a fare un giro a Napoli, poi andiamo a mangiare la pizza.

...olto. glielo, mi consente la ... di fare degli scatti ... mega panoramica ... riflettono gli edifici ... ti dell'opg. ... ere il fatto che lungo ..., hanno costruito ... quali è possibile ... tro il carcere. ... e il comune ... missi della proprietà

... in stanza uno strano personaggio, io stavo fotografando dalla vetrata della porta d'accesso al cortile, in sostanza mi dice: "loro sono già dentro, stanno già soffrendo abbastanza, perché gli fai anche le foto?"

La cosa mi colpisce, cerco di fargli capire che se io faccio le foto e queste vengono viste all'esterno, probabilmente sensibilizzando la gente le loro condizioni miglioreranno...

...laccarmi i piedi ... faccia veramente fatic... del trattenere del ride... Entrando ci chiese ... una cicca spenta nella vaschetta dell'acqua sa... siamo sempre in OPG.

La mattina, vado a [redacted] nel suo "personale" ricavato da una sta... disuso al II piano del reparto. Poi assieme al suo reparto, il I. ... Passo un po' di tempo al ... vado al V, dove conosco ...

ricoverati che fanno "Terapia teatro", siccome questo è parte dello stesso edificio.

L'aneddoto, invece divertente, della giornata riguarda una singolare richiesta postami da un ricoverato; [redacted] mi chiede di fargli tre fotografie, nudo, con la sciarpa avvoltolata in volto. Ma non finisce qui, mi chiede di lasciargli una promessa scritta che poi gliele manderò.

Una settimana fa la stessa persona mi ha offerto di scrivere l'articolo per il lavoro che sto facendo!

Sempre per il [redacted] tema igiene

le pulizie non vengono fatte da personale civile, ma bensì dai ricoverati stessi!

Dalle 15:00 di ogni giorno, i ricoverati vengono chiusi nelle proprie celle per un'ora per consentire le pulizie. I prescelti, con tanto di paga mensile e contributi versati, fanno le pulizie alla meno peggio.

La sezione A della stanza è un disastro per l'odore intensissimo di urina nel corridoio, le ultime due stanze di questo reparto sono quelle di coercizione, il coercito fa i propri bisogni a letto, quando si apre la porta...

faceless

claudio cricca

DAMIANI

È sempre molto difficile fotografare l'Invisibile e credo che questo sia un sogno molto frequente fra i fotografi. Il fatto è che l'Invisibile sfugge, si nasconde e quando appare è, per l'appunto, invisibile. O meglio, devi cogliere l'attimo, rubarlo al tempo e fermare l'immagine così da rappresentare quello che l'occhio del fotografo riesce a vedere. Fotografare i matti rinchiusi è per l'appunto fotografare l'Invisibile, e spesso è un invisibile che non si vuole vedere e, a volte, è un invisibile che non si vuole fare vedere.

Adolfo Ferraro

Photographing the Invisible is always very difficult, and in my opinion it represents a common dream for photographers. The point is that what is Invisible slips away, hides itself, and even when it appears it is – well, invisible. More precisely, you have to seize the instant – steal an instant from time – and make the image still so to represent what the photographer's eye can see.
Taking photographs of mad people confined in an institute represents indeed photographing the Invisible, an invisible which people often won't see, and which is sometimes unwilling to show itself.

Adolfo Ferraro

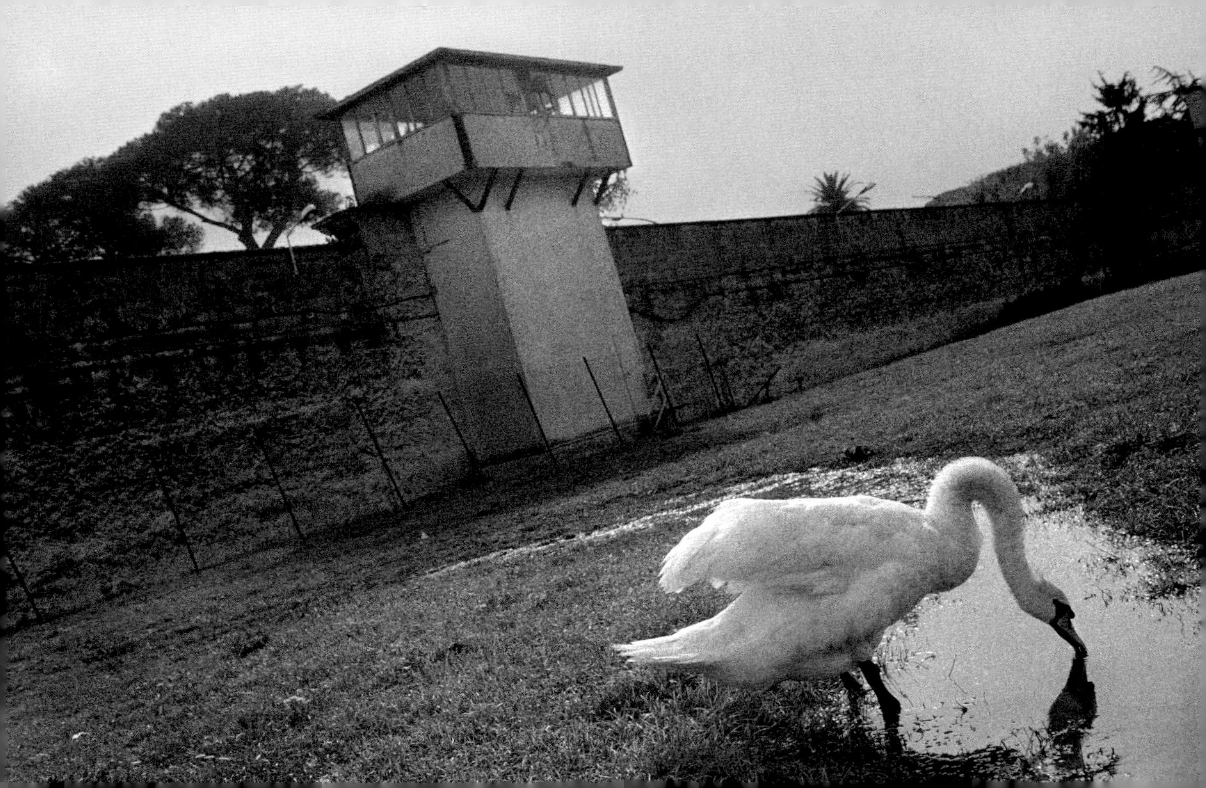

Prefazione

Il giornalismo fotografico è una delle più toccanti testimonianze delle persone dimenticate dalla società: il lavoro di Claudio Cricca, *Faceless*, ritrae individui che sono caduti in un qualche spazio grigio tra un sistema sanitario nazionale e la sua politica penale, persone che sono state dimenticate non solo dalla società ma spesso anche dalla famiglia e dagli amici. Le tormentate immagini dei criminali con disturbi mentali, ritratti da Claudio, raffigurano questi esseri umani, minacciosi, assurdi, torturati, disorientati, stoici, arrabbiati; in breve, un'intera gamma di emozioni e turbamenti. Il suo lavoro rende loro una dimensione umana, eppure, volutamente, li distorce.

Claudio ha deciso di rendere i volti dei ricoverati irriconoscibili, cercando, allo stesso tempo, di riprodurre quella che è la loro condizione reale.
Questa era la sfida da affrontare.
La difficoltà del progetto era quella di rappresentare l'essenza di questi luoghi senza ritrarre i visi distorti dalla malattia mentale. Gli internati sono visti in movimento, dietro vetri in frantumi o offuscati da ciò che sta loro intorno, il che fa sorgere domande inquietanti in chi li guarda. Ma le immagini non distorcono solo chi è ritratto, distorcono anche le domande che potremmo fare su queste persone. In modo molto diretto le immagini chiedono chi siano queste persone, colte così, nel contesto di un'ampia gamma di manifestazioni emotive, e sfidano qualunque percezione unidimensionale di cosa siano i pazienti di un manicomio. L'abilità tecnica di Claudio sembra giocare con questi presupposti su cosa siano davvero i criminali con disturbi mentali, come individui.

Uno dei fondamentali punti di tensione in queste foto è ovviamente dato dal conflitto tra la libertà individuale, per quanto possa quel comportamento individuale rappresentare un pericolo, e lo Stato, per quanto le sue intenzioni possano essere rivolte al mantenimento della pubblica sicurezza. Indubbiamente, ci sono motivi validi per incarcerare persone il cui comportamento sia pericoloso per la società, ma è altrettanto importante ricordare che queste persone sono individui, ciascuno con la loro propria ed unica umanità. La capacità di mostrare queste persone nella loro completa dimensione umana racchiusa nelle convenzioni logiche del mondo moderno, più colloquialmente definito il sistema, è una delle più grandi risorse dell'arte. Per cui anche se la società può averli dimenticati, anche se probabilmente queste persone stanno scontando non ben precisate sentenze alla Orwell e anche se sono state private della loro umanità da un sistema che non riesce a rivolgersi a loro come individui, queste foto ci ricordano che loro sono proprio persone. Queste immagini complesse ci costringono a chiederci come sia la vita interiore, sia nel fisico che nell'animo e, come ogni lavoro artistico di rilevanza sociale, ci inducono a riflettere se davvero sia questo il modo in cui la società debba trattare l'individuo.

Marcel Saba
Fondatore
Agenzia Redux Pictures

Foreword

Photojournalism is one of the most poignant witnesses of society's forgotten people. Claudio Cricca's work *Faceless* depicts individuals who have fallen into a gray space somewhere between a culture's healthcare system and their penal policy, people who have been forgotten not only by society but also often by family and friends. His haunting images of the criminally insane depict these humans as playful, menacing, absurd, tortured, disoriented, stoic, angry; in short, with a full range of human emotions. Although his work humanizes these people, by design, it also distorts them.

Claudio decided to make the inmates anonymous while still attempting to convey some sense of the patients' interior experience.
That was a photographic challenge.
The difficulty of the project was to give the feeling of these places without the help of the faces distorted by mental diseases. Therefore, the inmates are seen in motion, behind shattered glass or obfuscated by their surroundings and this creates eerie questions for the viewer. But the images do not only distort those depicted, they also distort the questions we might ask about these people. Most directly the images ask who these people are, taken as they are in the context of a broad range of emotional states, and challenge whatever one-dimensional understanding of what people in a sanitarium are like. Claudio's technical skills play with these expected notions of what the criminally insane may be as individual people.

One of the fundamental points of tension in these photos is quite obviously the battle between individual freedom, however menacing that individual behavior may be, and the State, however geared to public safety its actions and intentions may be. No doubt there is reason to incarcerate people whose behavior endangers society but it is also important to remember that these people are individuals, each with their own unique humanity. The ability to display the full humanity of individuals caught up in the rational conventions of the modern world, the system as it is more colloquially called, is one of the great assets of art.
So although society may have forgotten them, although they may be living out indefinite Orwellian sentences that were never clearly defined and although they have been dehumanized by a system that cannot address them as individuals, these photos remind us that they are individuals. Claudio's complex images compel us to wonder what life is like on the inside, both physically and emotionally and, like all artwork of social merit, they also ask if this is indeed a way for a culture to treat individual people.

Marcel Saba
Fonder of
Redux Pictures Agency

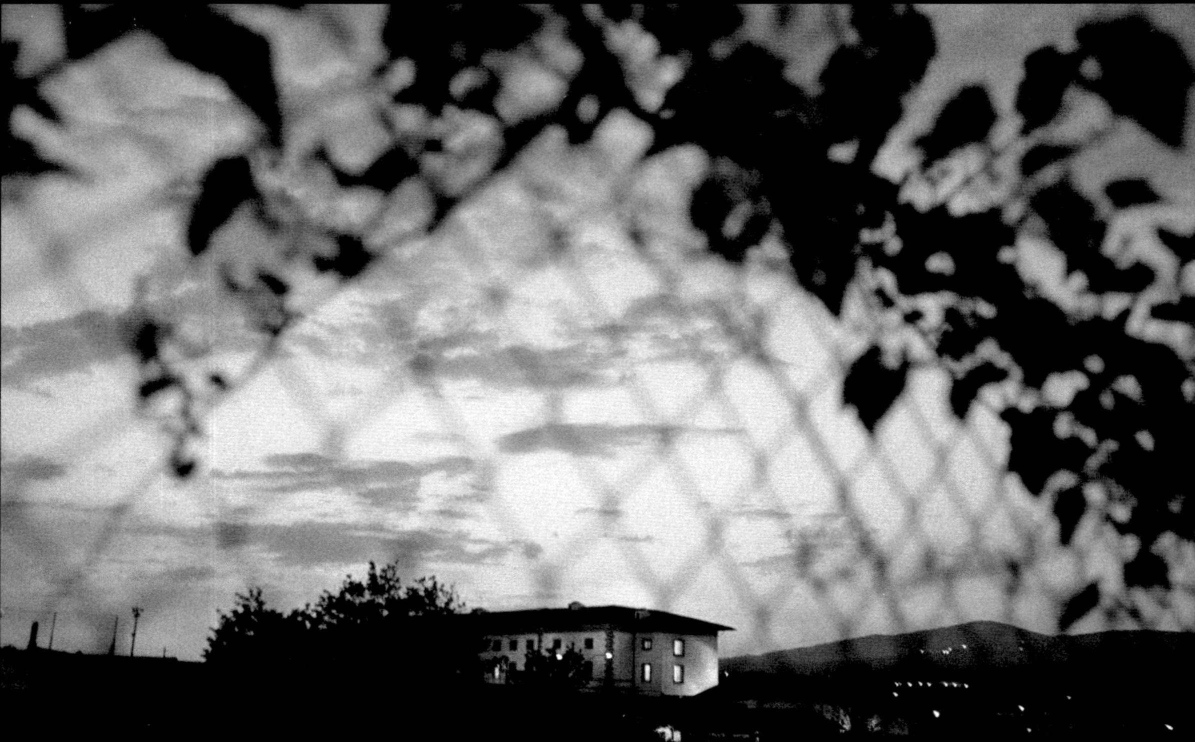

Introduzione

Nel 1998, quando mi si prospettò di entrare nell'Ospedale Psichiatrico Giudiziario di Aversa, ovvero un "manicomio criminale", non sapevo a cosa stavo andando incontro. Ancora.
Sono le tre e mezzo del mattino, sono steso sul letto dell'alloggio dove risiedo, all'interno dei reparti detentivi. Non riesco a prendere sonno... Sono sconvolto. Nel pomeriggio precedente, il comandante della Polizia Penitenziaria mi ha portato a fare un giro nei reparti detentivi. Sapevo che avrei avuto difficoltà a relazionarmi con i ricoverati, ma di persona è stato peggio di come avevo immaginato.
La "politica" dentro alcuni OPG è quella di far socializzare i ricoverati fra loro. Nei vari reparti le porte delle celle sono aperte e, di conseguenza, te li trovi tutti addosso: la pressione è devastante. A primo impatto ti trovi di fronte ad una barriera di timori, emotivamente destabilizzante. Non si sa cosa fare, cosa dire, come affrontare la situazione.

Sono ancora qui, steso sul letto, in piena notte, con gli occhi sbarrati a pormi alcune domande del tipo: "Ma che cazzo sto facendo in un posto del genere?!?" Ma la domanda cruciale è questa: "Sono veramente in grado di 'farcela'?" Intendo, dal punto di vista umano. Come raccontare la storia di posti del genere e della gente che ci vive e lavora se proprio io sono in discussione con me stesso, non come fotografo, ma come essere umano?
Scattare una foto è facile; scattare una foto in faccia ad una persona è difficile; scattare una foto in faccia ad una persona che soffre... è contro natura. Ho dovuto attraversare un processo di trasformazione interiore per poter controllare determinate emozioni.
La pazienza, la determinazione e soprattutto la volontà di interagire con questa realtà, mi hanno premiato: durante i miei primi giorni di visita, sono stato affiancato e ho affiancato operatori della Polizia Penitenziaria ed infermieri straordinari per professionalità

Introduction

In 1998, when I had the chance to enter the Judiciary Psychiatric Hospital in Aversa, a "Criminally Insane Asylum", I had no idea of what I would find. Not yet.
Three thirty in the morning, I am lying in bed in the room where I am staying, within the wards. I cannot sleep... I am totally upset. The previous afternoon, the head of the Penitentiary Police had shown me around the wards: I knew that relating to the inmates would be difficult, but being there in person was even worse than I had imagined.
Some OPGs have a policy of encouraging social relationships between the inmates. In this case, the cell doors of some wards are open and you may find yourself surrounded by the inmates. You are suddenly facing a barrier of fear which is emotionally quite destabilizing. You don't know what to do, what to say, or how to cope with the situation.

I am still here, lying in the bed, late at night, staring at the ceiling; I ask myself some questions like "What the hell am I doing in a place like this?!?" However, the real question is "Am I really able to cope with this?" I mean, as far as emotional involvement is concerned. How am I going to tell the story of such a place, of the people who live and work here, when I am questioning myself, not as a photographer, but as a human being?
To take a photo is easy; to take a photo directly in the face of a person is difficult; to take a photo directly in the face of a suffering person... is against human nature. I had to go through an inner transformation in order to control certain emotions.
Patience, determination and above all the will to interact with this world have rewarded me: during the first days of my visits, I worked with and was helped by Penitentiary Police operators and nurses who proved extraordinary in their professional skills and human commitment. In the beginning they

ed impegno umano. All'inizio, mi facevano da filtro con i ricoverati, facendomi tastare il terreno un po` per volta ed insegnandomi una forma di comunicazione che non fa parte delle relazioni quotidiane a cui di solito si è abituati. Osservandoli, ho capito come avere a che fare con le persone rinchiuse negli OPG. Gli infermieri, ma soprattutto i poliziotti, sono le figure di riferimento. Non hanno nessuna preparazione fornita dallo Stato. Il tutto è lasciato al buon senso ed al lato umano dei singoli individui.
Una volta imparato a comunicare con i ricoverati, ho capito come avrei dovuto sviluppare il lavoro fotografico che mi ero proposto di fare. Il culmine del mio rapporto umano con loro si è verificato in Sicilia, quando un ricoverato ha ricevuto una lettera da casa. Con mia sorpresa e immensa emozione mi chiede di leggergliela. Un altro ricoverato si intromette: "Dai, te la leggo io" - "No! Voglio lui!" Anche se la cosa mi ha enormemente inorgoglito, non posso dimenticare la grande tristezza che mi ha pervaso durante la lettura.

Riflettendo sul tempo che ho trascorso all'interno dei cinque istituti visitati, mi sono accorto che nel corso degli anni ho collezionato quattordici settimane di vita vissuta all'interno di queste carceri per gente "malata" e "pericolosa", gente disarmata del proprio orgoglio, dalla propria fierezza... Cosa ne rimane? Alcuni, i più lucidi, cercano di mantenere una propria dignità, ma fanno molta fatica.
Il lavoro prende in esame la realtà di questi Ospedali Psichiatrici Giudiziari, che a tutt'oggi sono quasi del tutto sconosciuti ai più. Si tratta di vecchie istituzioni che raramente trovano esempi analoghi nel panorama internazionale. In virtù di ciò da tempo lo Stato italiano sta prendendo in considerazione la possibilità di chiuderli. Questi luoghi rappresentano il capolinea della società, qui la gente vive tra deliri ed

helped me to relate with the inmates, taking small steps at a time, and taught me a kind of communication which is very different from our usual everyday relationships. Through observing them, I have understood how I should relate to the people who are confined in OPGs.
Nurses, but above all, policemen are their reference points. They did not get any professional preparation provided by the State. The whole system depends upon the common sense and the human engagement of individuals.
Once I had learned how to communicate with the inmates, I understood how I would need to carry on with the photographs I intended to take.
The peak of my human relationship with them was in Sicily, when an inmate received a letter from home. To my surprise and great commotion he asked me to read it to him. Another inmate butted in: "I'll read it for you" – "No! I want *him* to!" Although I felt very proud, I will never forget the profound sadness which pervaded me as I was reading.

Thinking about the time I spent within the five institutes I visited, I realized that in the course of time I had spent about fourteen weeks living inside these jails for "ill" and "dangerous" people, people deprived of their pride, of their self respect...
What is left? Some of them, the most lucid, try to maintain their dignity, but it is a constant struggle.
This project analyzes the situation of the Italian Hospitals for the Criminally Insane which even now are almost completely unknown to most people. These hospitals are actually antiquated institutions, which do not have equivalents on the international scene. Therefore, the Italian government has long been considering the possibility of closing them.
These institutions represent the very bottom of society; here live people lost between

allucinazioni, ognuno con la propria storia di violenza e umiliazione.
All'interno di essi si vive la realtà drammatica di persone abbandonate sia dalle istituzioni che dalle famiglie stesse (si consideri che la maggior parte dei ricoverati ha compiuto il proprio delitto in famiglia e molte di queste non hanno più intenzione di riprenderli con sé).
Va sottolineato che tra i vari istituti si contano poco più di un migliaio di ricoverati in tutta Italia. Le pene da scontare sono relativamente brevi, ma se alla fine di esse il ricoverato non ha una struttura che possa accoglierlo, famiglia, comunità, ecc., è condannato a rimanere dentro l'istituto ad oltranza, anche per tutta la vita. Ne consegue che le detenzioni si allungano vistosamente ed i ricoverati chiamano questa situazione "ergastolo bianco."
In questi istituti, inoltre, vige un regime carcerario laddove dovrebbe trattarsi di ospedali. I poliziotti sono più numerosi degli infermieri e il risultato è una struttura a metà tra il "manicomio" e la prigione: un mostro a due teste senza identità.

Sin dall'inizio del progetto, ho espressamente deciso di rendere i ricoverati pressoché irriconoscibili. Pertanto, ho elaborato forme con luci ed ombre, corpi e spazi, alla ricerca di immagini, emozioni e sensazioni il più possibile forti, incisive, che potessero restituire il clima all'interno degli istituti anche senza il supporto dei volti dei ricoverati.
Per tutte le ragioni esposte mi sono impegnato in questi anni a documentare la realtà interna degli OPG, visitando tutti e cinque gli istituti esistenti in Italia che dipendono dal Ministero della Giustizia.
Per le stesse motivazioni ho intitolato il progetto: *Faceless*, senza volto.

Claudio Cricca

delirium and hallucinations, each of them with their own story of violence and humiliation.
Inside these institutions, one experiences the dramatic reality of people abandoned both by society and by their families (the majority of the inmates committed their crimes within the family unit and many of these families will not take them back).
It should be emphasized that there are little more than 1,000 inmates in Italy who are currently hospitalized in different asylums. The sentences are relatively brief. However, if at the end of that period inmates do not have a proper structure, a family or a community to return to, they are condemned to remain in the institution indefinitely, even for the rest of their lives. The consequence is that their confinement becomes extremely long. The inmates call this situation "a quasi life imprisonment".
These institutions operate according to prison rules, while life there should actually be similar to a hospital. There are more prison guards than nurses, which results in a structure halfway between asylum and prison: a two-headed-monster without identity.

From the very beginning of the project, I explicitly decided to make these people almost unrecognizable in my photographs. For this reason, I have elaborated shapes with lights and shadows, bodies and spaces, in an attempt to create images which conveyed emotions as strong and incisive as possible, images which would give an idea of the atmosphere inside the institutes, even without showing the faces of the inmates.
For all these reasons, I have dedicated several years to describing the life inside the OPGs, visiting the five institutions managed by the Ministry of Justice. For the same reasons, the project is entitled *Faceless.*

Claudio Cricca

ad Anna Maria,
a Lia, mia madre, a Laura, a Barbara

dal mio diario

Arrivo all'ingresso di un reparto detentivo,
i ricoverati si radunano davanti alla porta a vetri.
Si chiedono chi io sia.
Generalmente,
i riferimenti sono le divise dei poliziotti o i camici degli infermieri.
Poi uno di loro dice:
"Ma non vedete?
È uno nuovo!"

from my diary

I arrive at the entrance of a ward, the inmates gather in front of the glass door. They wonder who I am. Generally, the uniforms of the police officers or the blouses of the nurses are the sole reference points. Then, one of them says: “don’t you see?! He is a new one!”

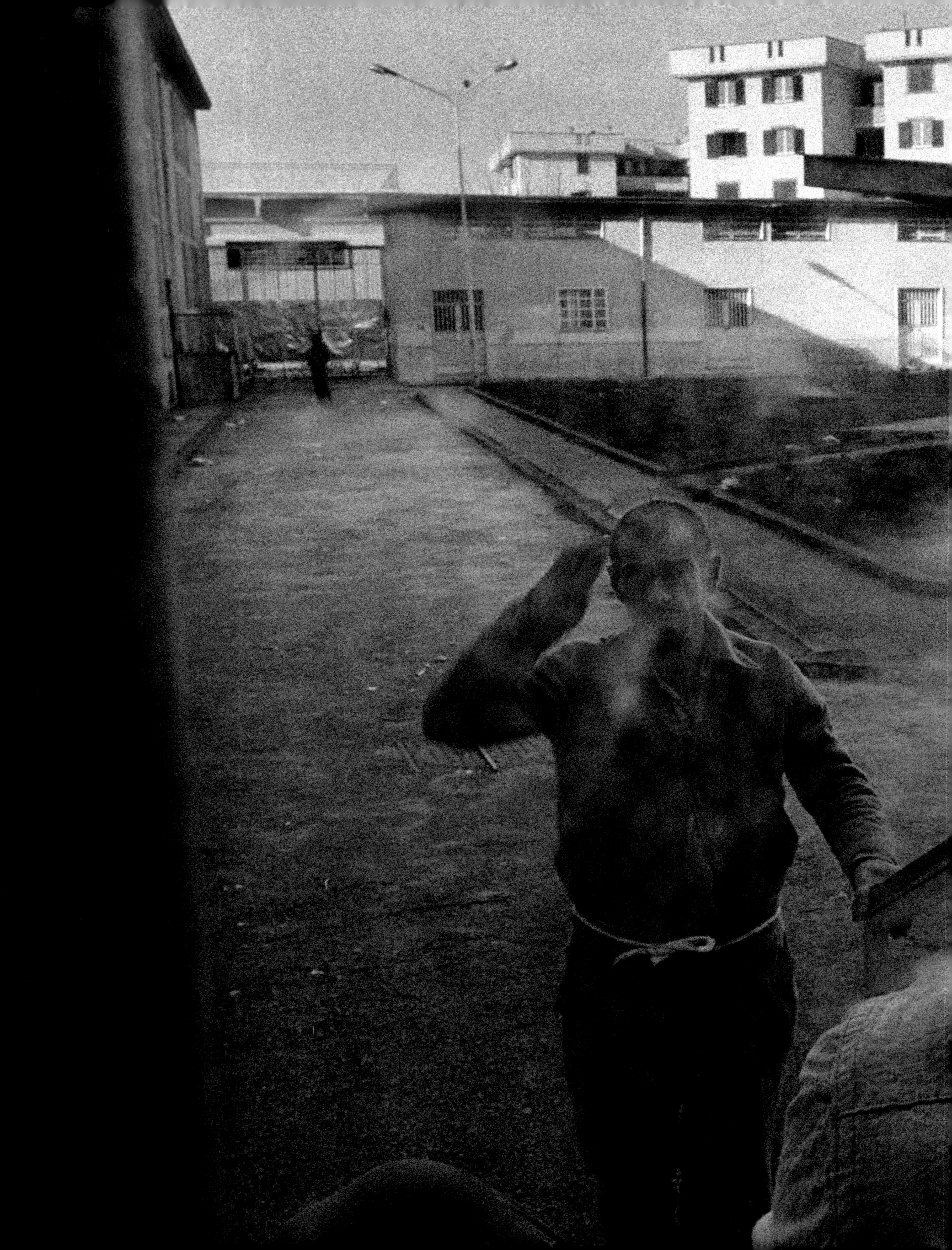

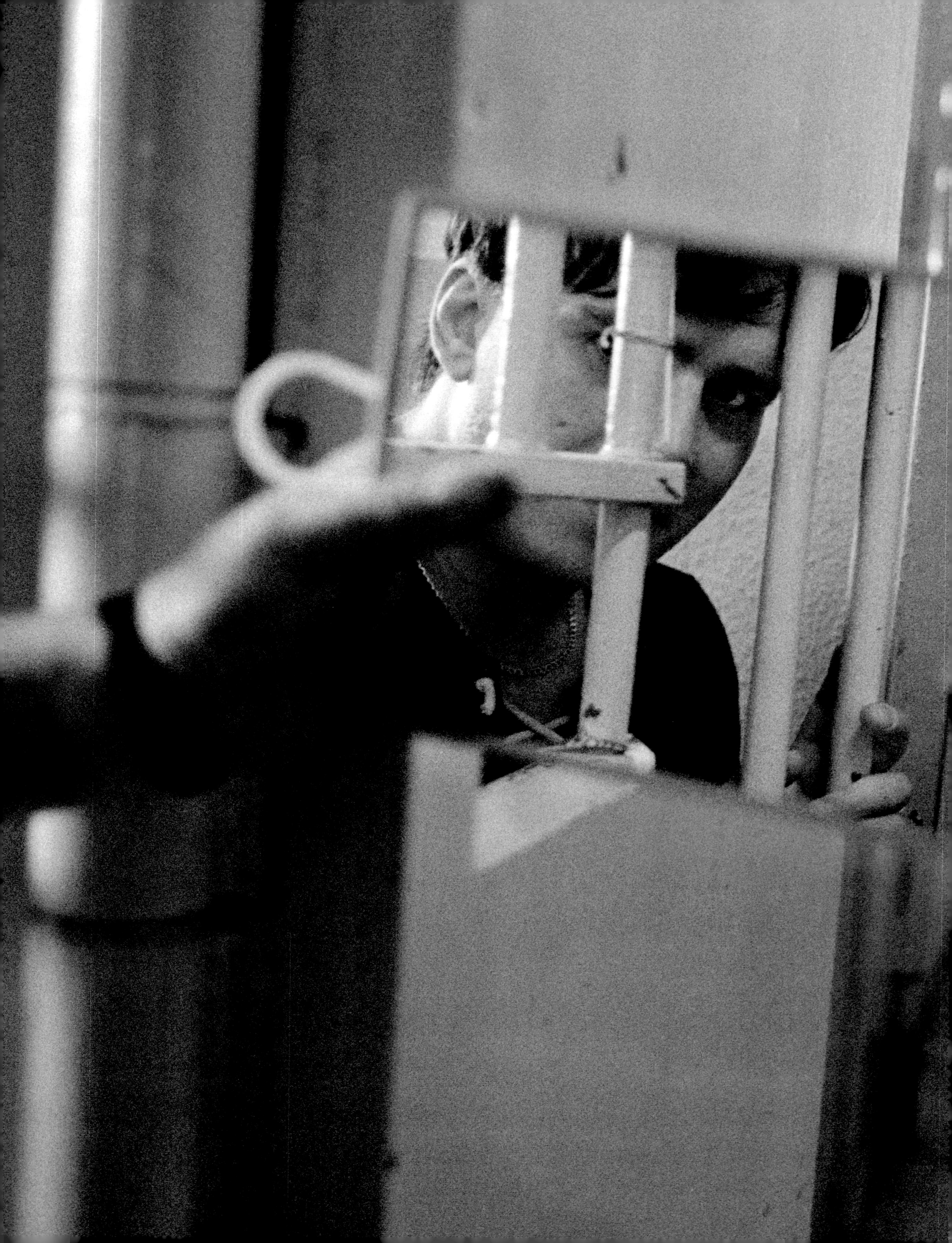

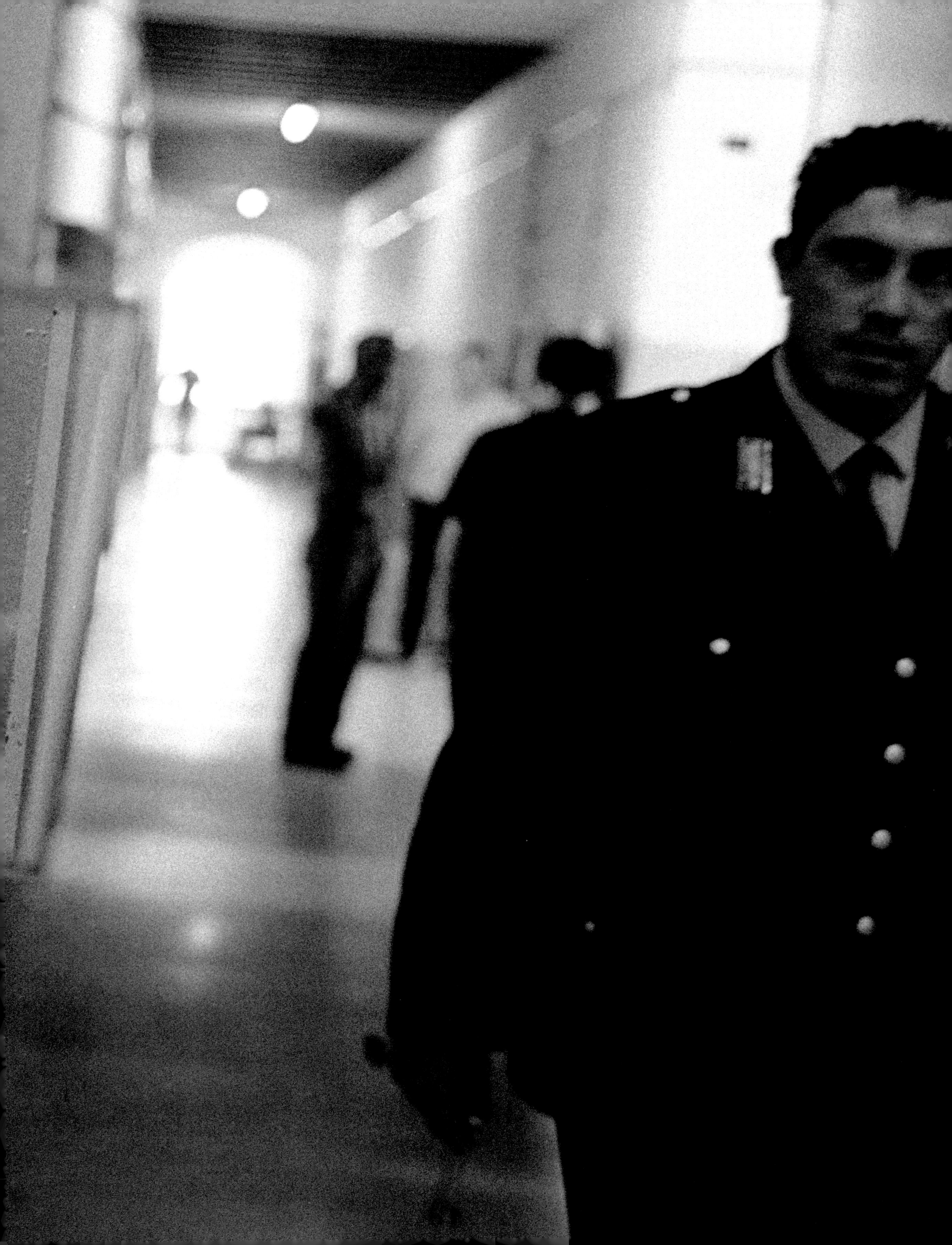

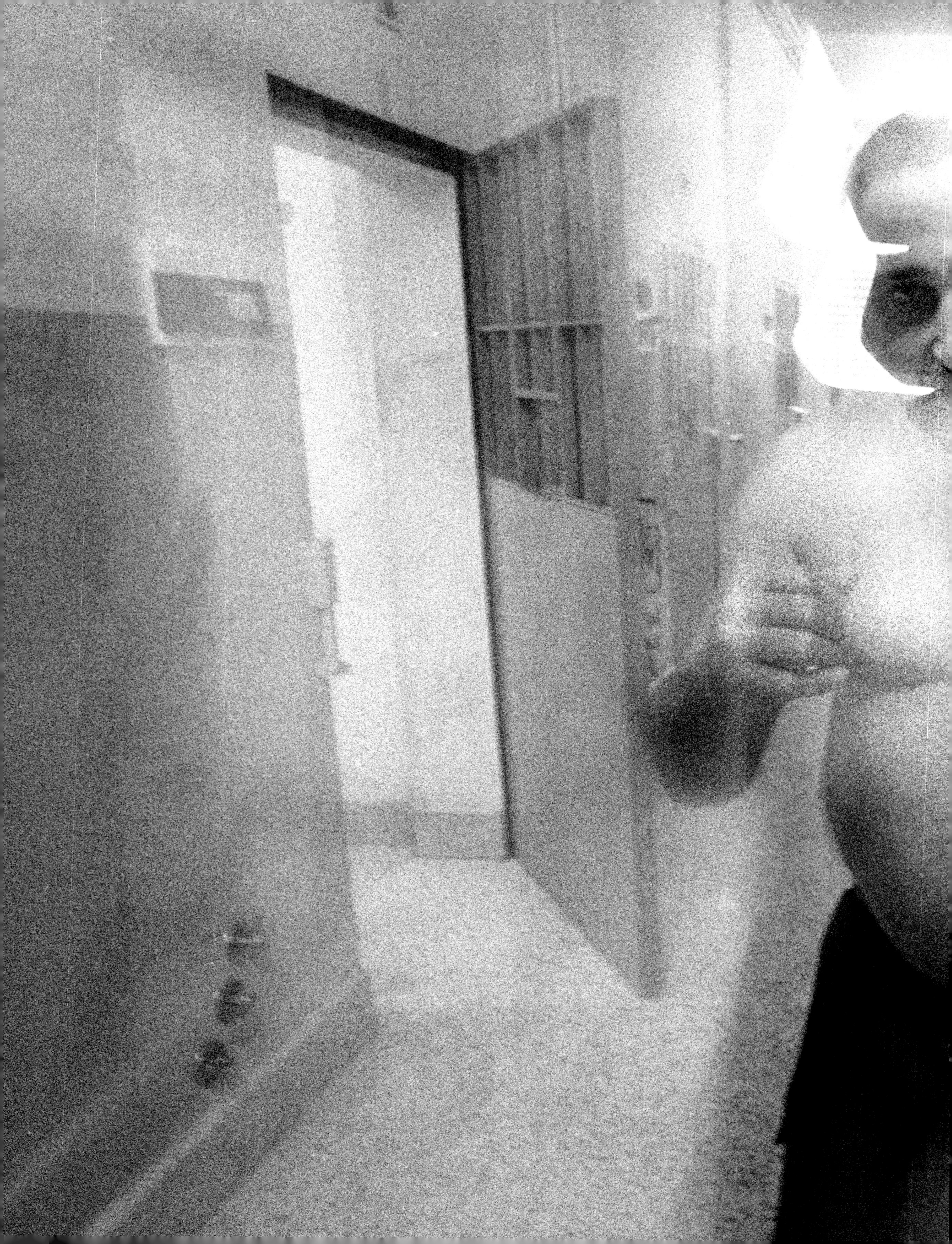

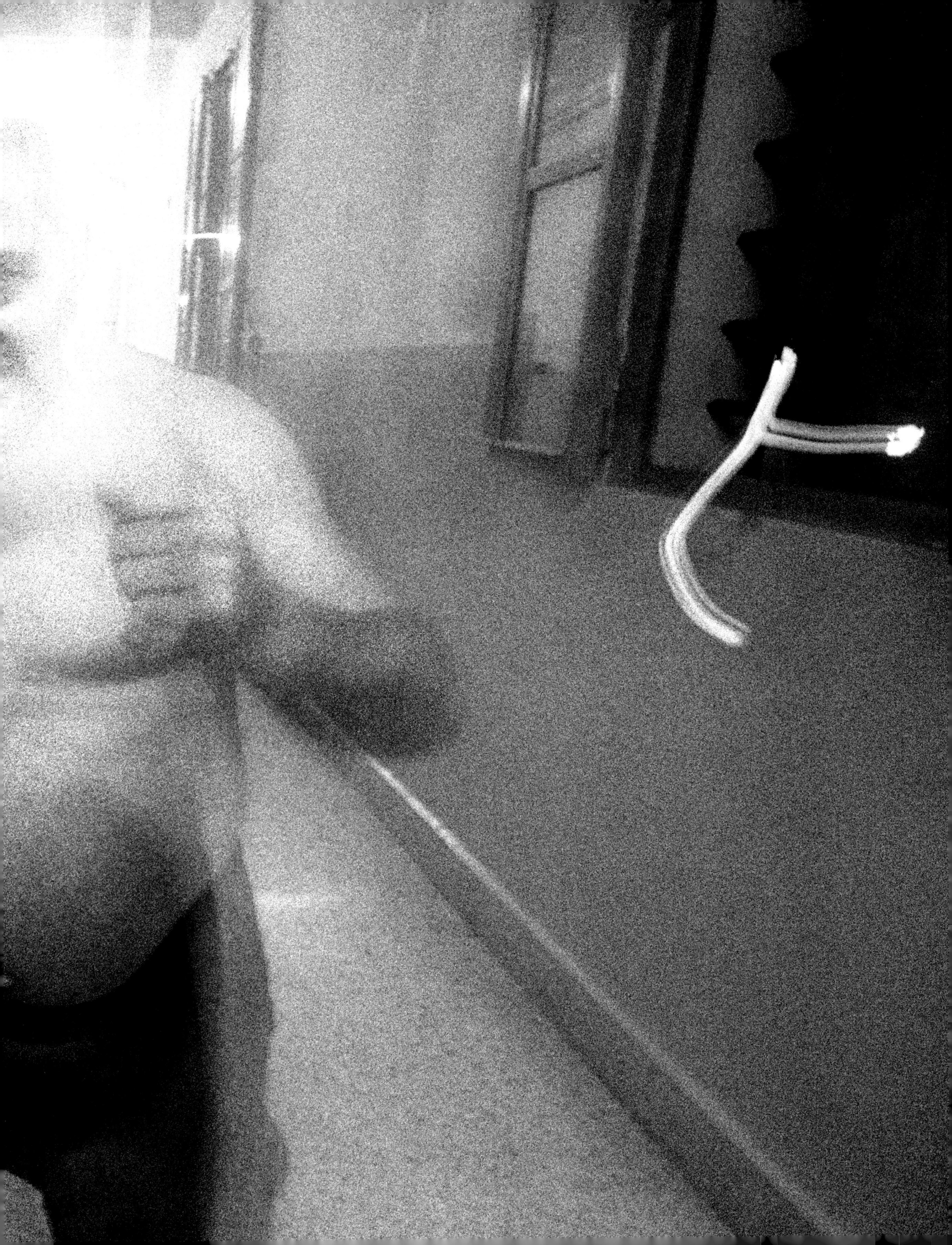

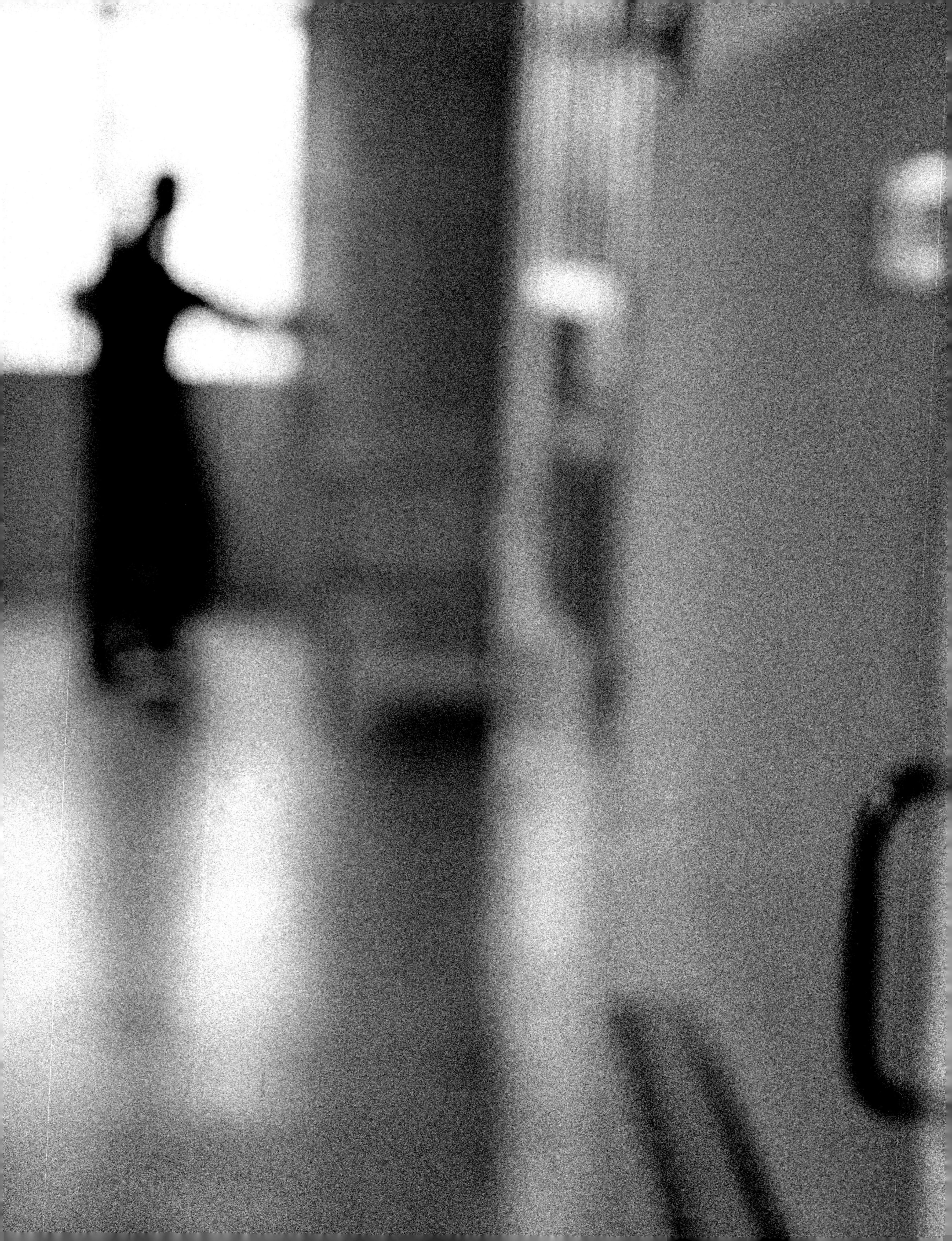

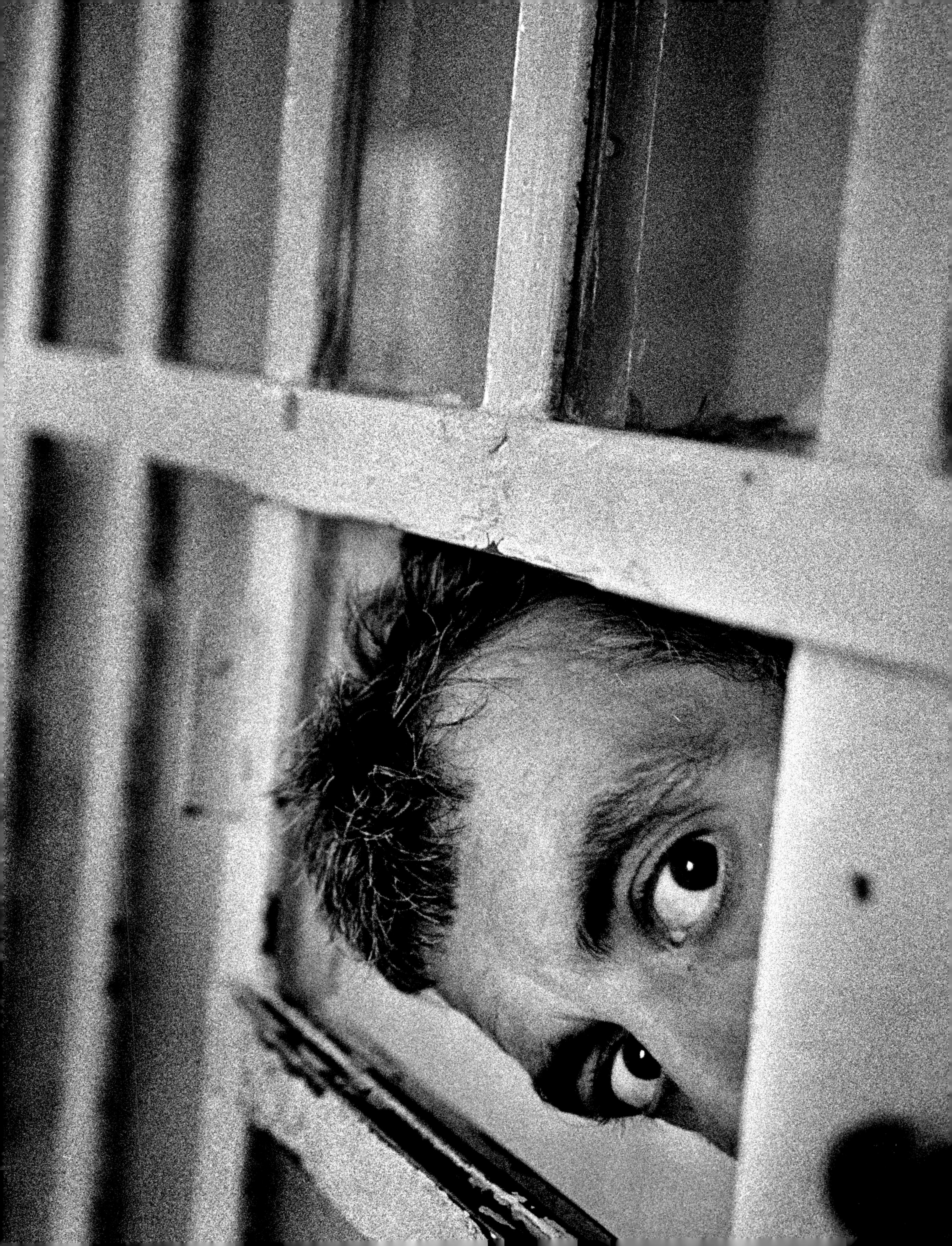

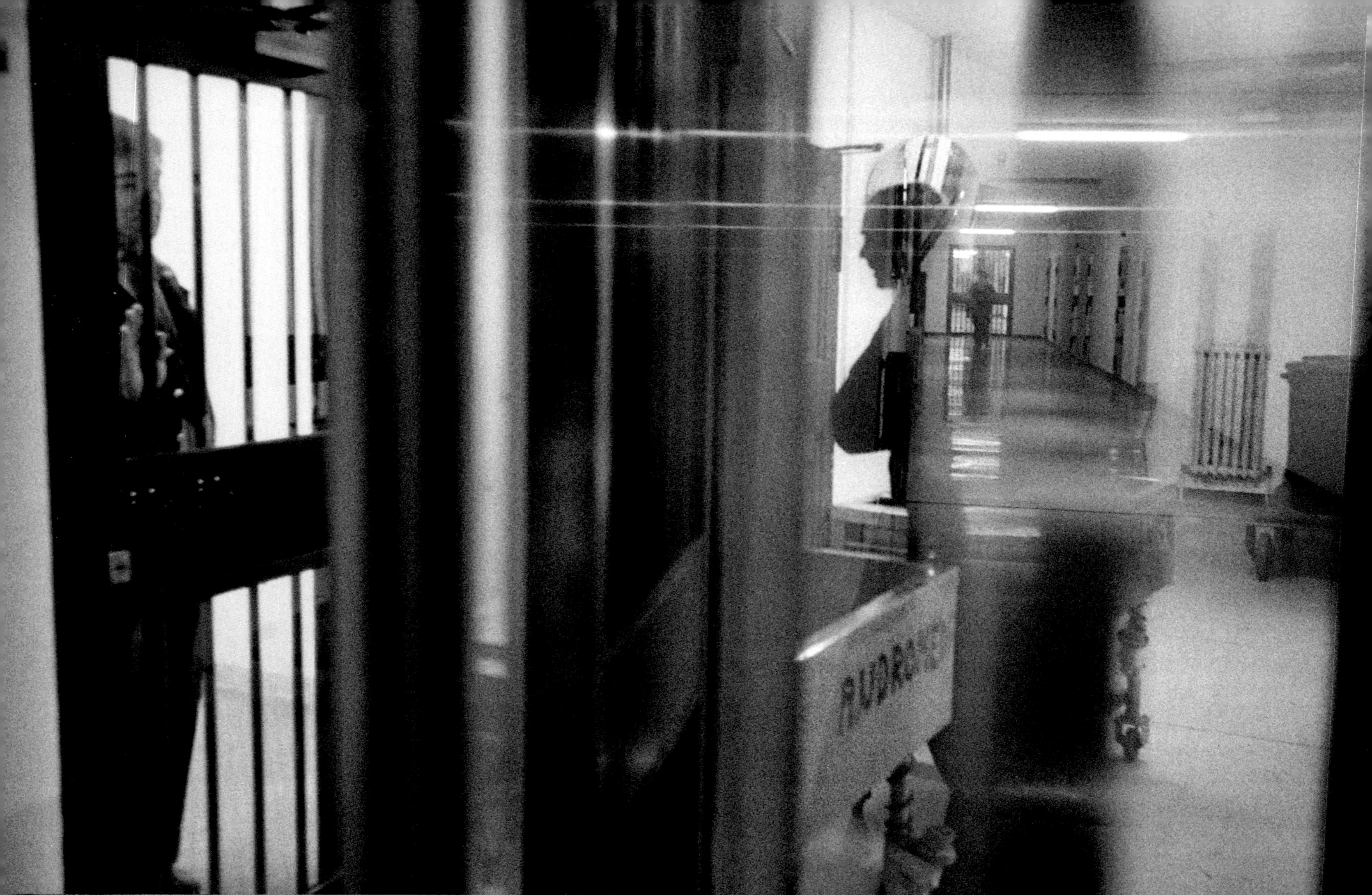

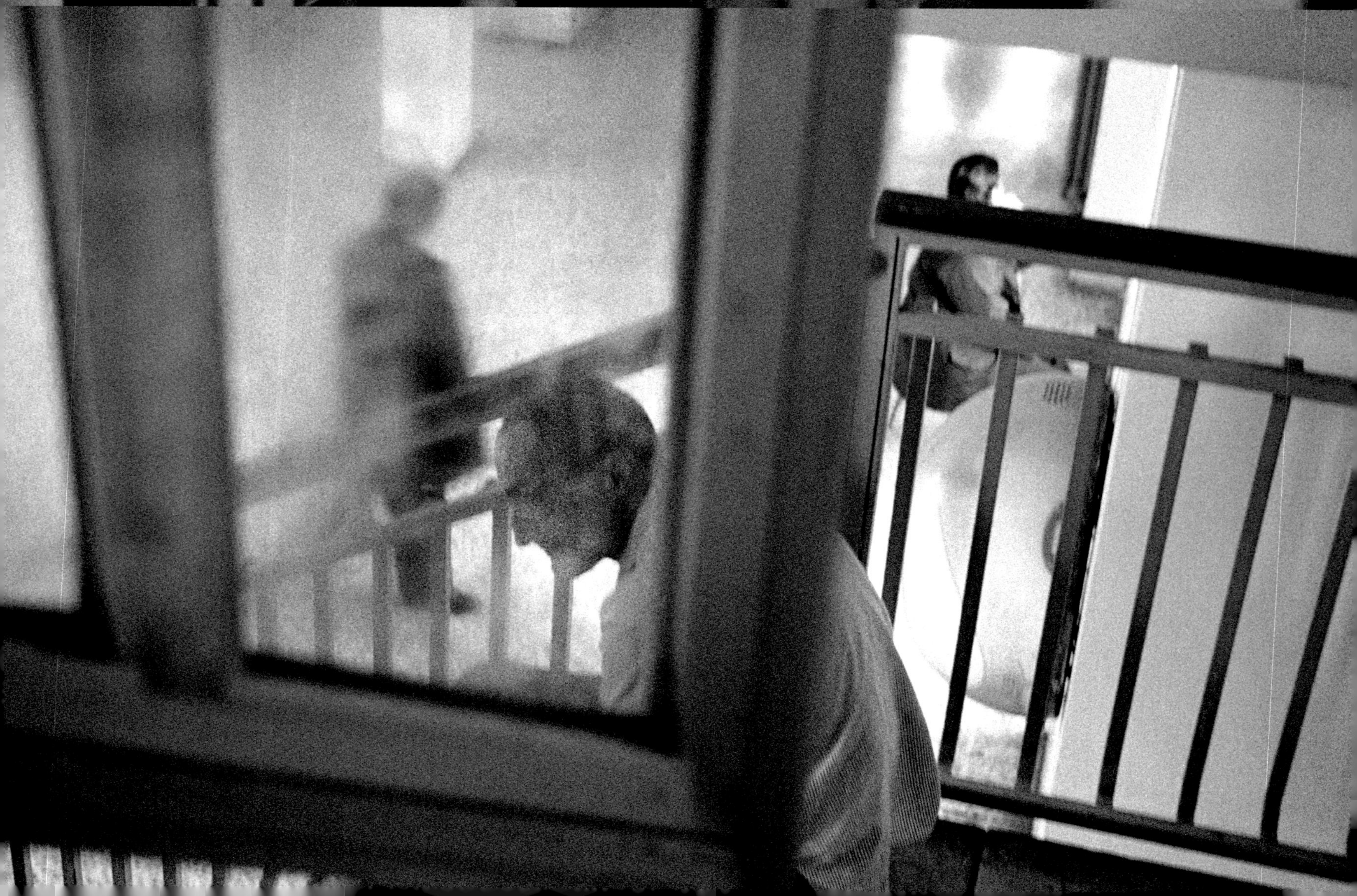

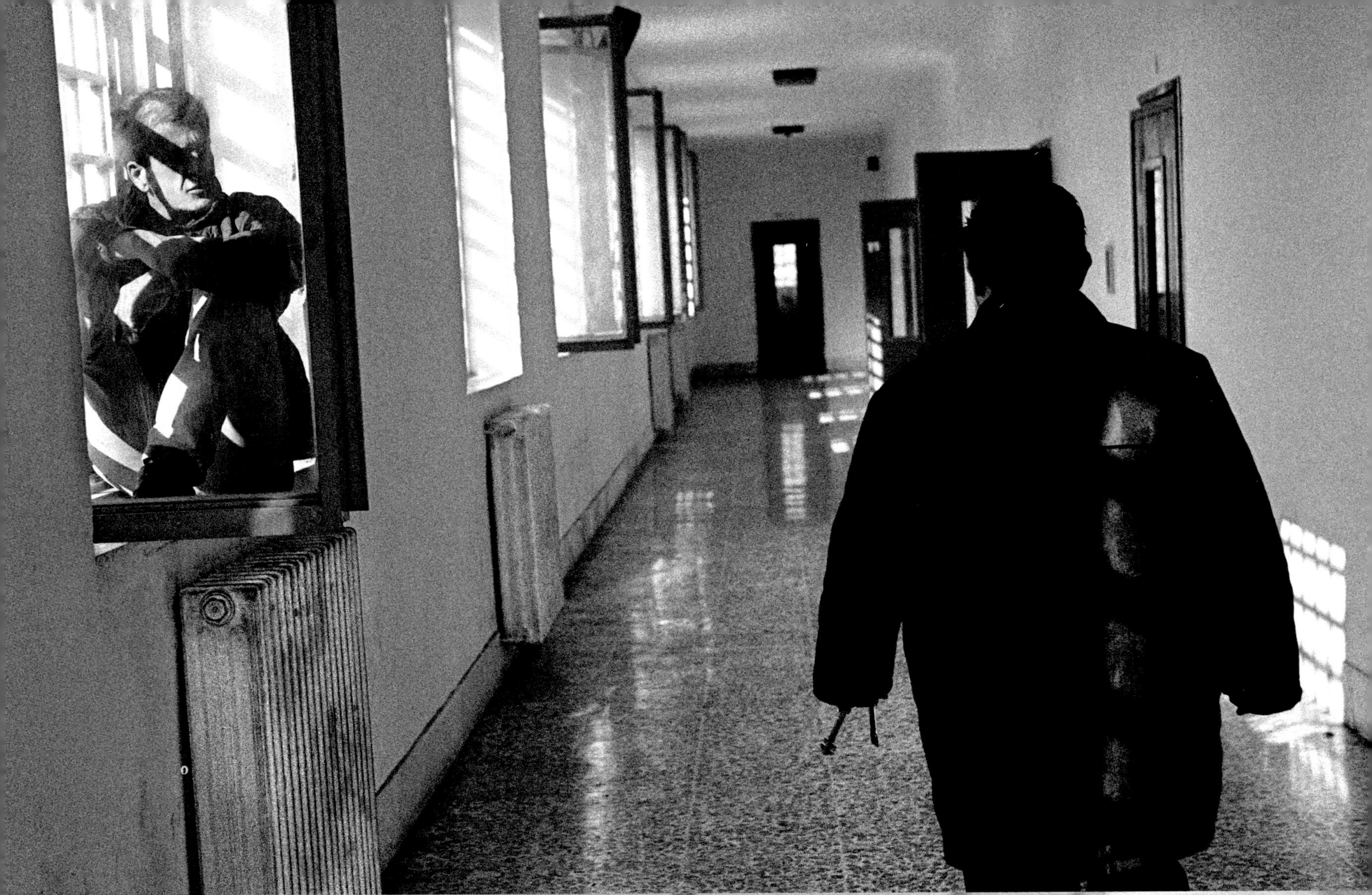

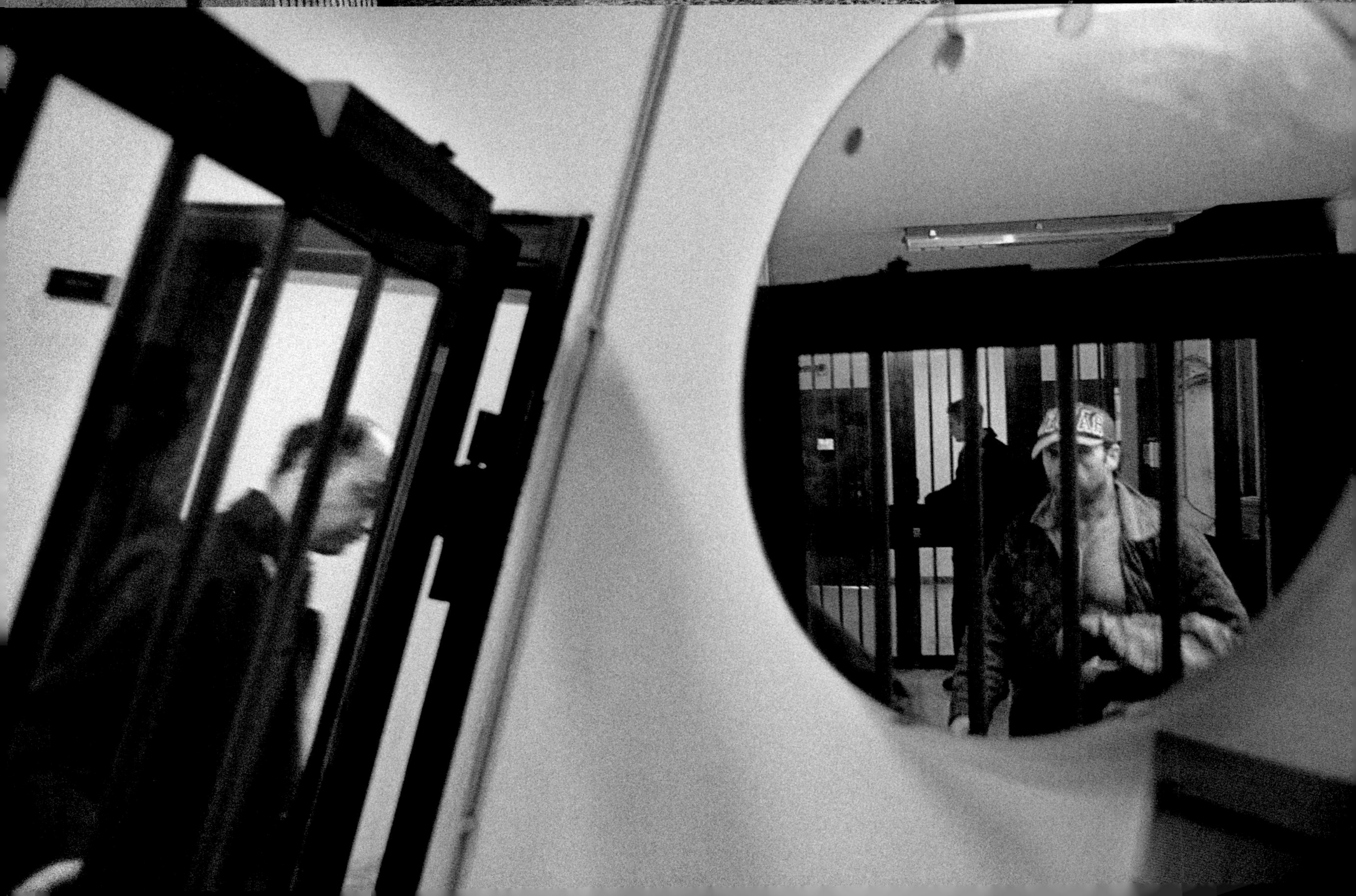

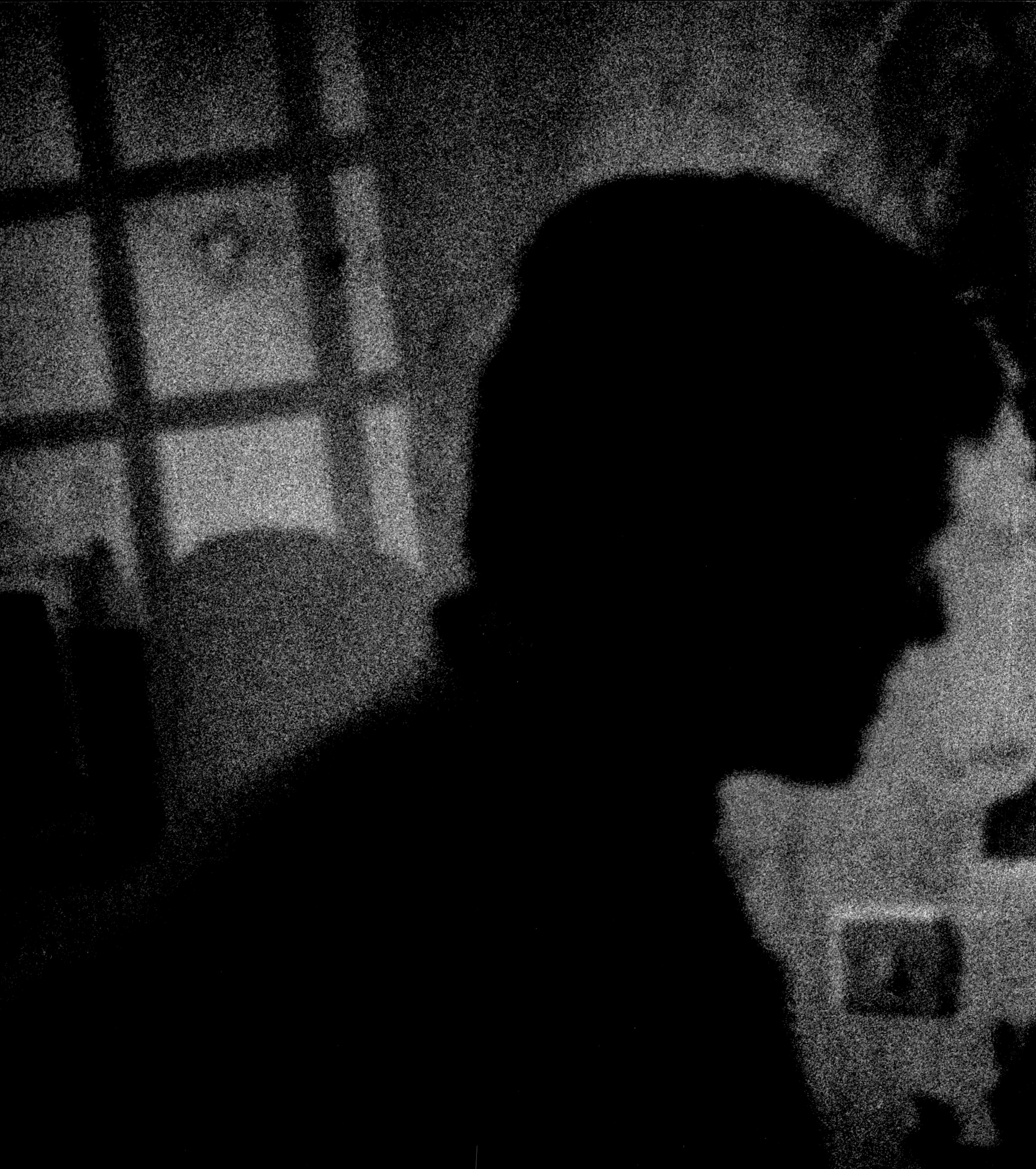

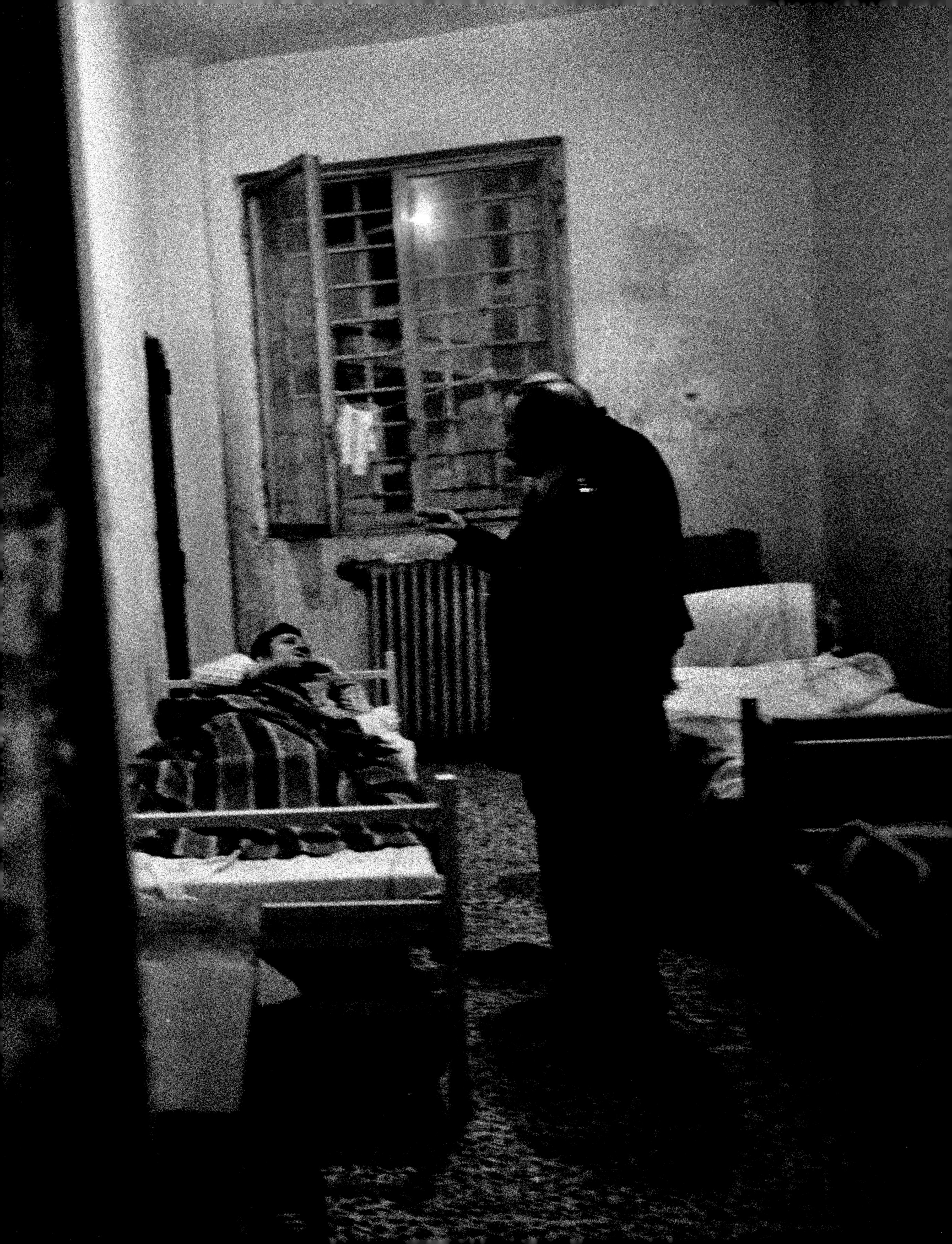

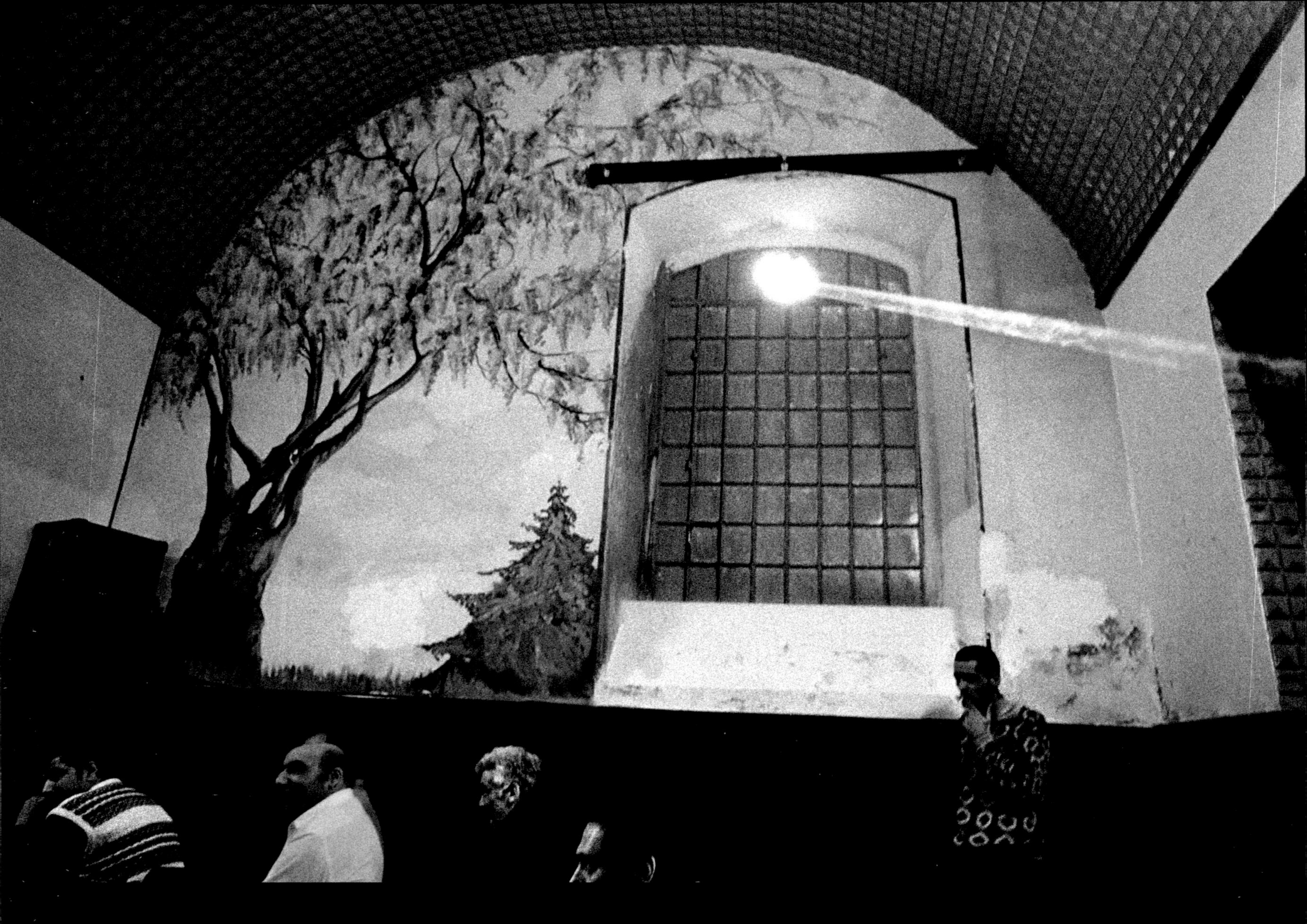

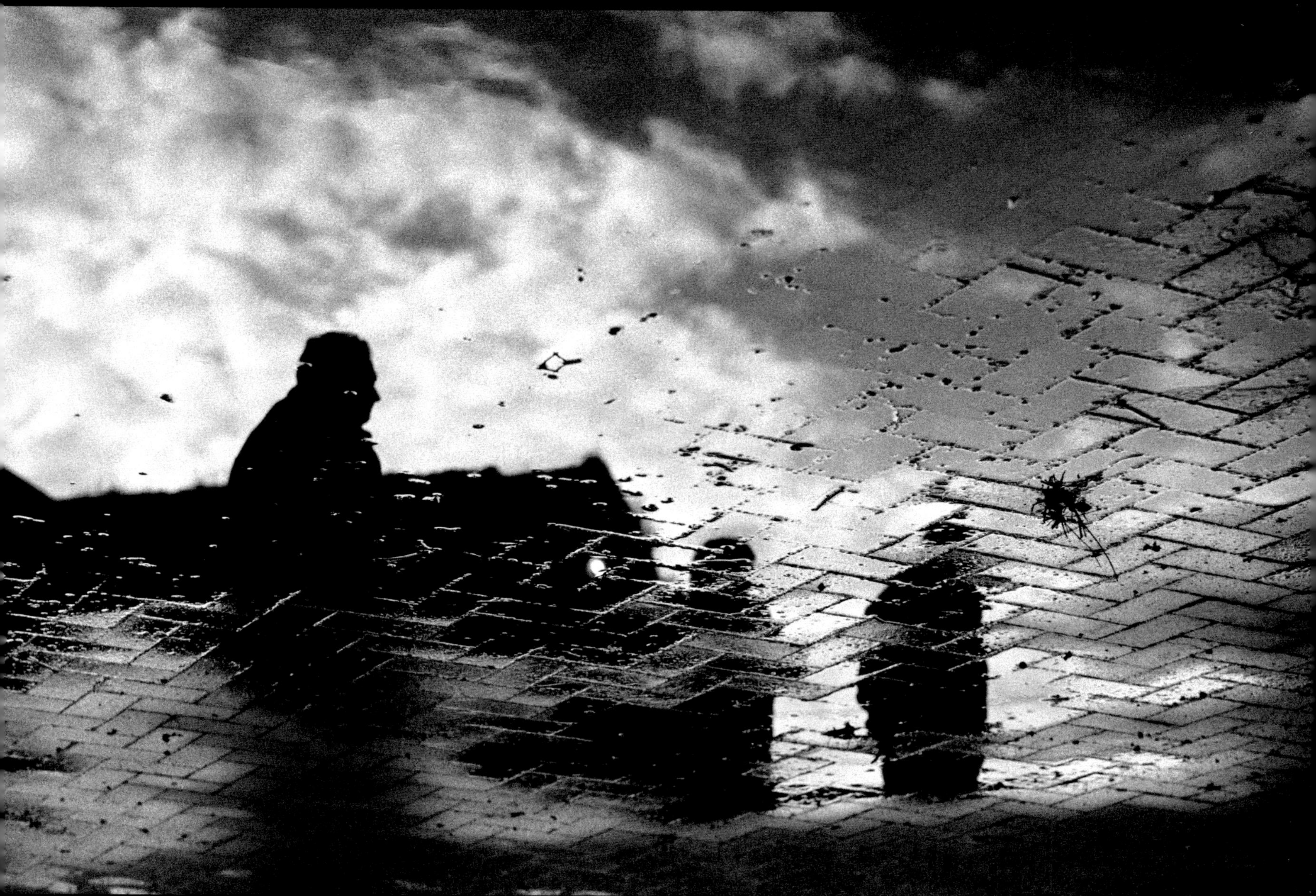

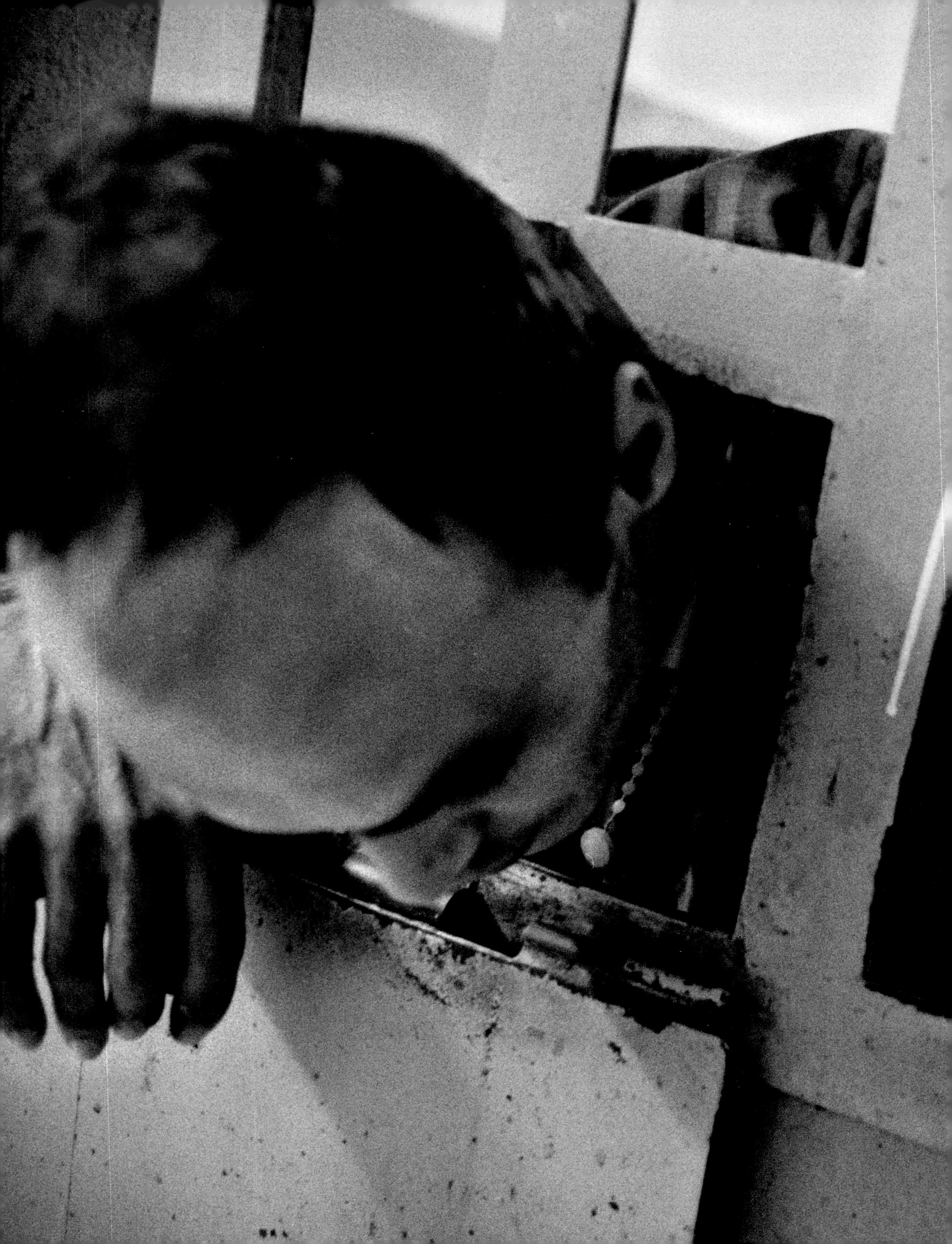

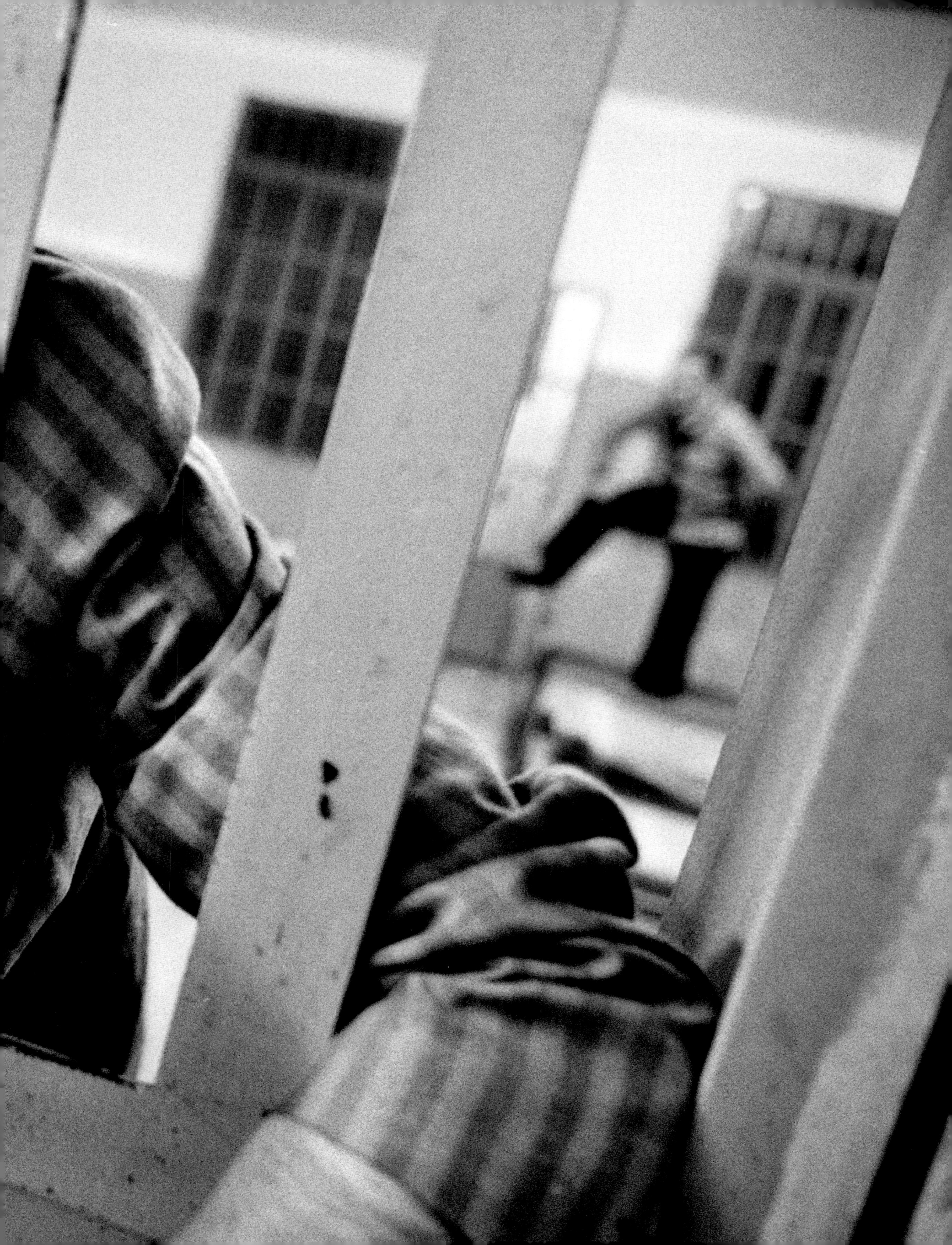

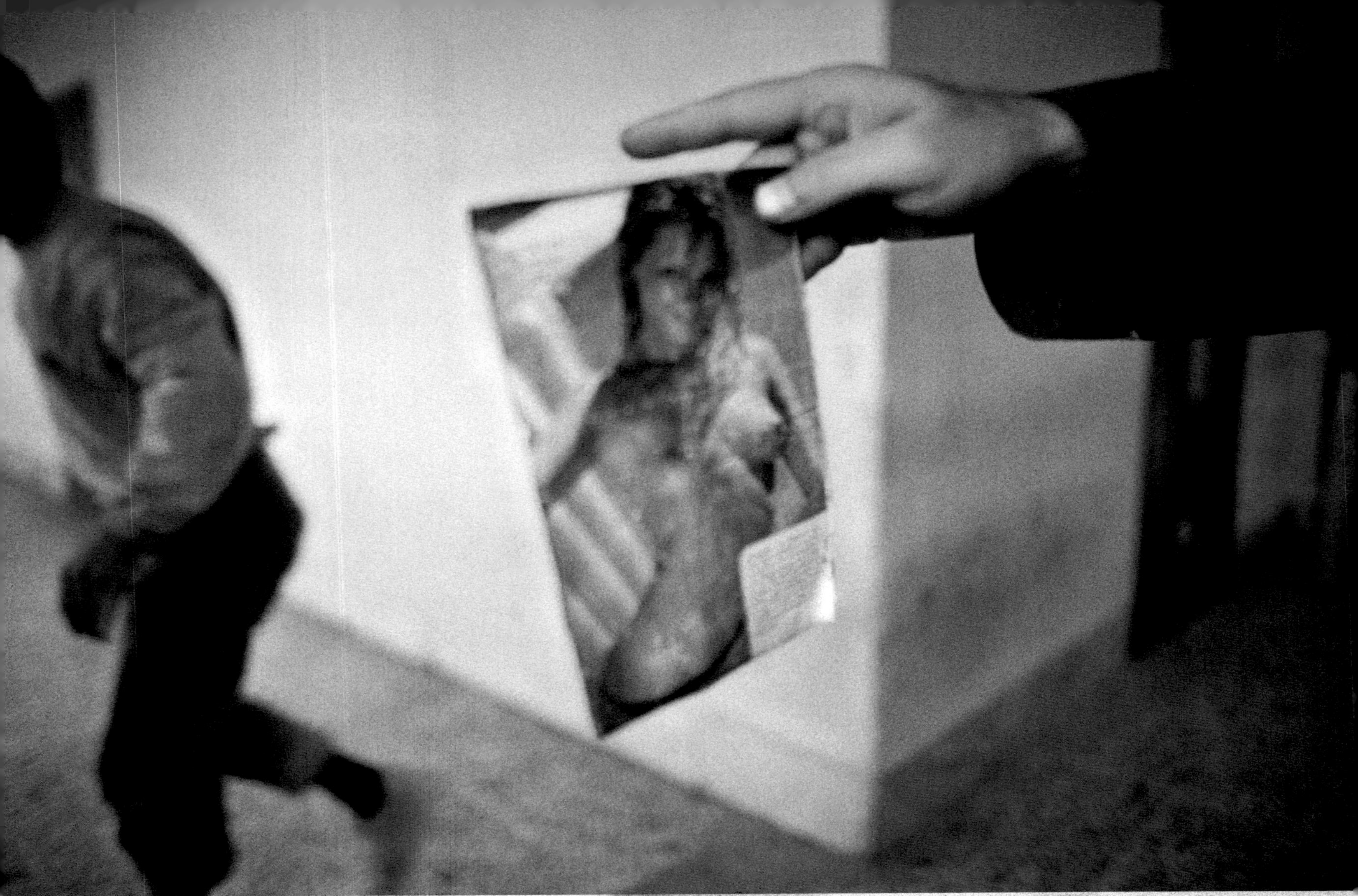

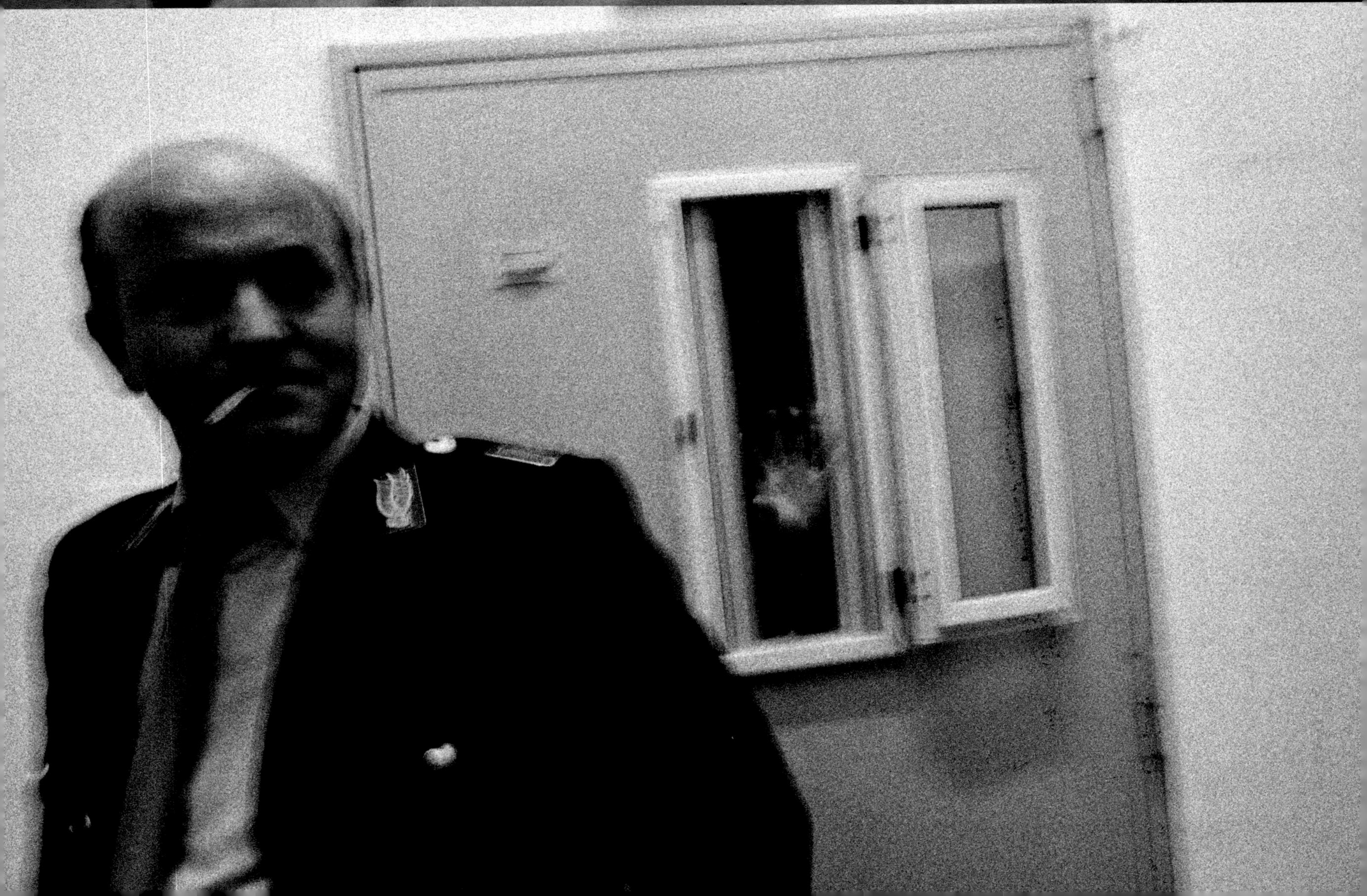

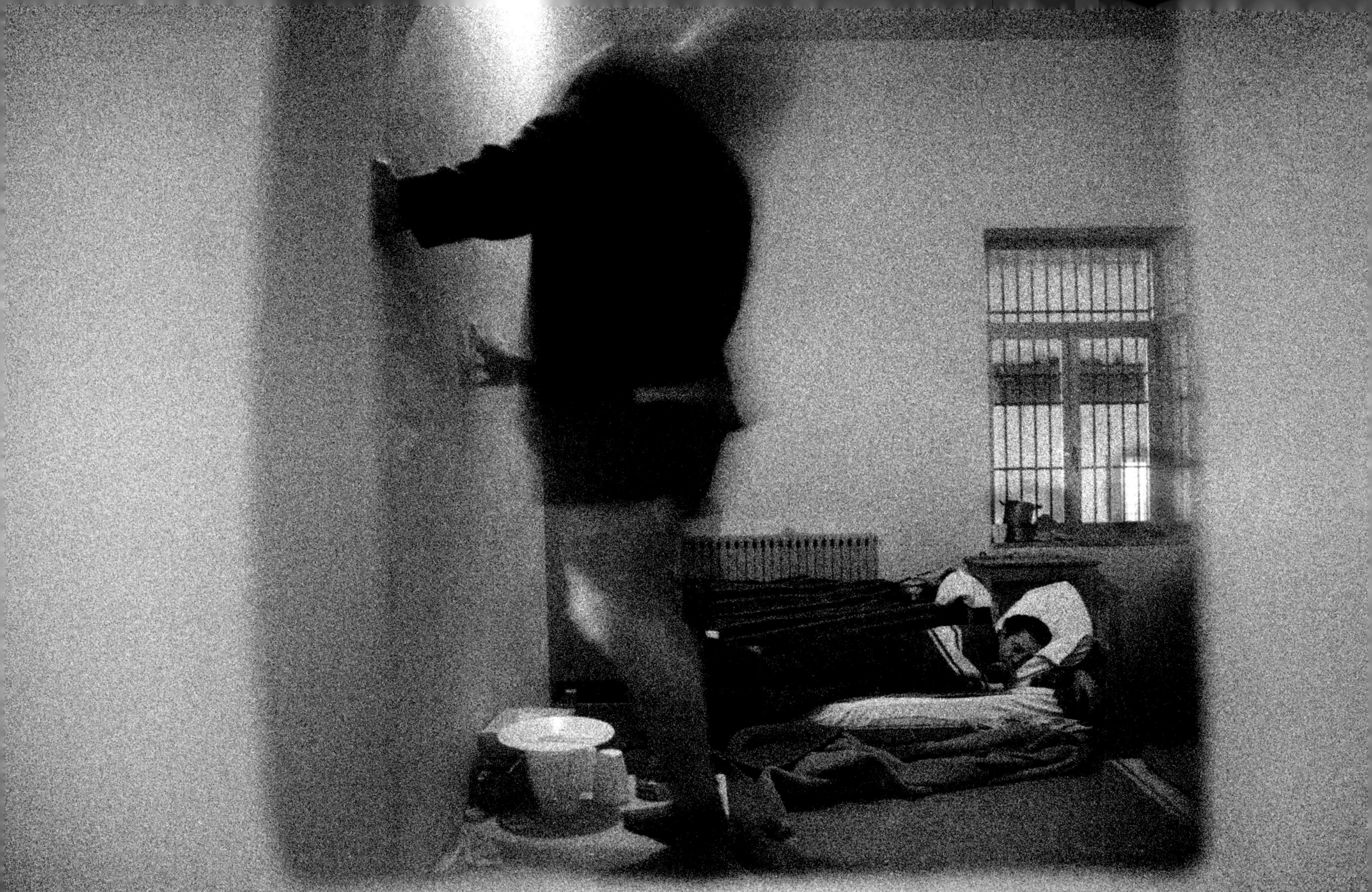

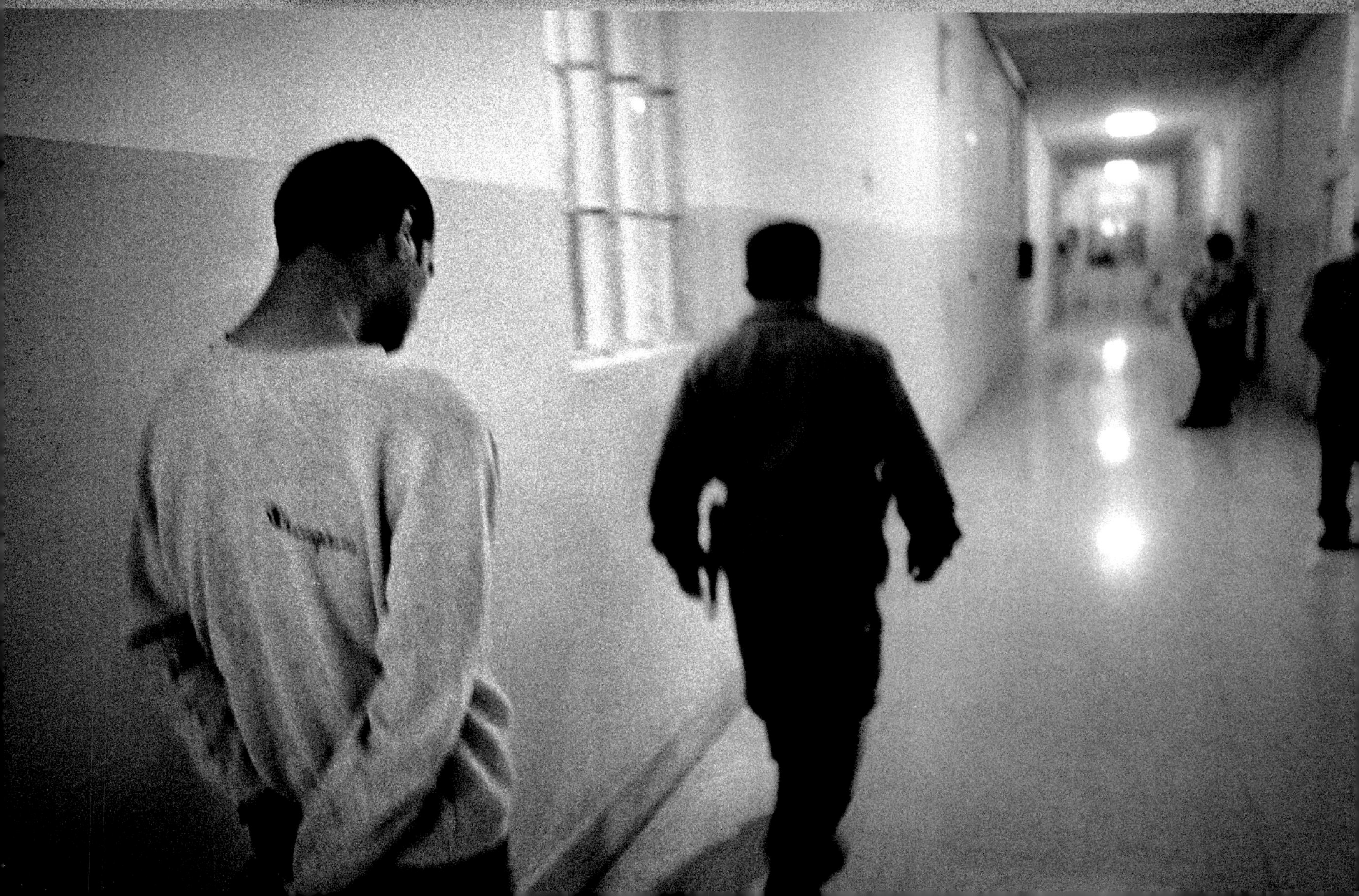

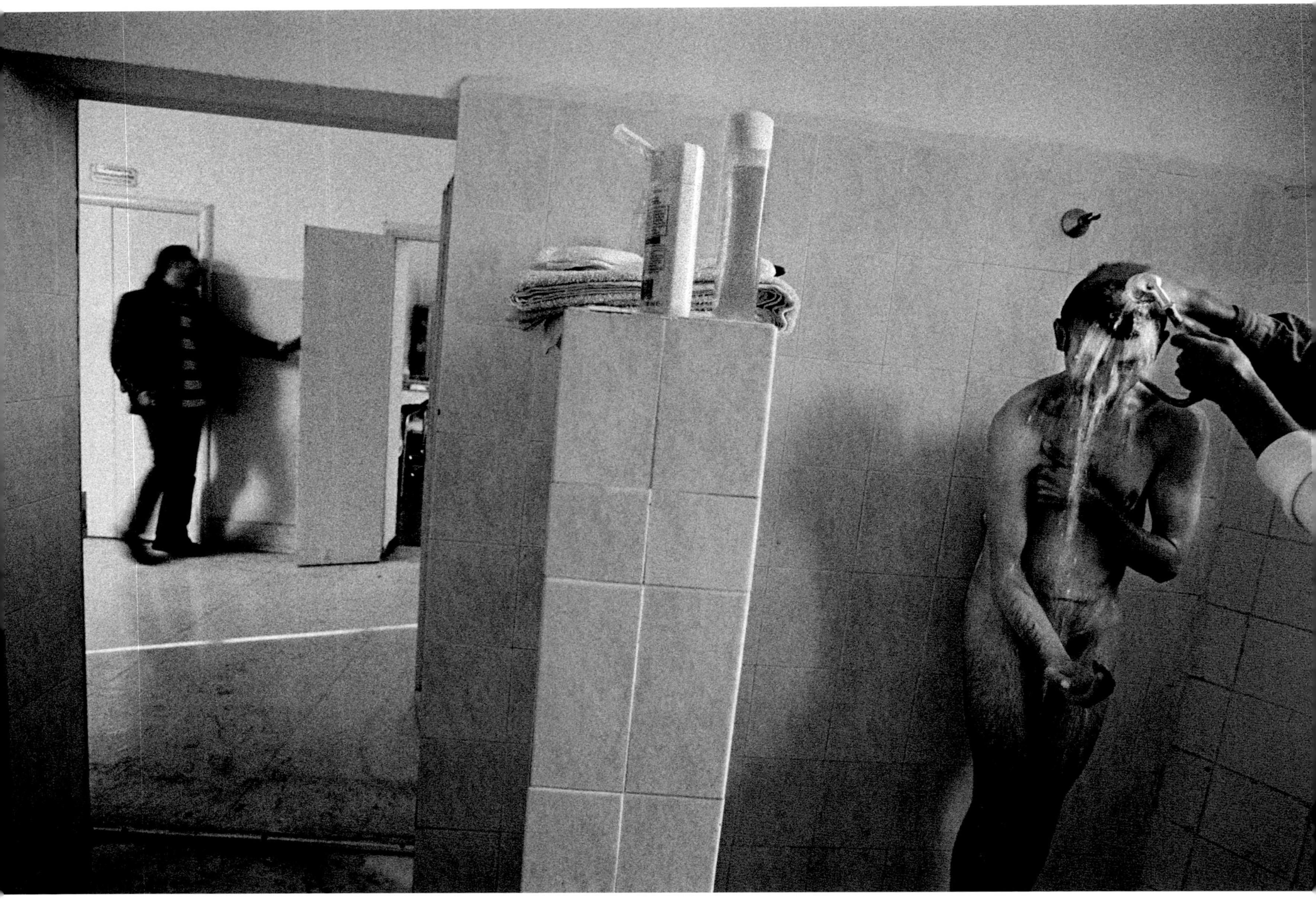

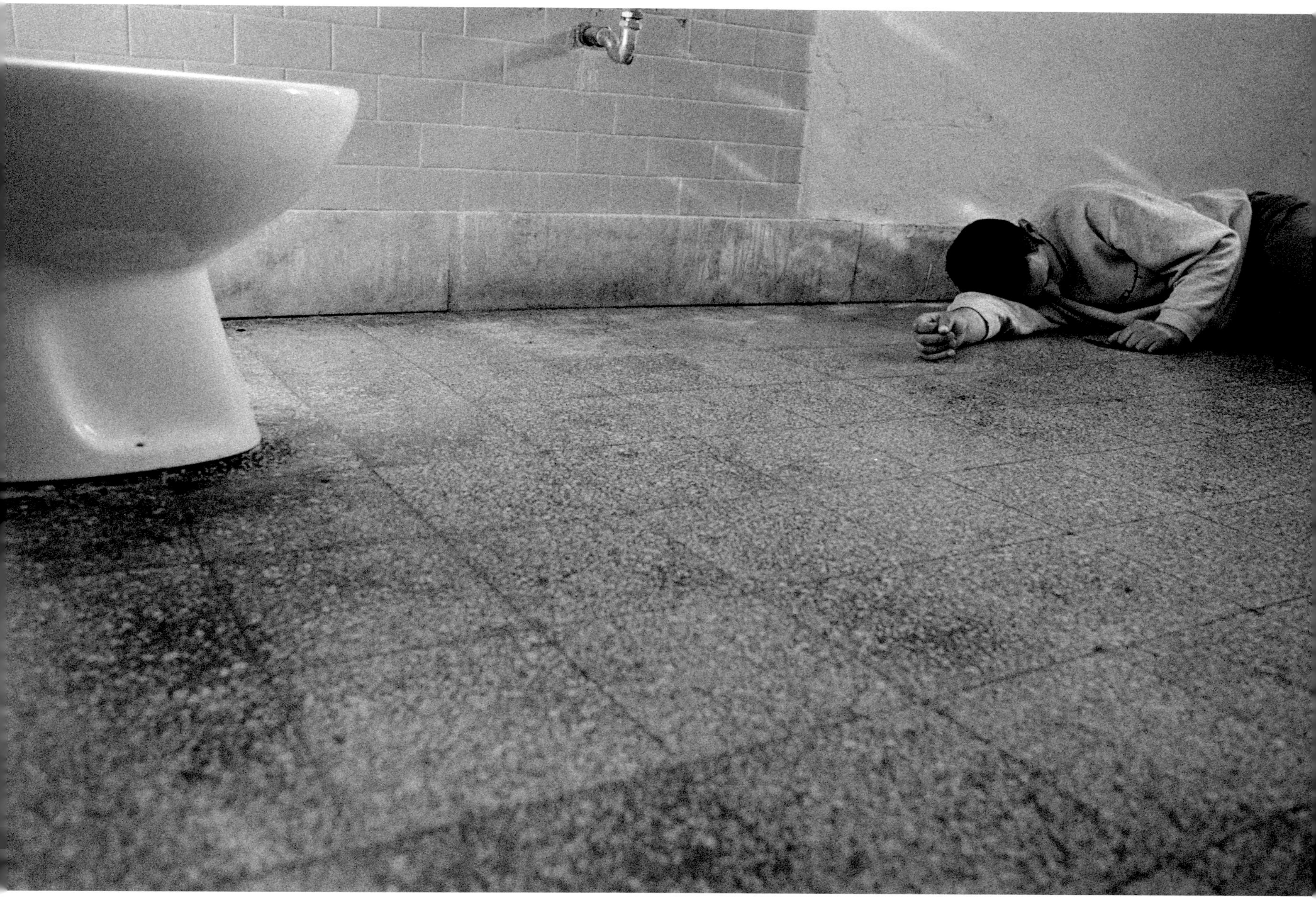

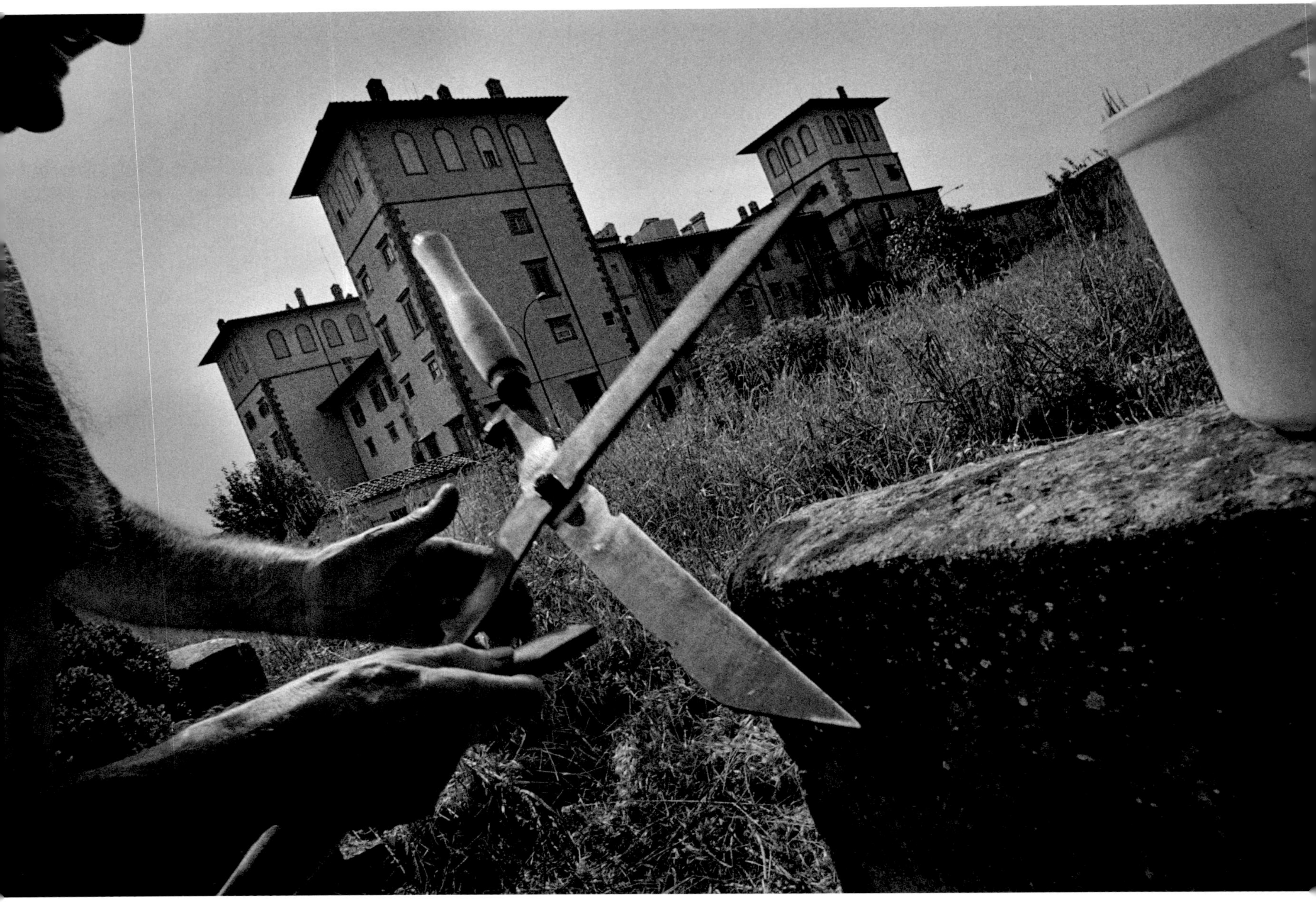

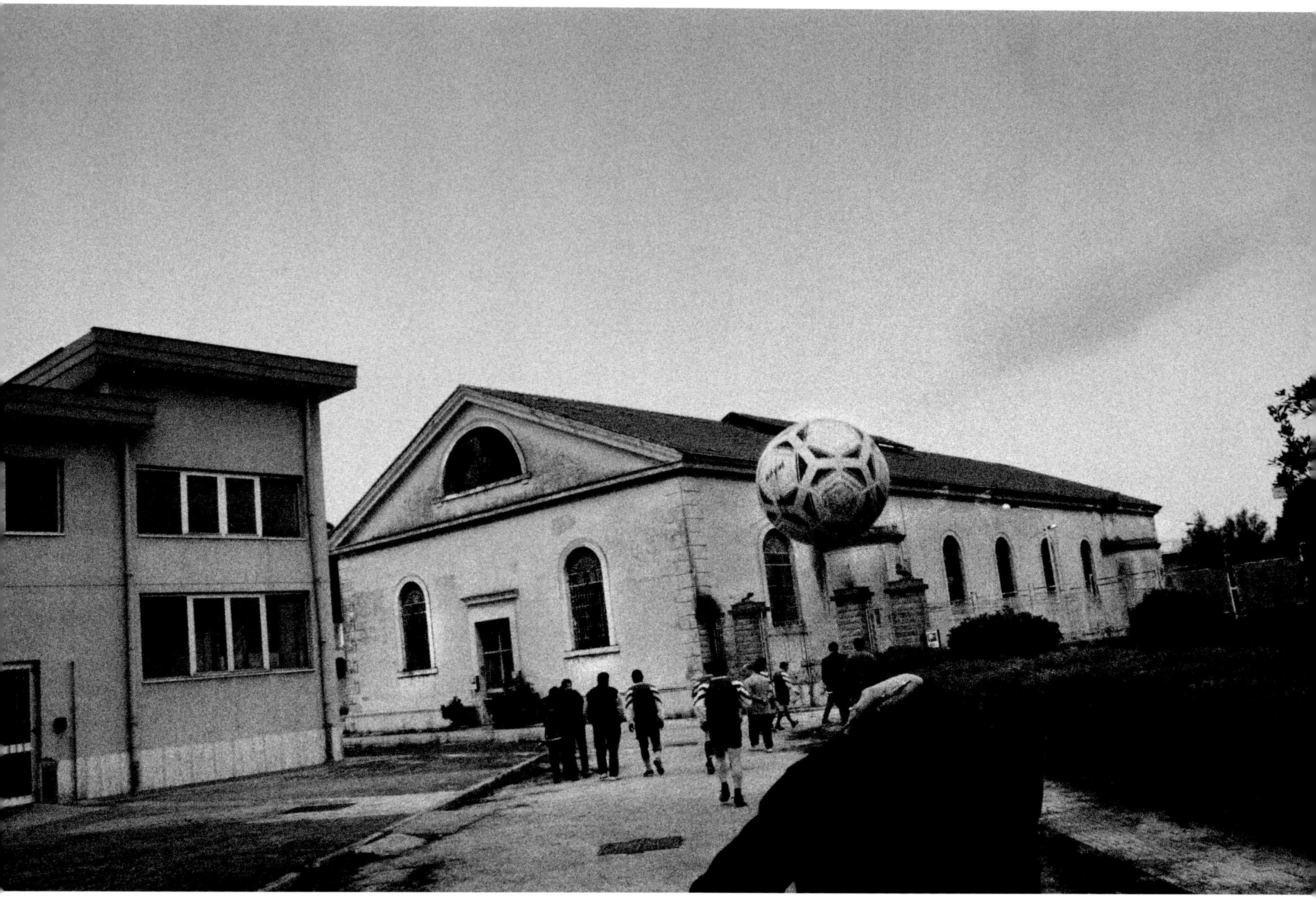

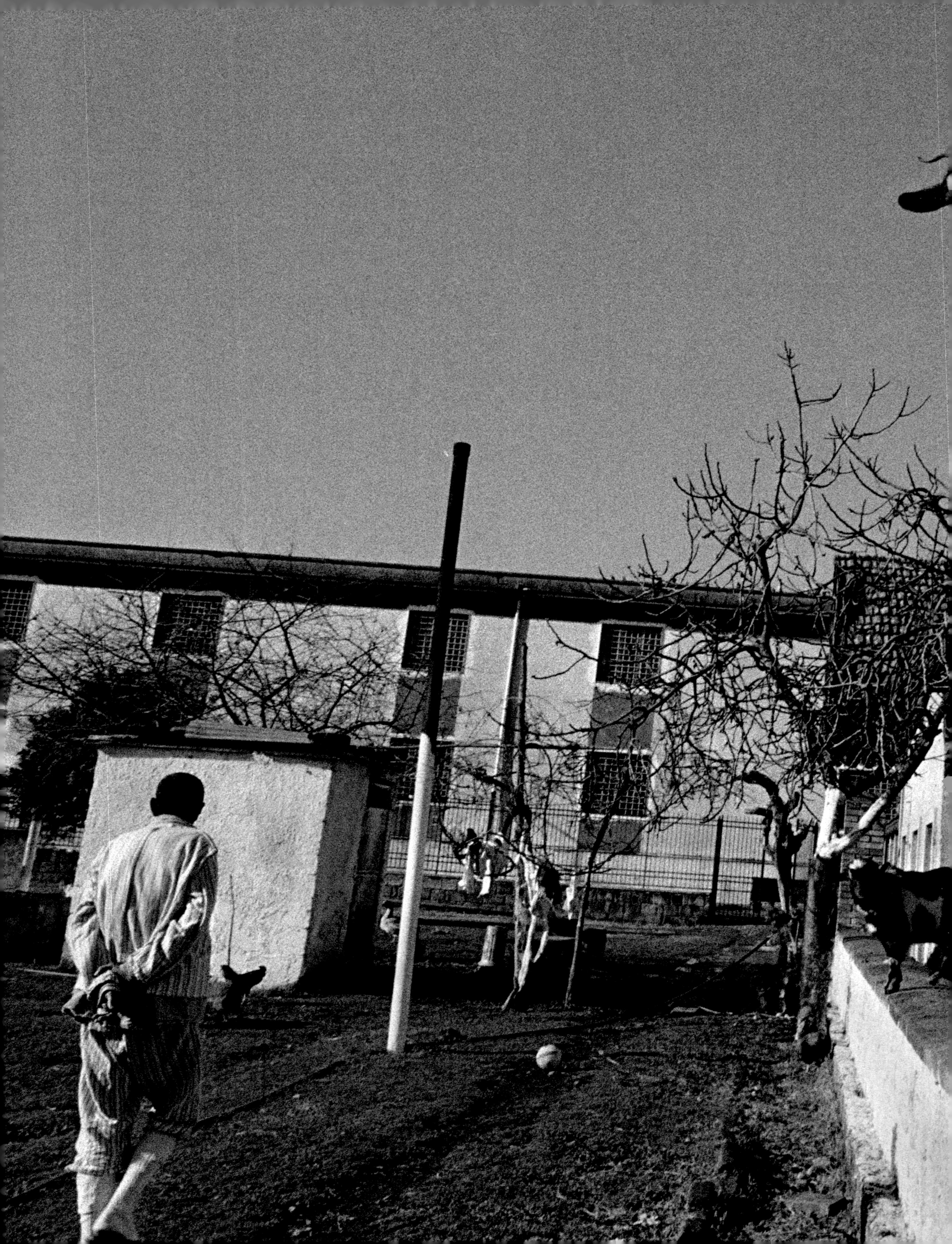

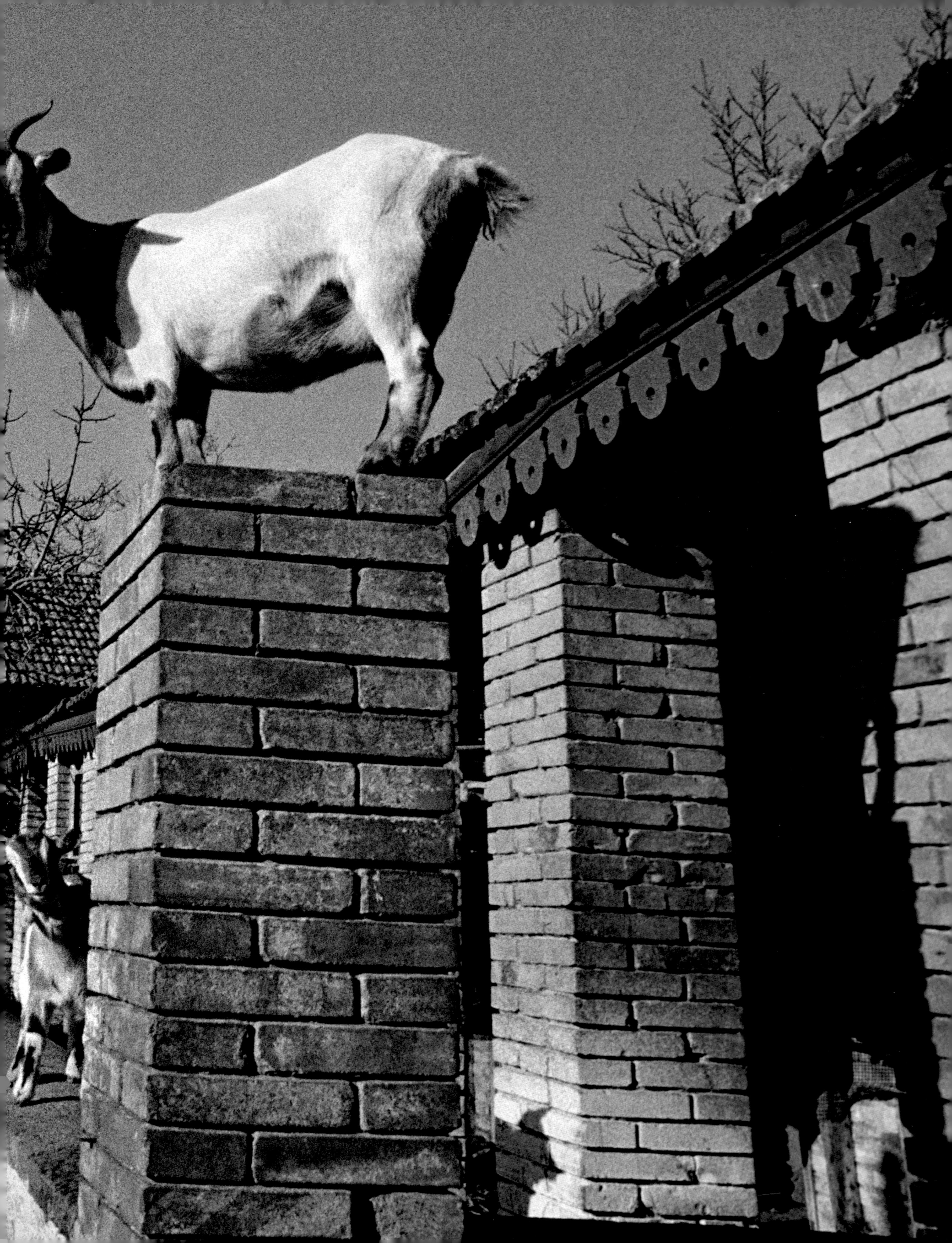

Un ricoverato mi avvicina.
Persona istruita, relativamente giovane, in forma fisica. Non fumatore.

"Fotografo mi consenta,
ma lei sta sbagliando tutto!"

-"In che senso? Mi puoi spiegare?"
"Certamente. Lei ci sta fotografando così come siamo..."
-"E quindi?"

"La gente di fuori come fa a capire
che noi siamo matti?

Se però lei fotografa uno di noi nudo, ecco che allora la gente può dire: certo che questo è proprio matto! Le propongo di fotografarmi nudo, metto giusto qualcosa per coprire il volto, così lei ha le foto per il suo servizio e poi mi manda due o tre immagini, che mi piace valutare lo stato del mio fisico in quanto seguo regolari esercizi fisici..."

"Fotografo! A proposito, se le occorre qualcuno che le scriva l'articolo io sono disponibile!"

from my diary

An inmate approaches me.
He is a lettered person, quite young, good physical shape, a non-smoker.

"Photographer, excuse me,
but you are mistaking everything!"

-"what do you mean, can you explain?"

"Of course, you are taking pictures of us like we are..."

-"so?"

"How can the people outside
understand that we are crazy?!

But, if you take a picture of one of us naked, then the people outside will say: "sure this guy is really crazy!" I suggest that you photograph me naked, I will just put something to cover my face, so you have the picture for your essay and then you can send me some images because I like to estimate the state of my physique inasmuch as I do physical exercises regularly ..."

"Photographer! By the way, if you need somebody to write the article for your story, I am available!"

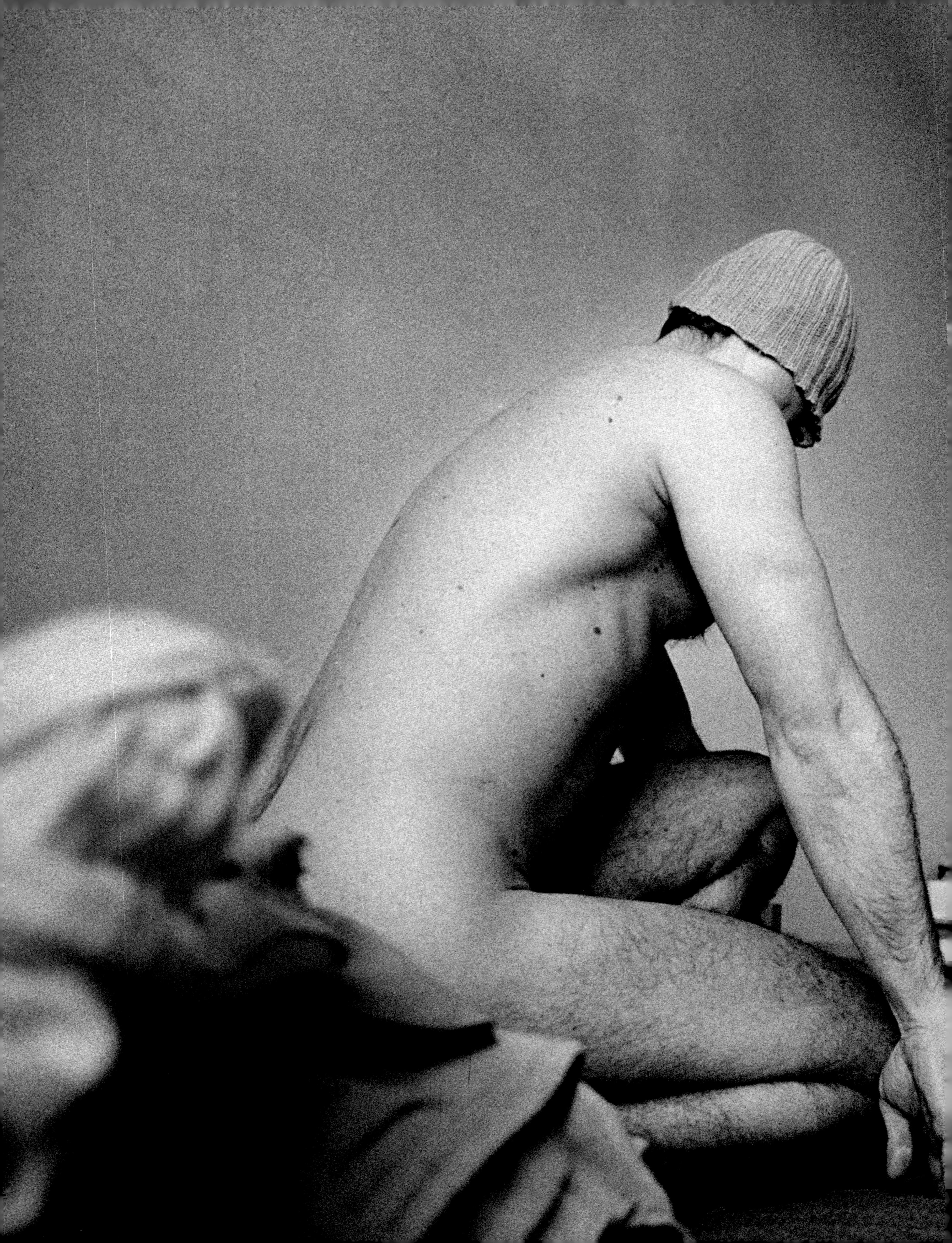

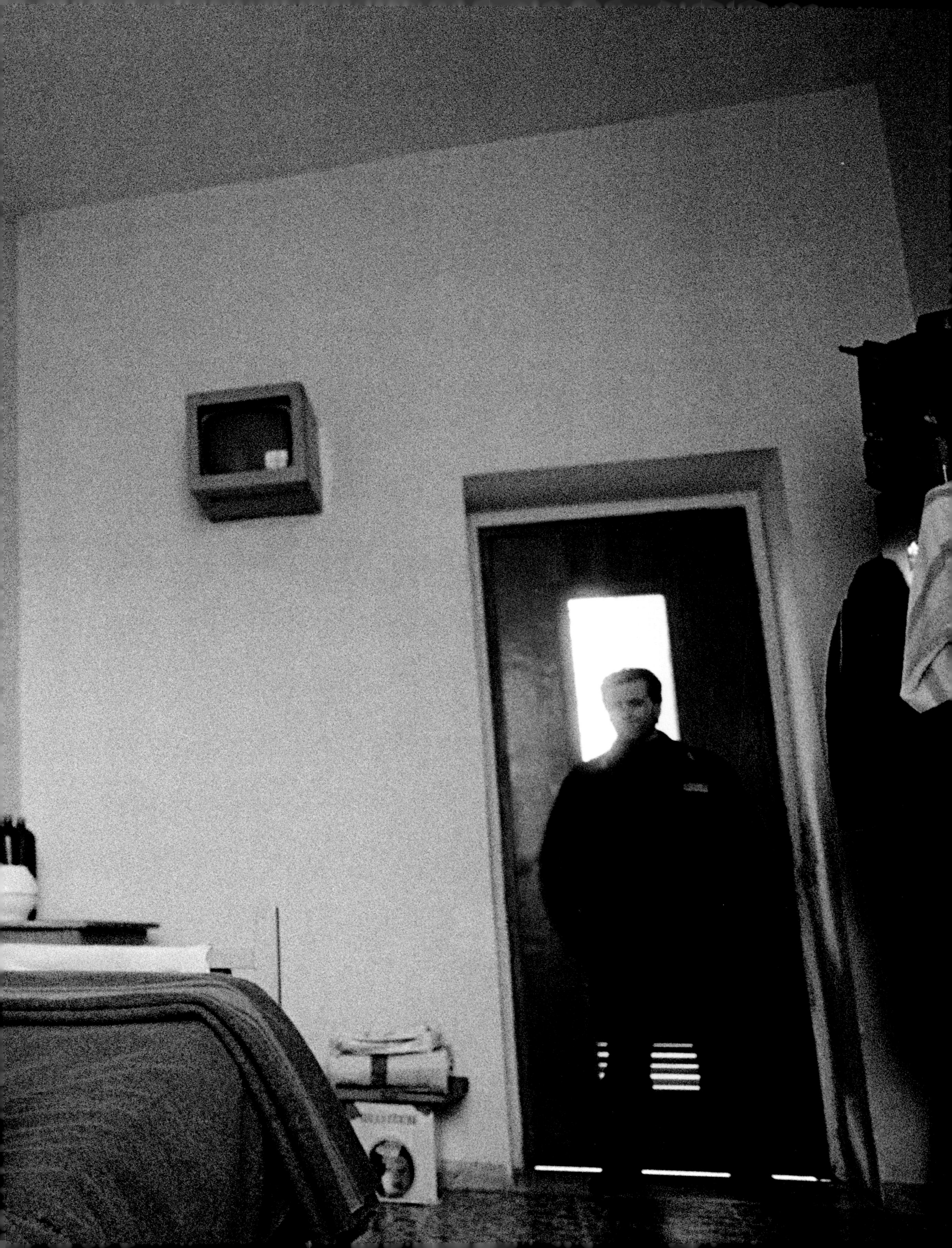

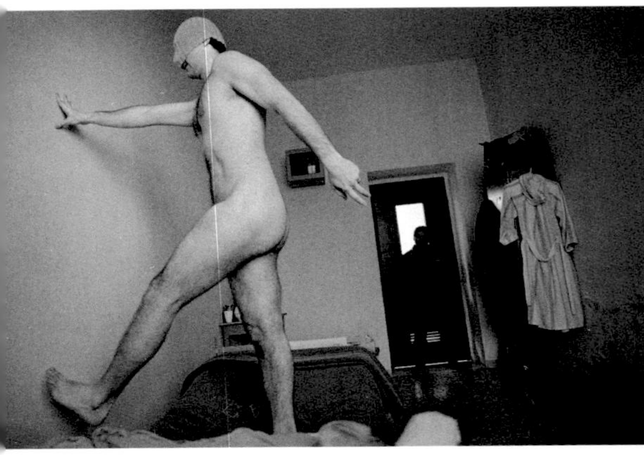

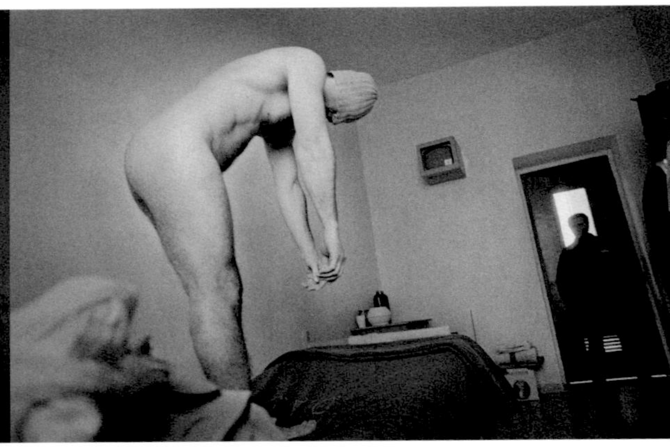

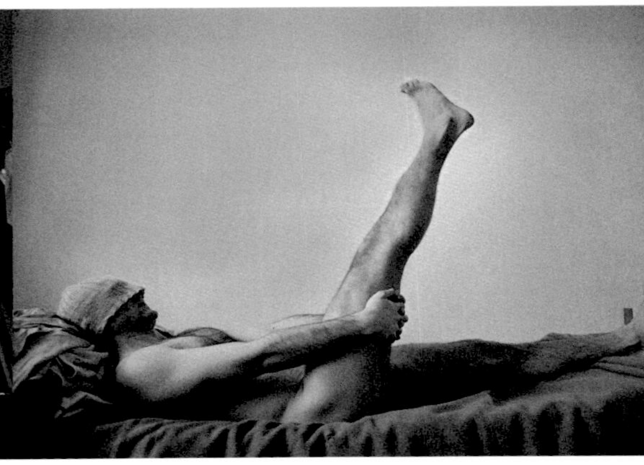

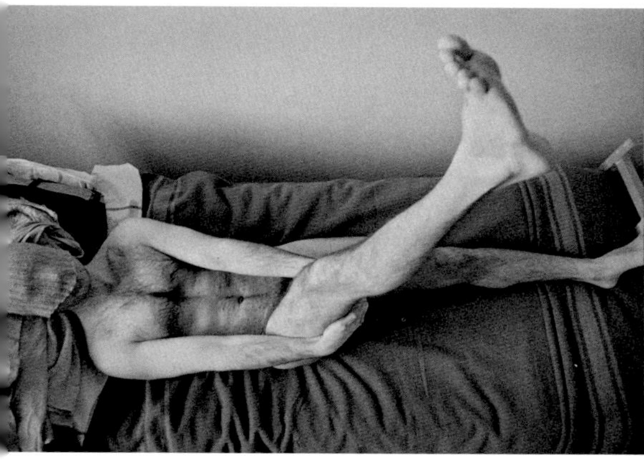
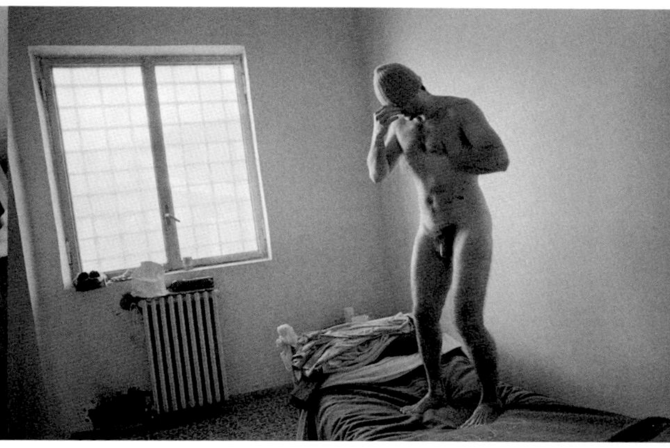
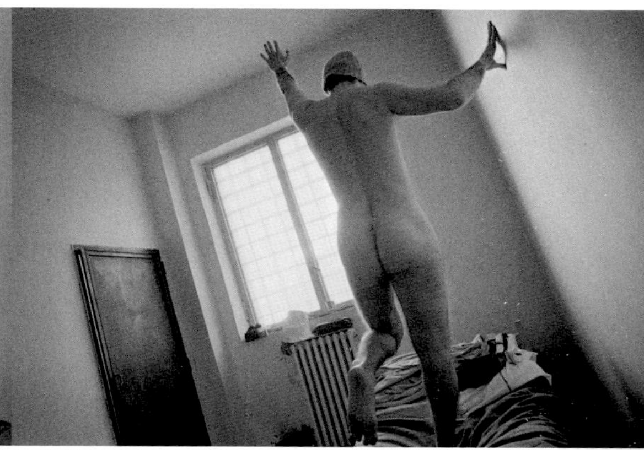

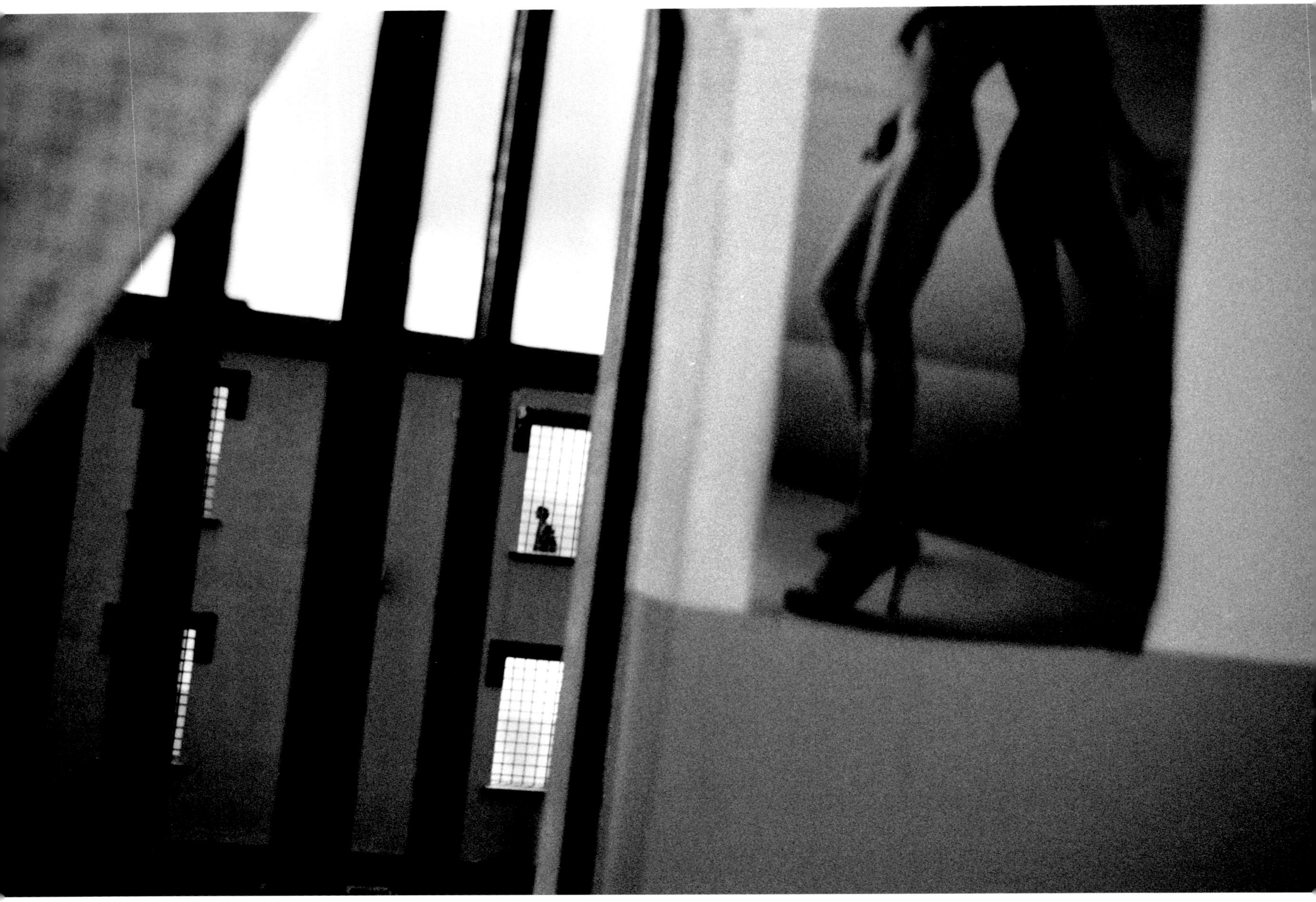

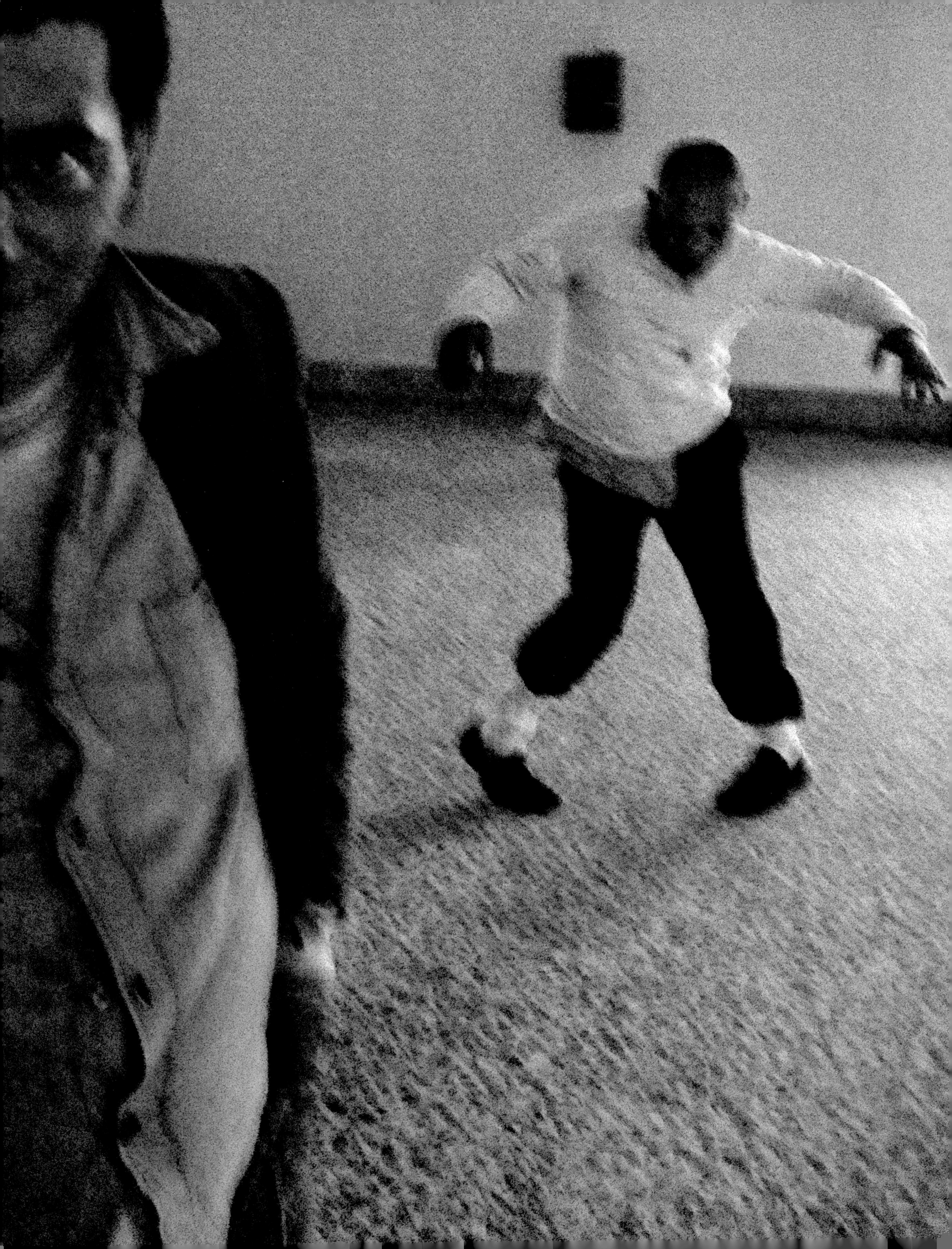

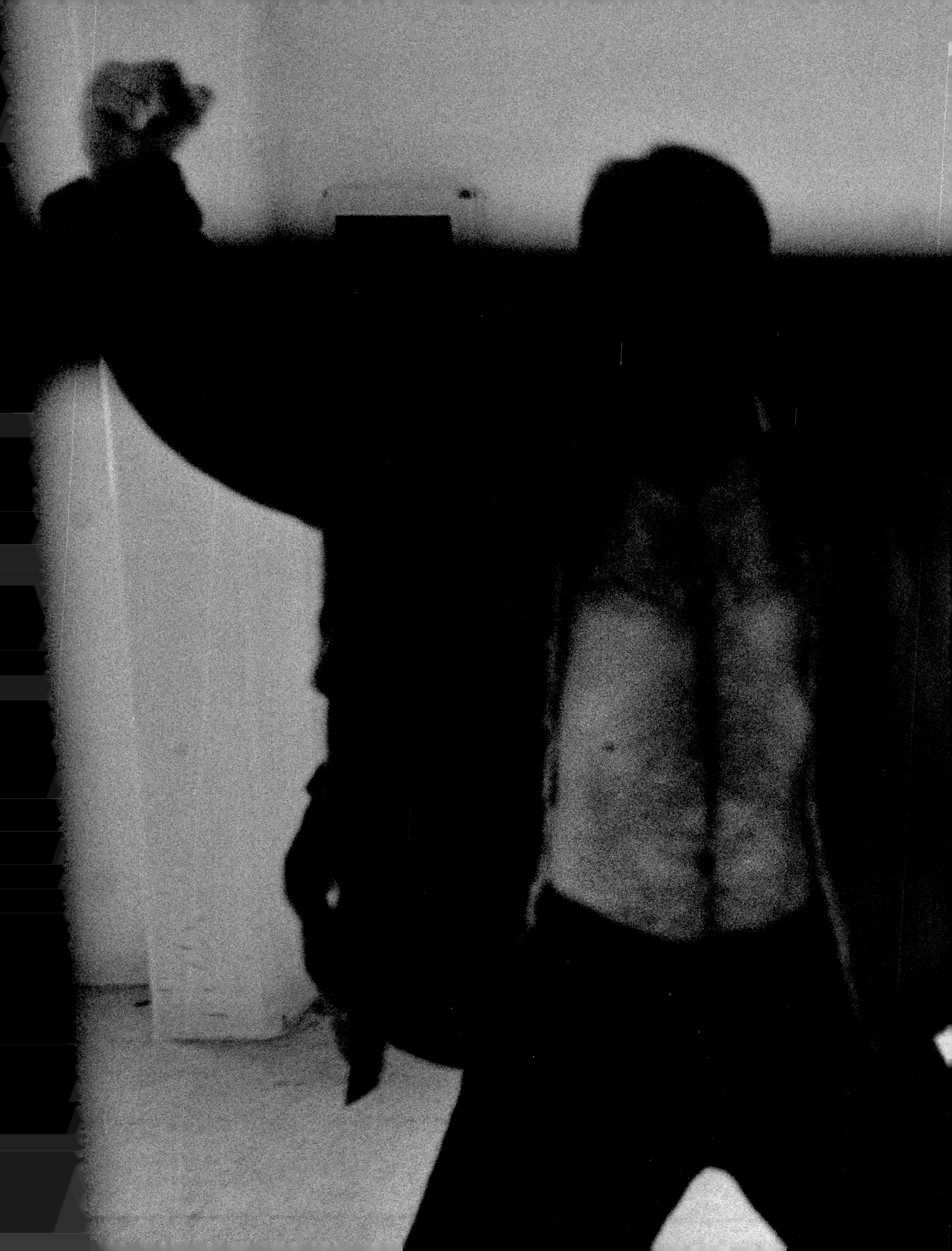

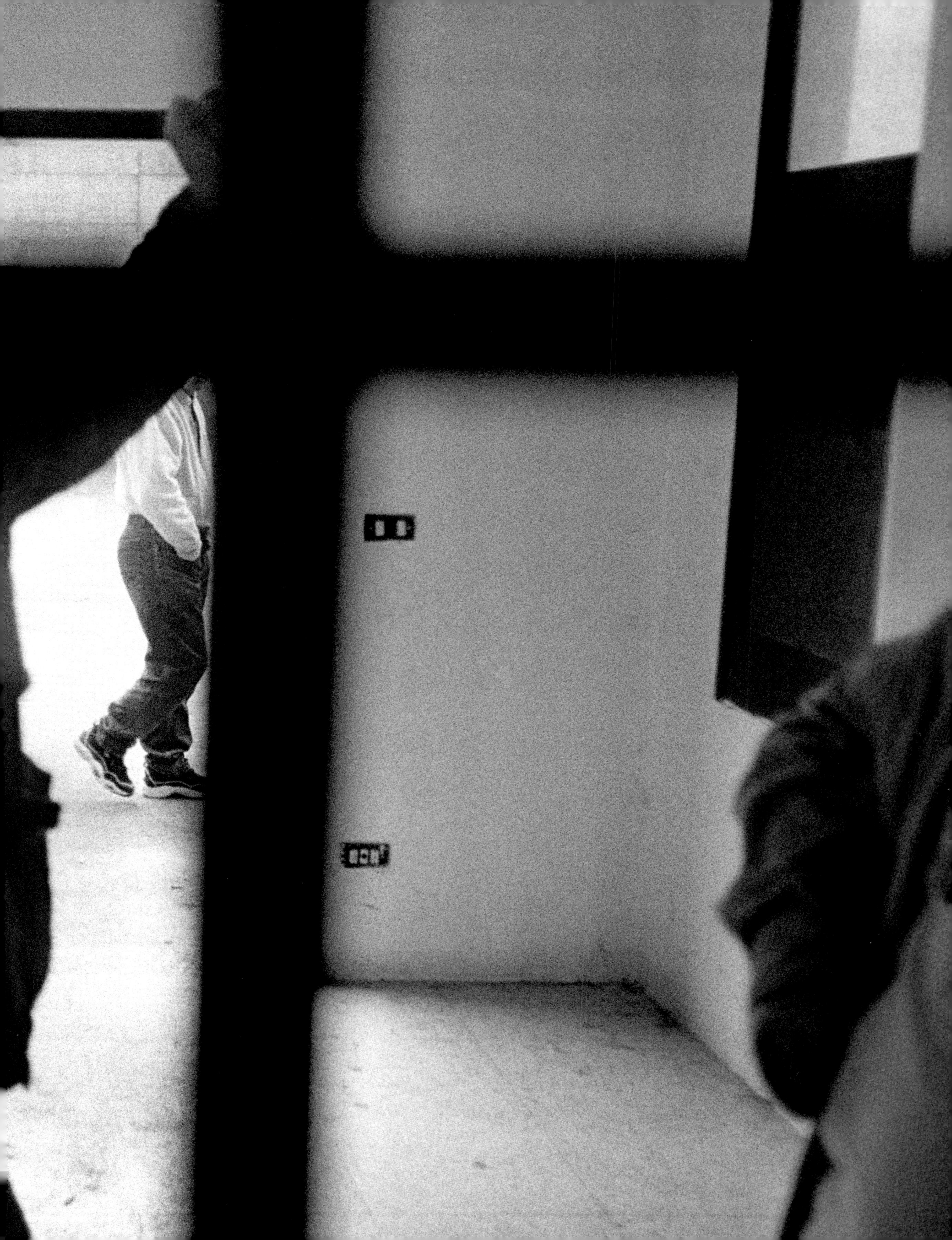

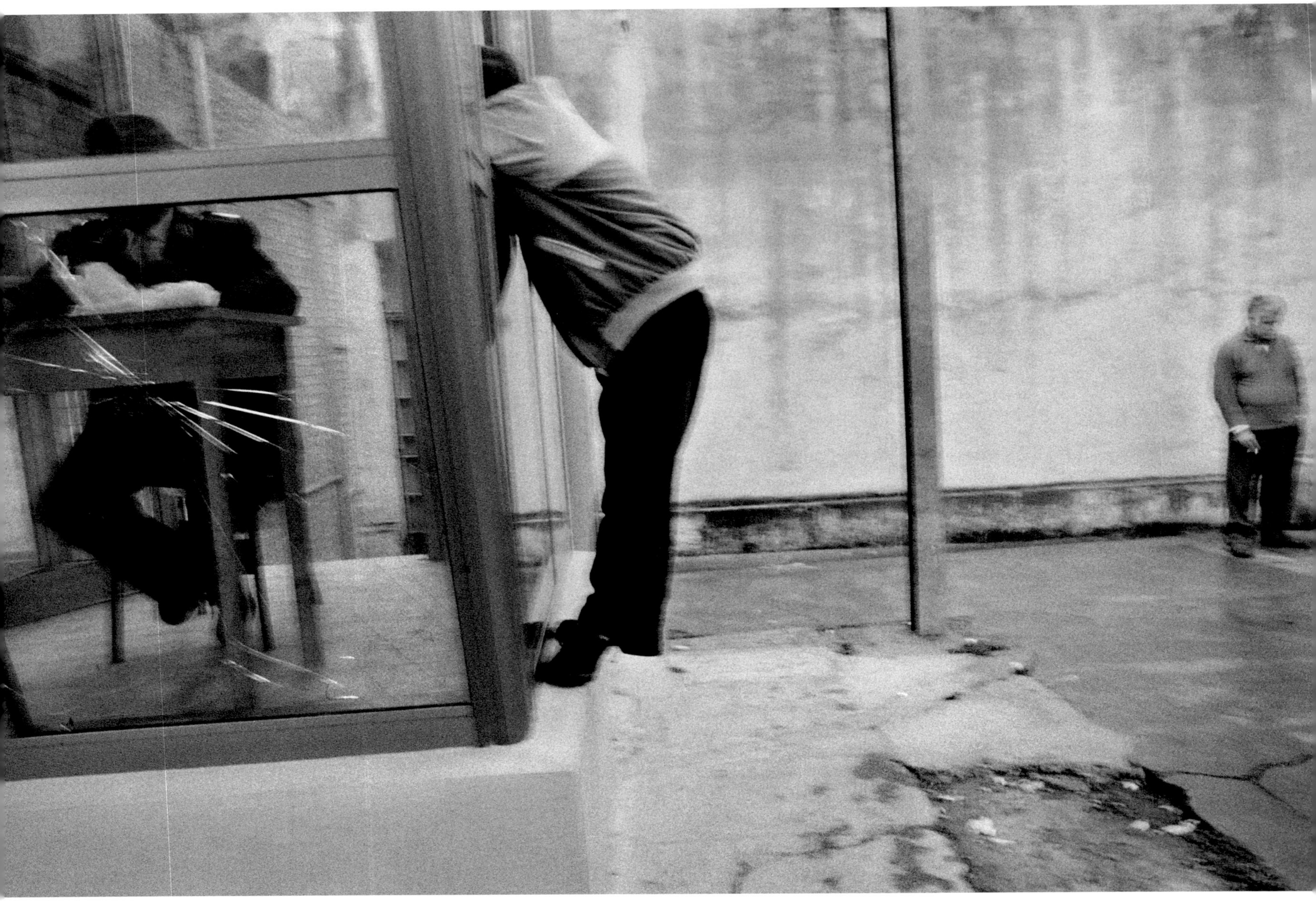

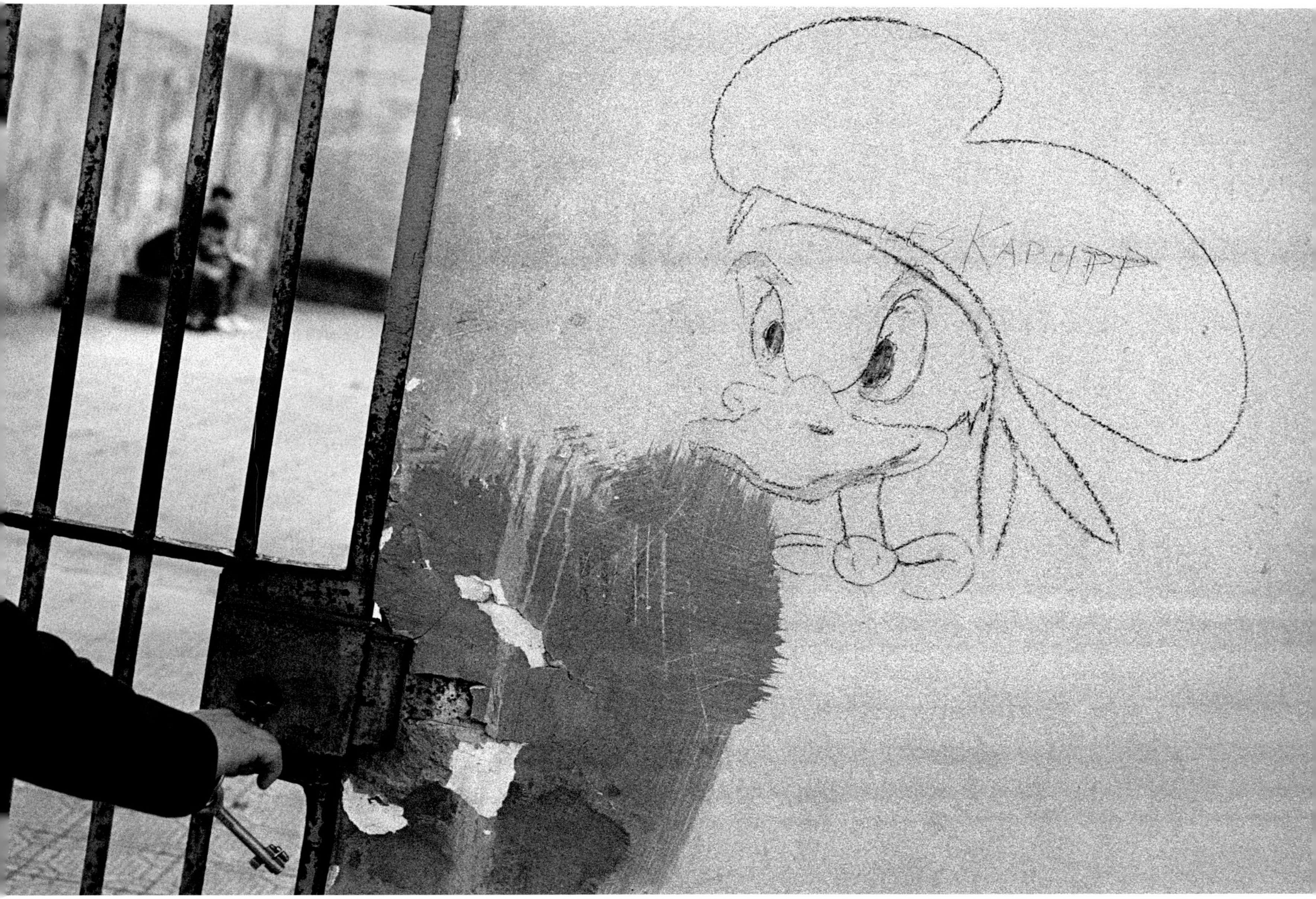
ESKAPUTT

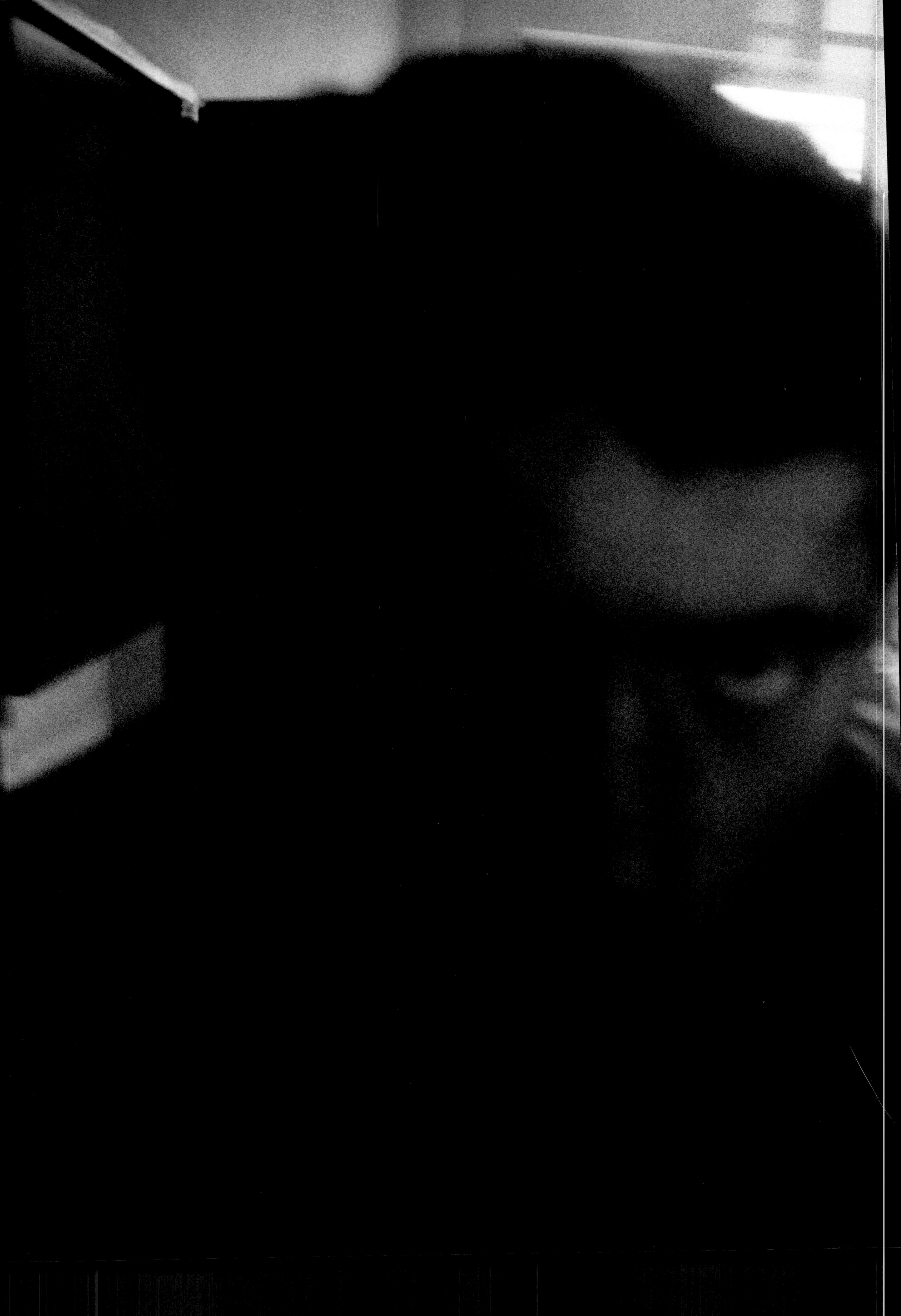

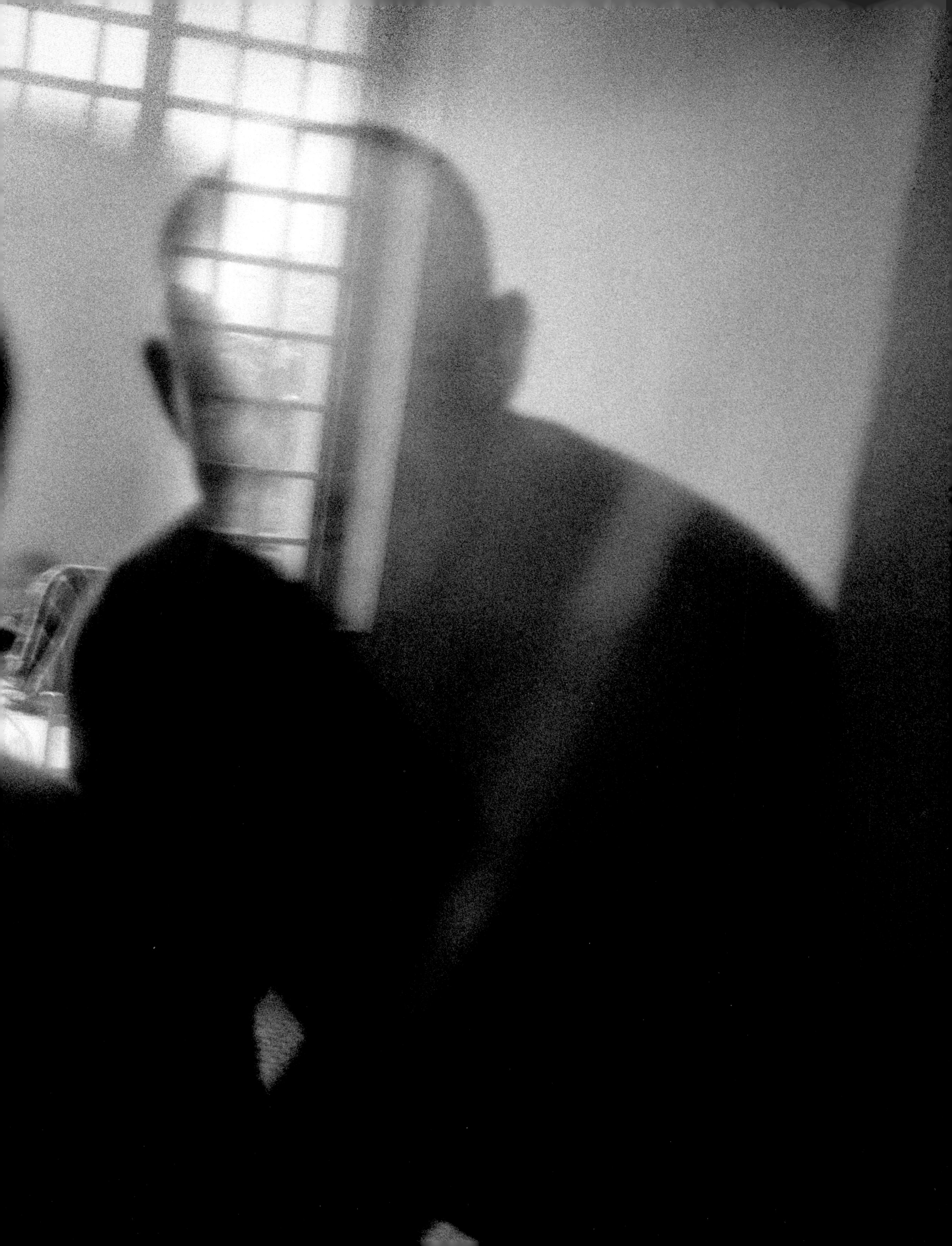

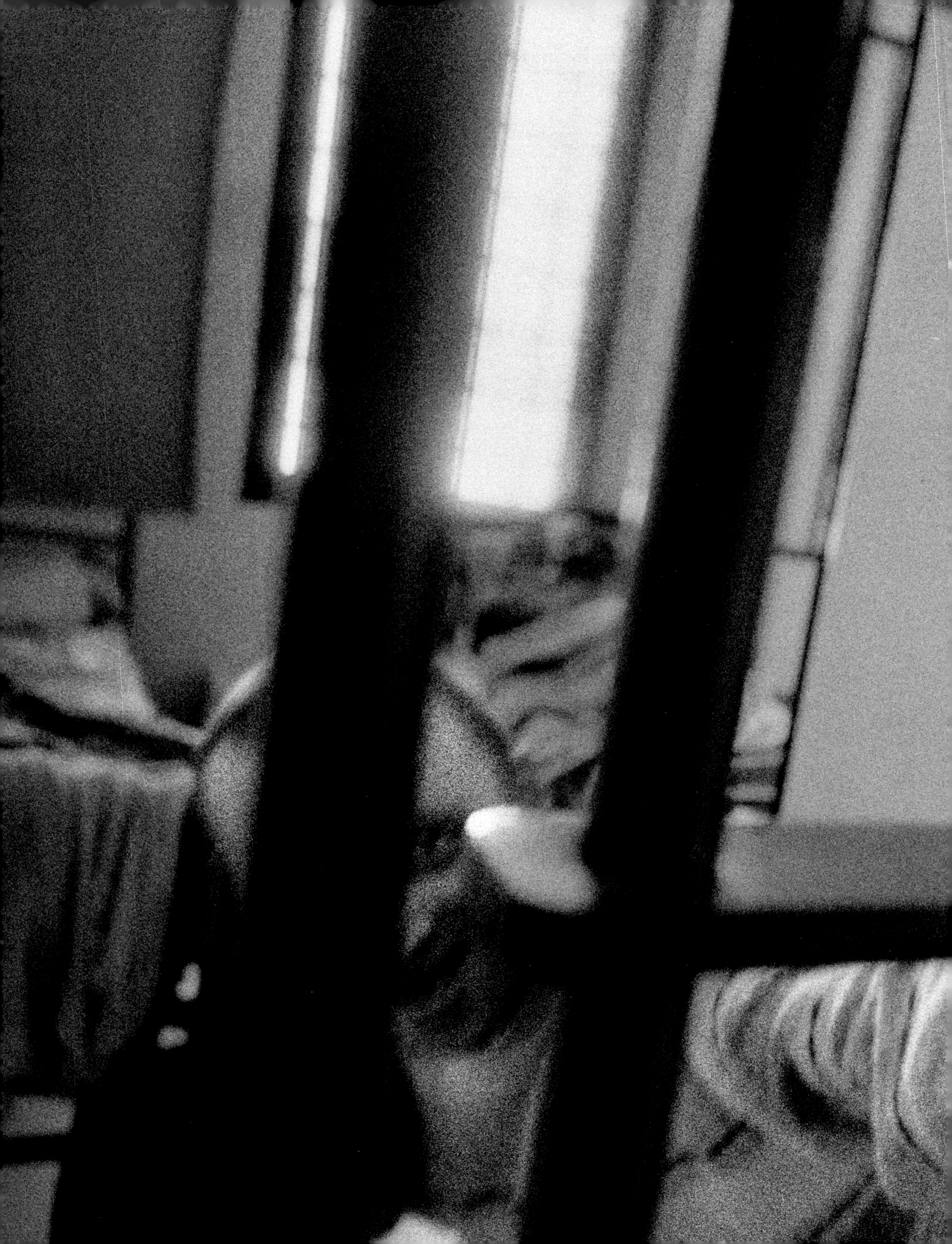

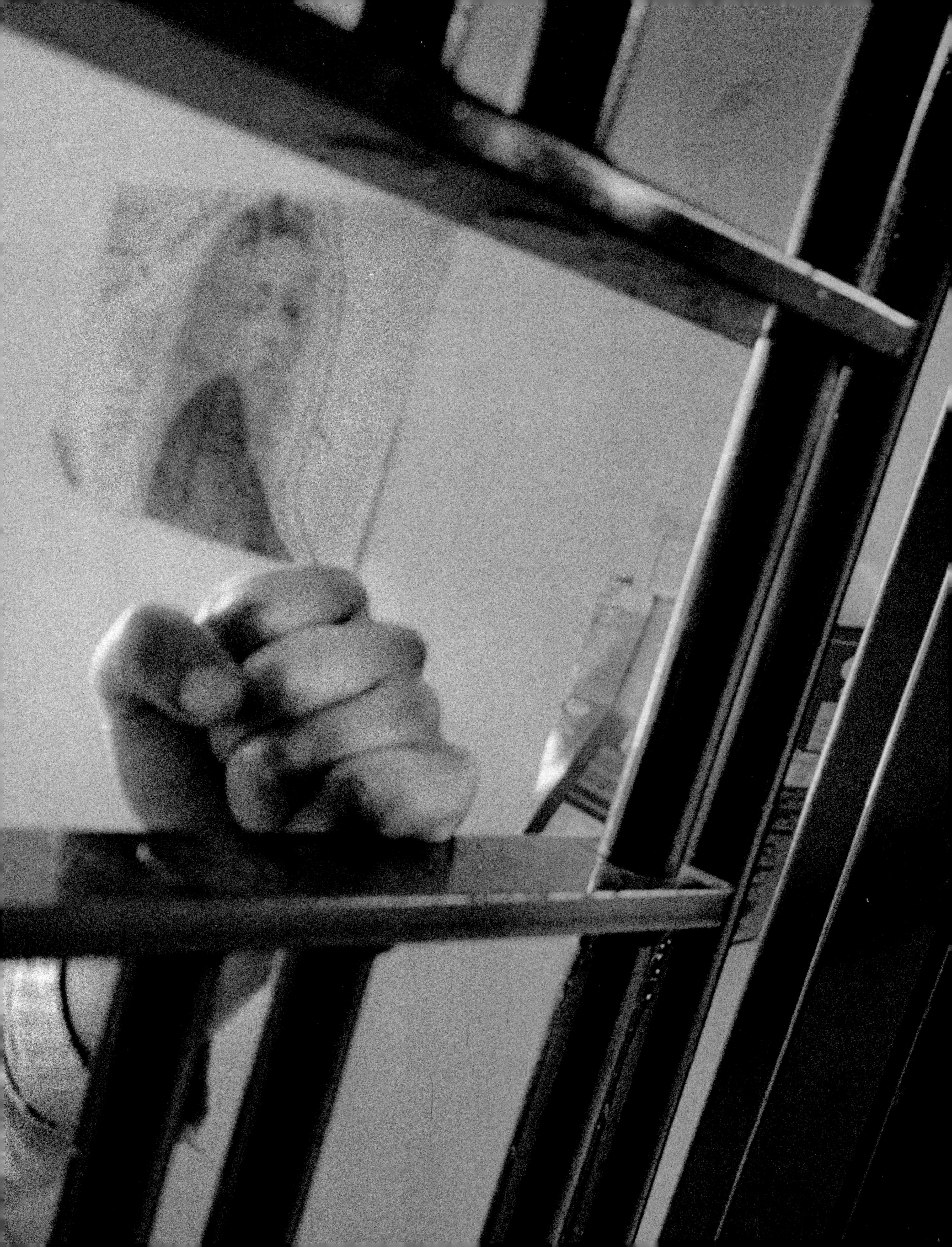

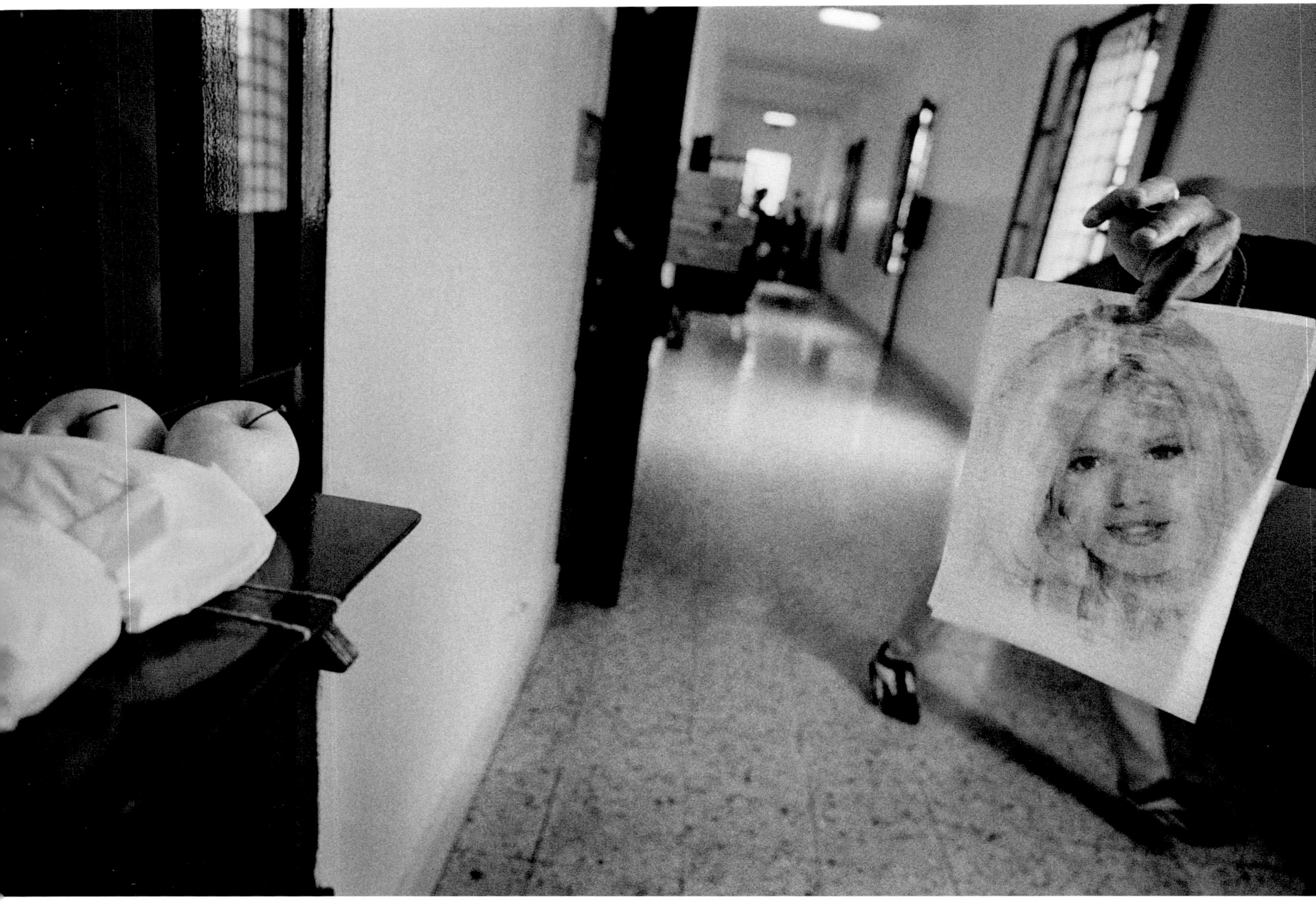

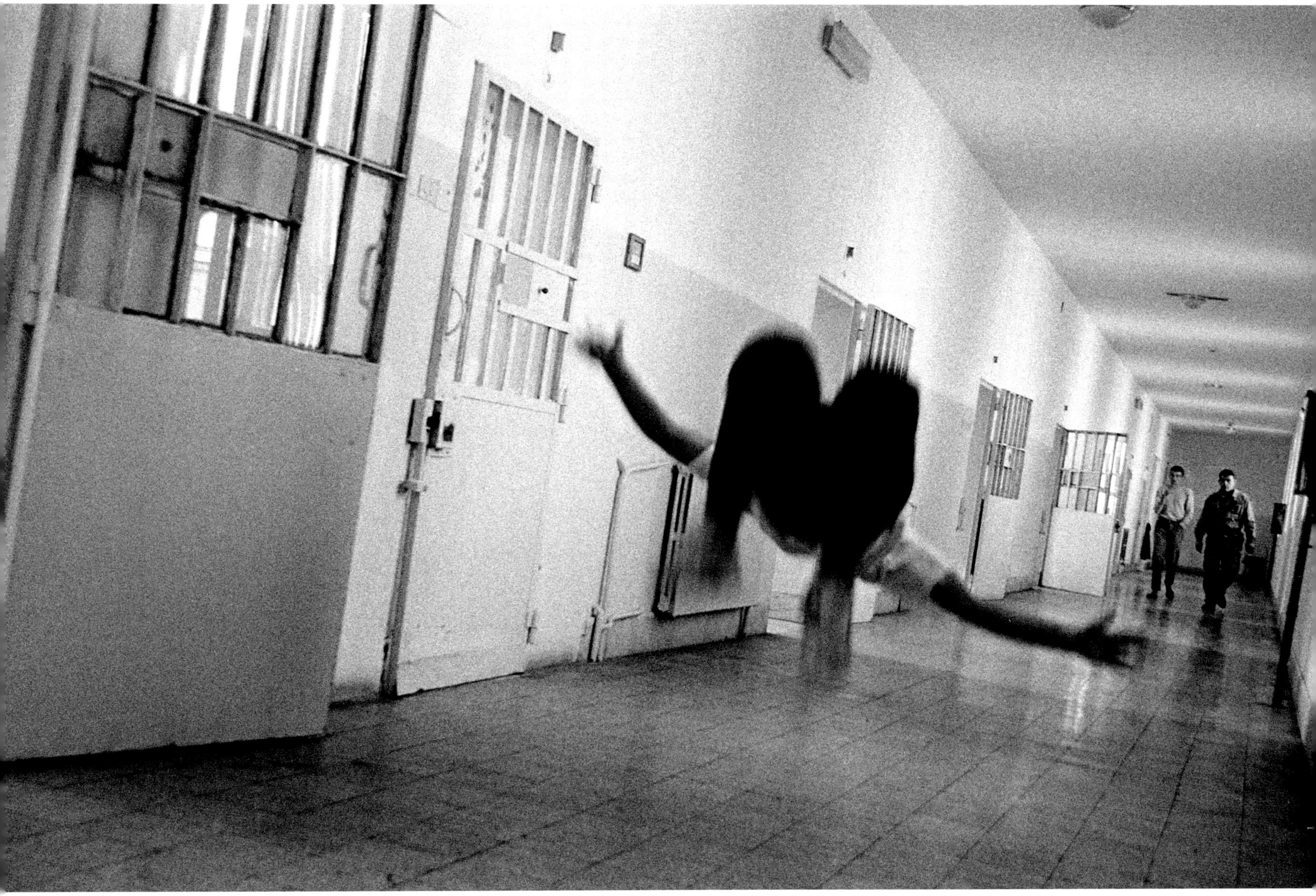

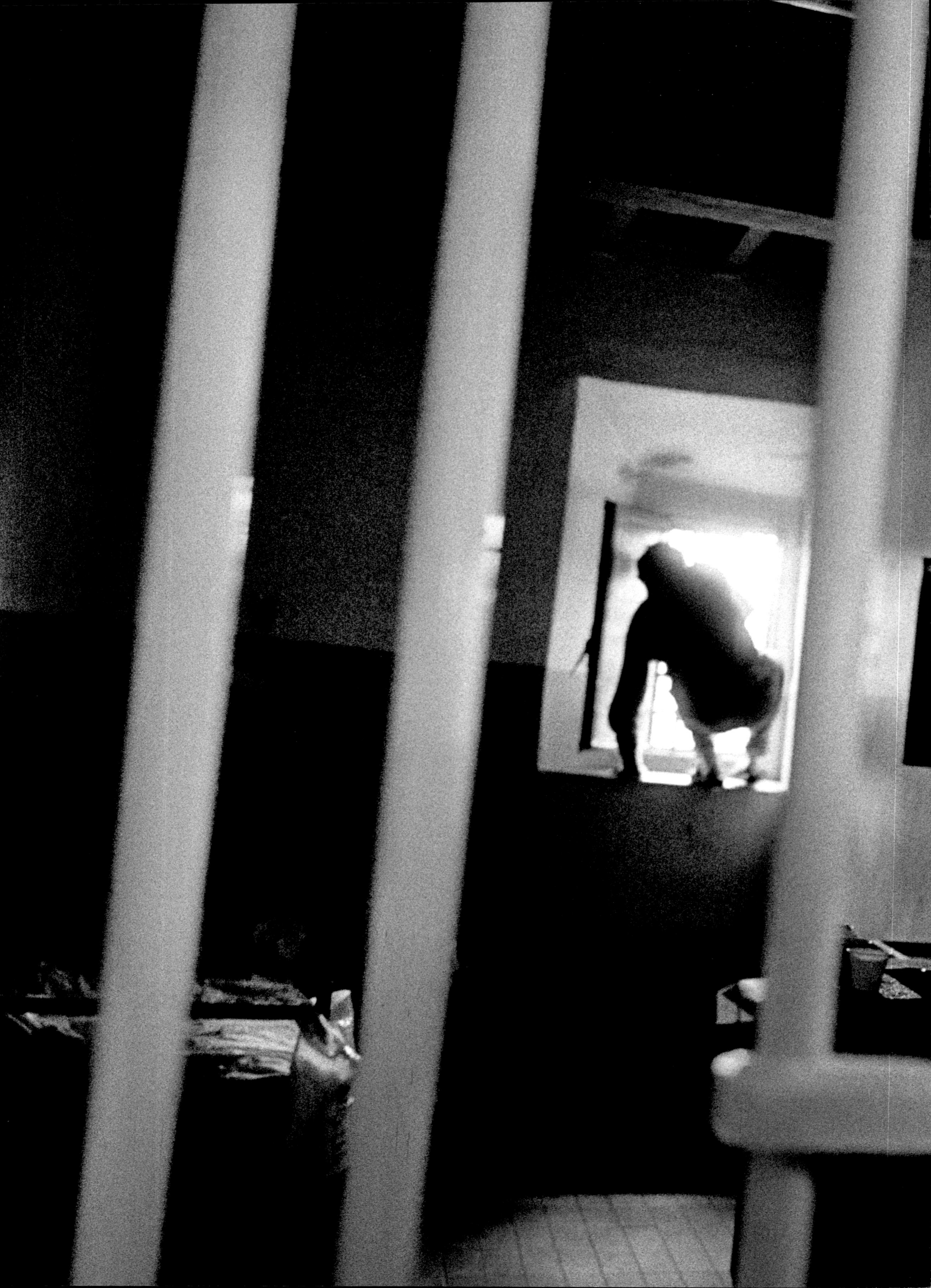

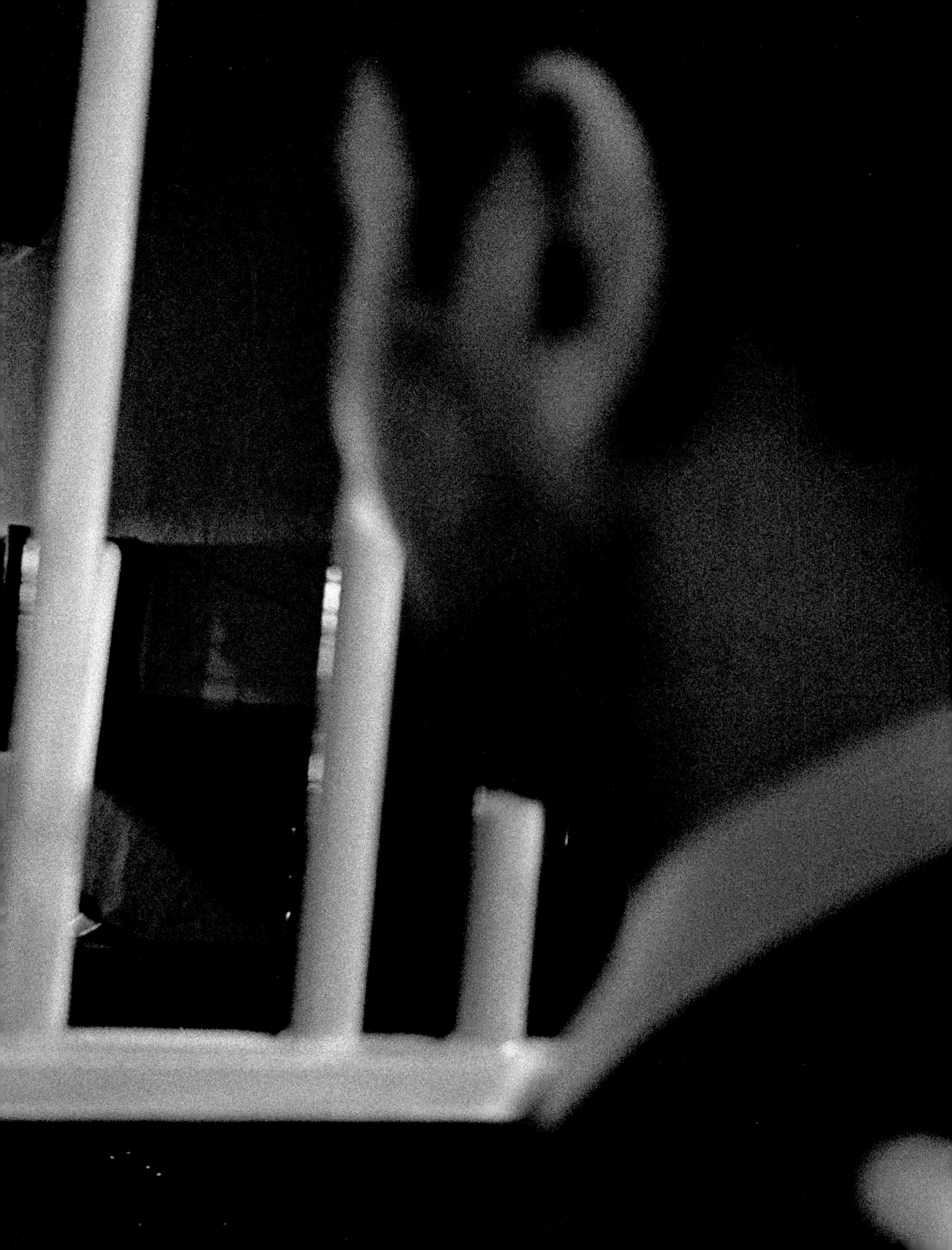

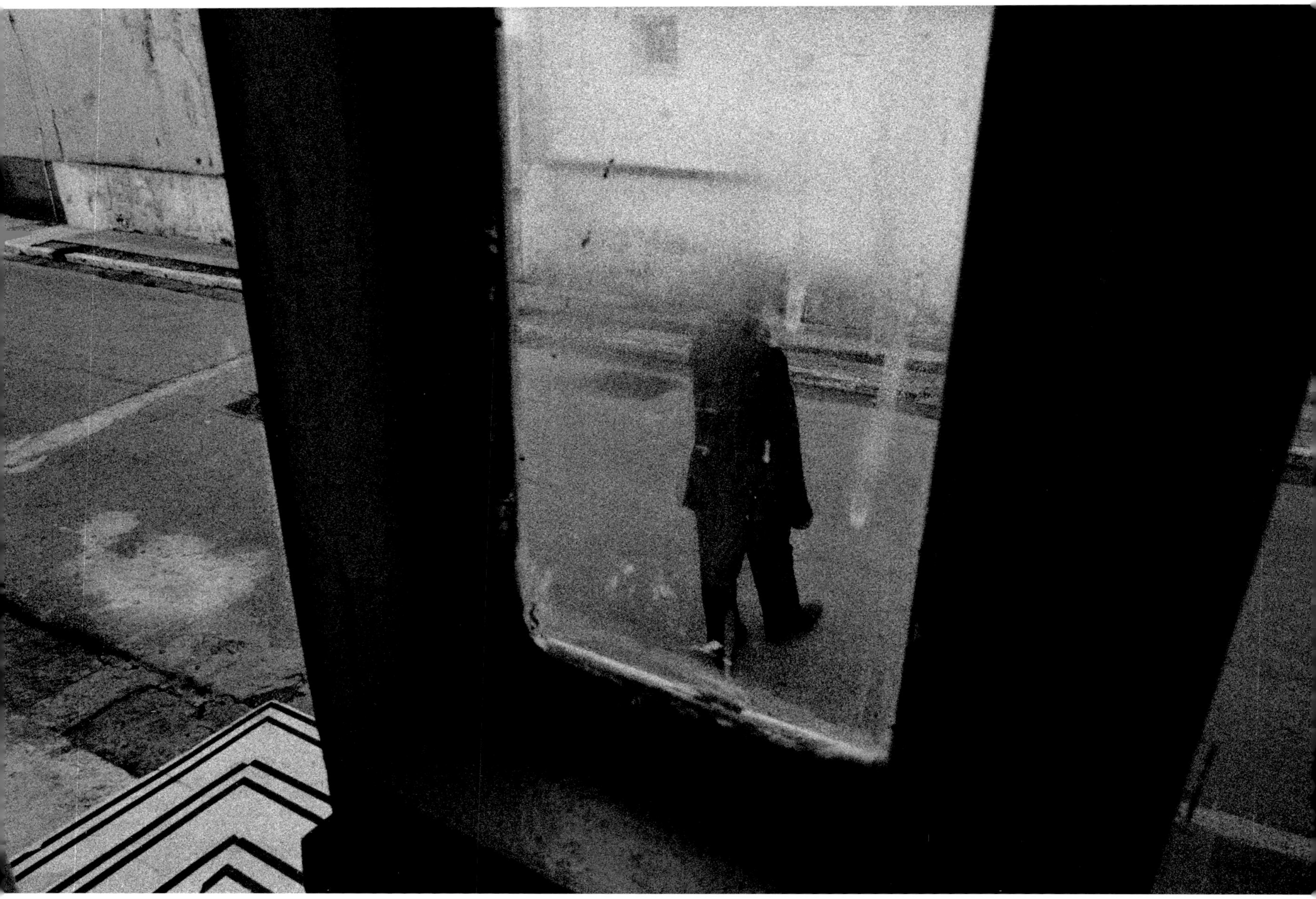

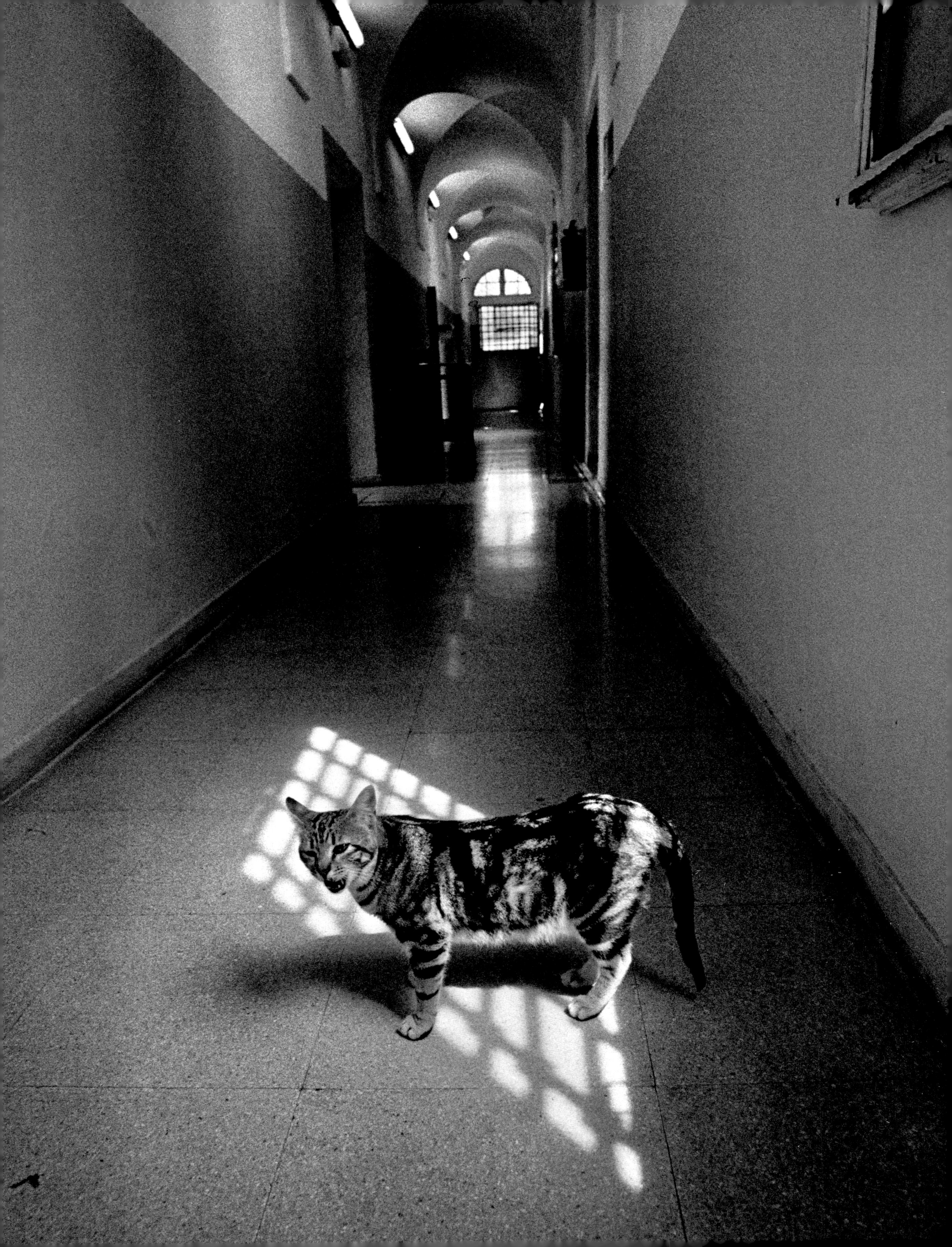

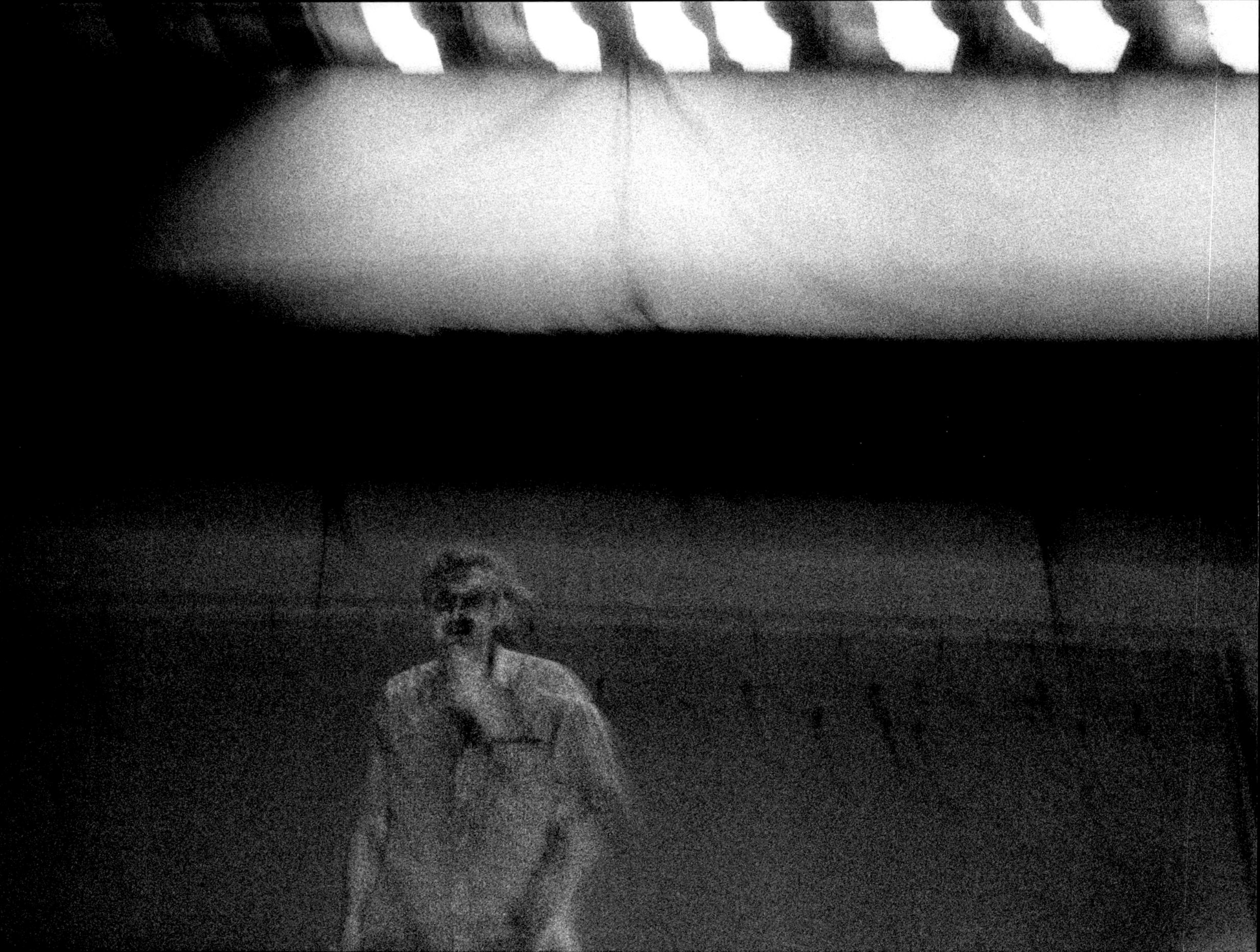

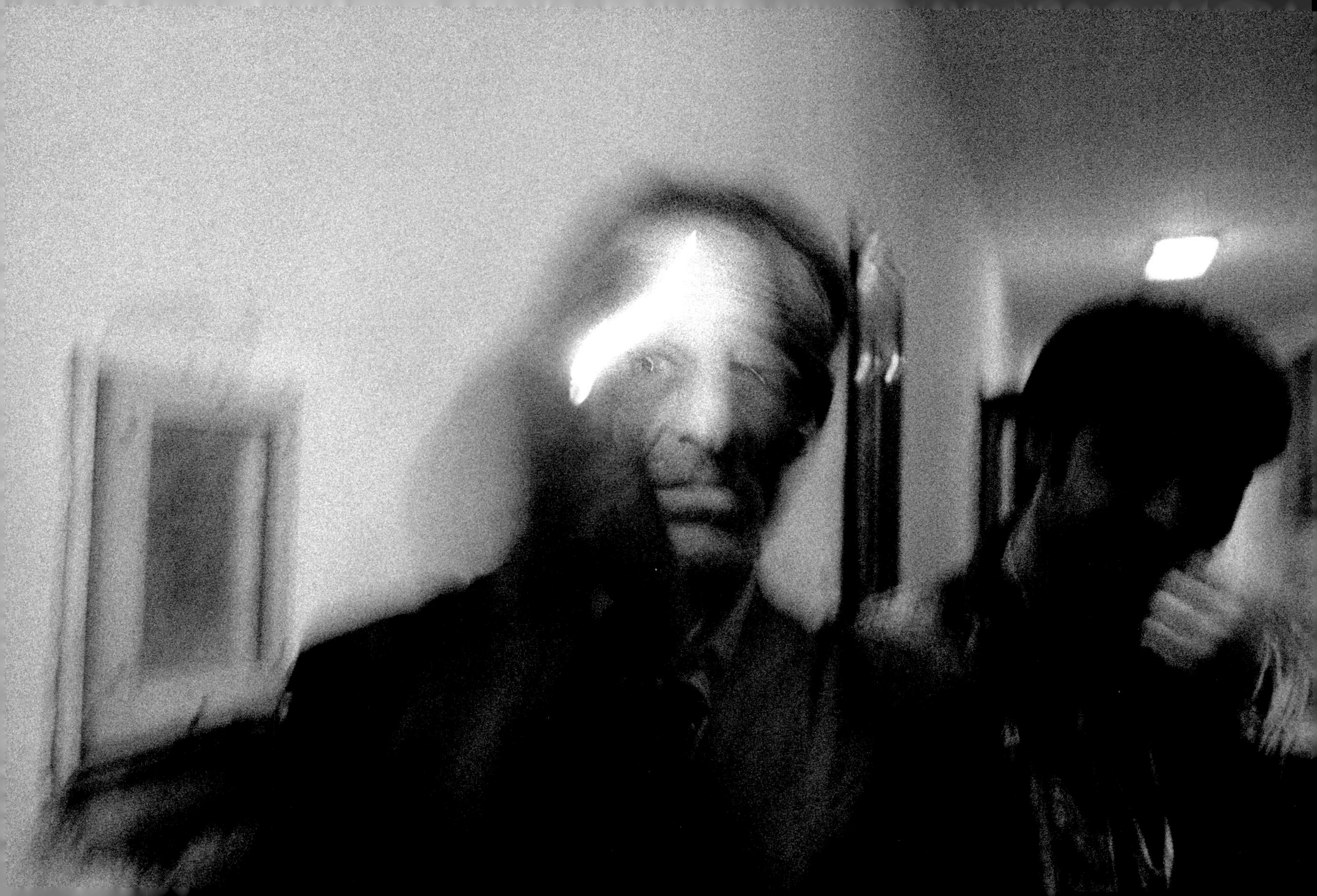

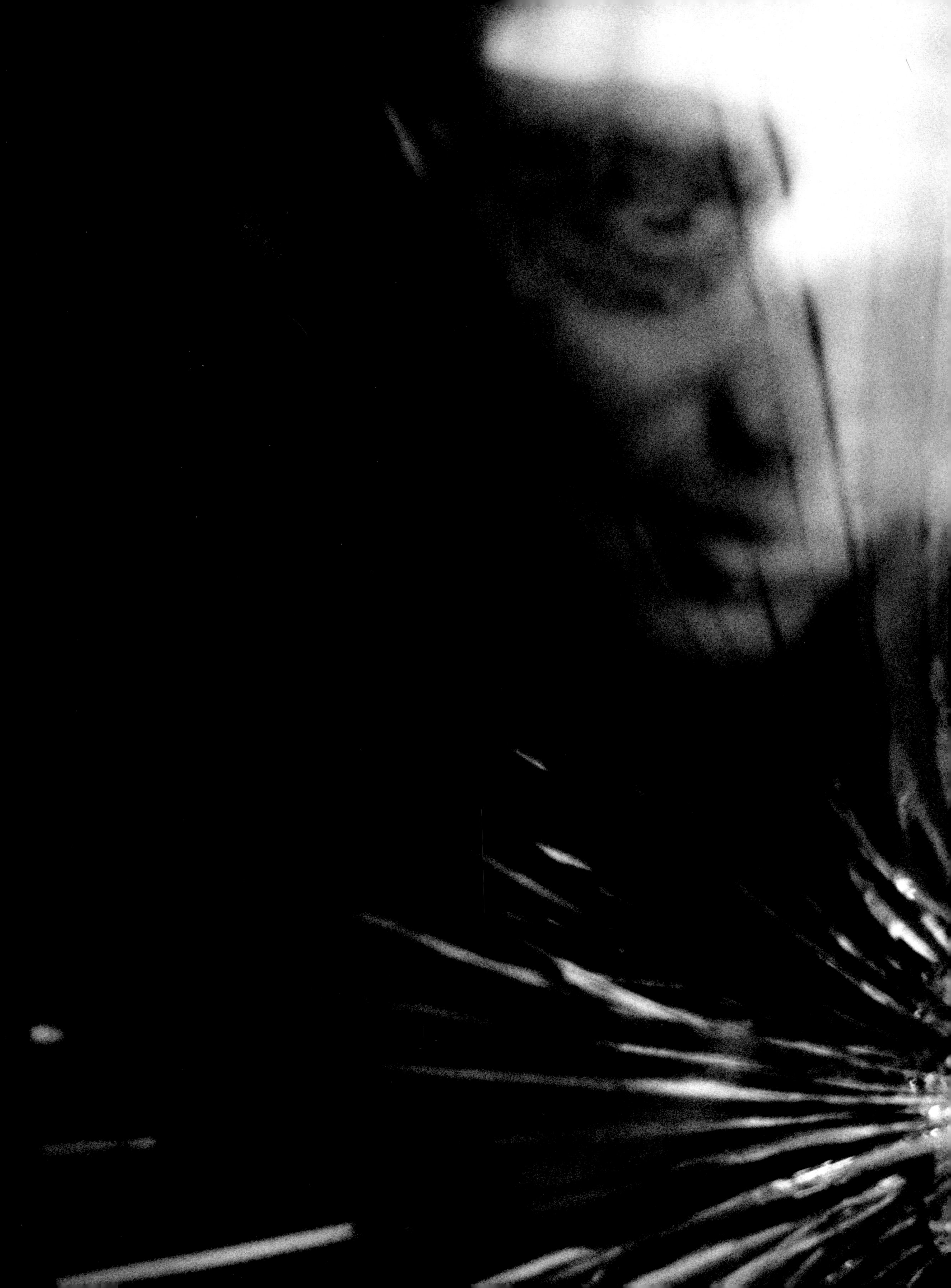

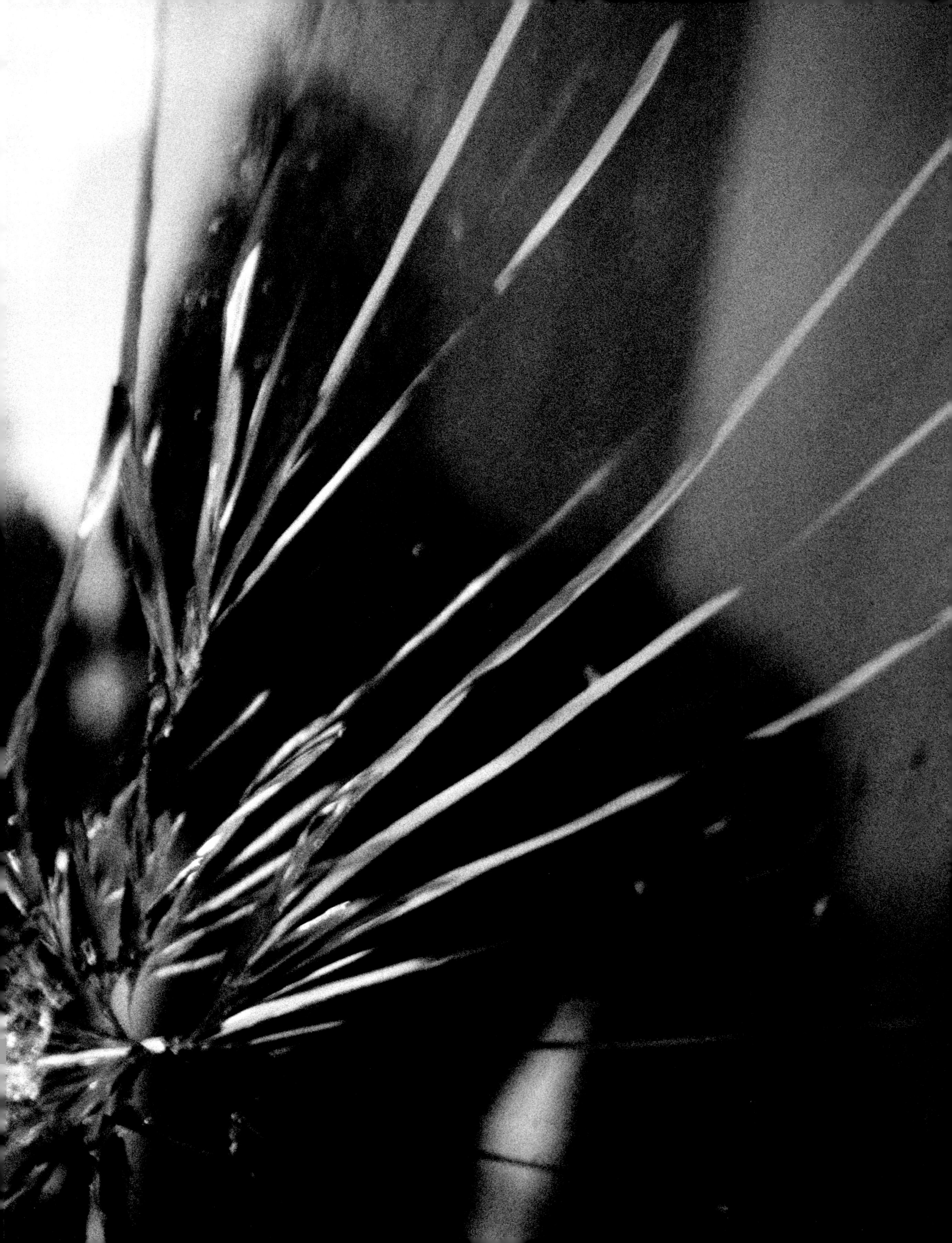

dal mio diario

"Prego affinché mia moglie
venga a trovarmi,
non vedo l'ora di vederla."

La preghiera di un ricoverato
alla Messa, sorride felice,
sembra, anzi è emozionato.
Il parroco lo abbraccia, il
ricoverato si commuove.
Non vede la moglie
da due anni.

La fede è forse, per alcuni,
l'unica cosa alla quale
aggrapparsi.
Alimenta le speranze.

from my diary

“I pray, hoping my wife will come and see me, I cannot wait to see her!”

The prayer of an inmate at the mass; he smiles and seems – or better, he is – moved. The priest hugs him and the inmate is touched.

He has not seen his wife for two years.

Perhaps faith, for some people, is the only thing to hang onto.

It keeps their hopes alive.

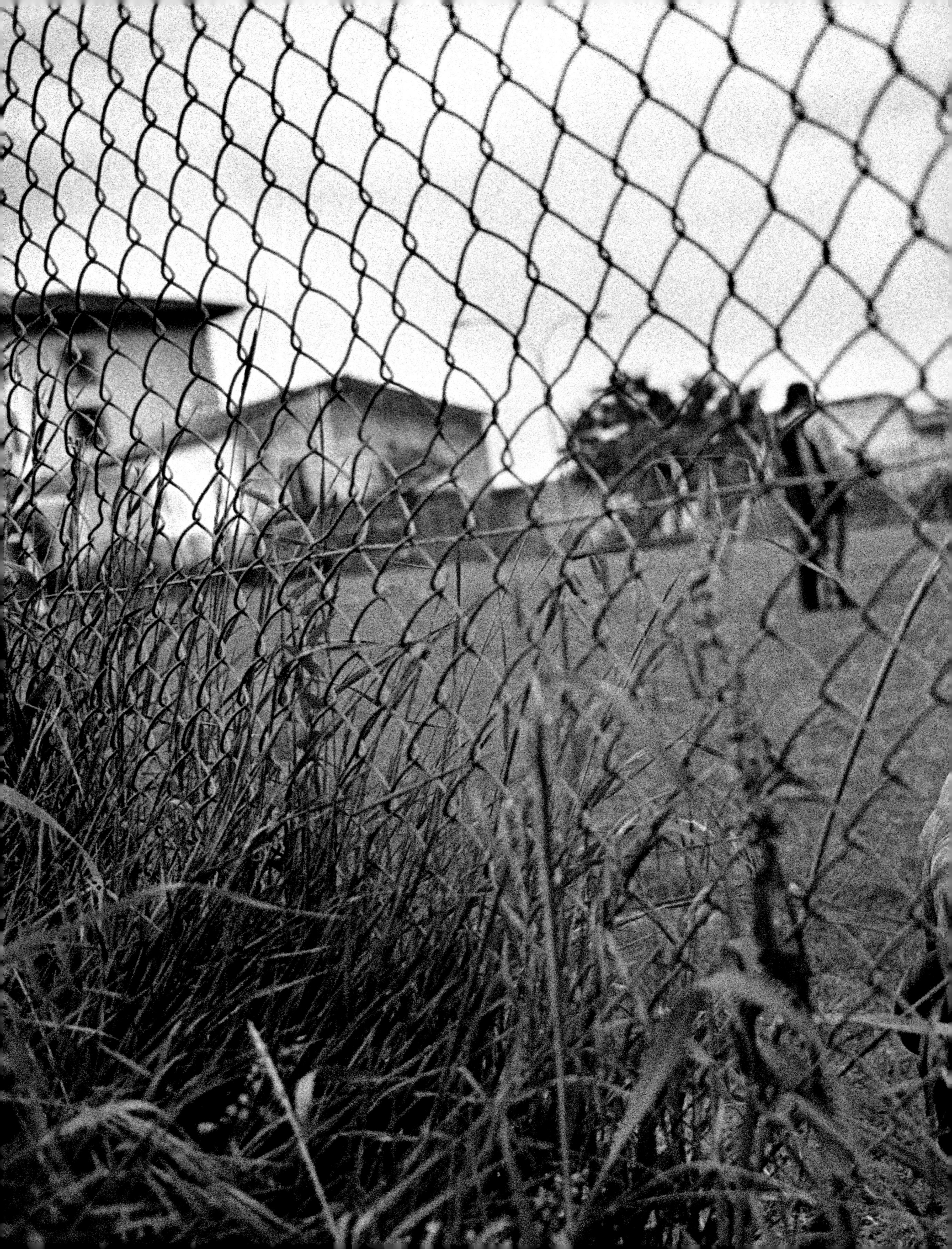

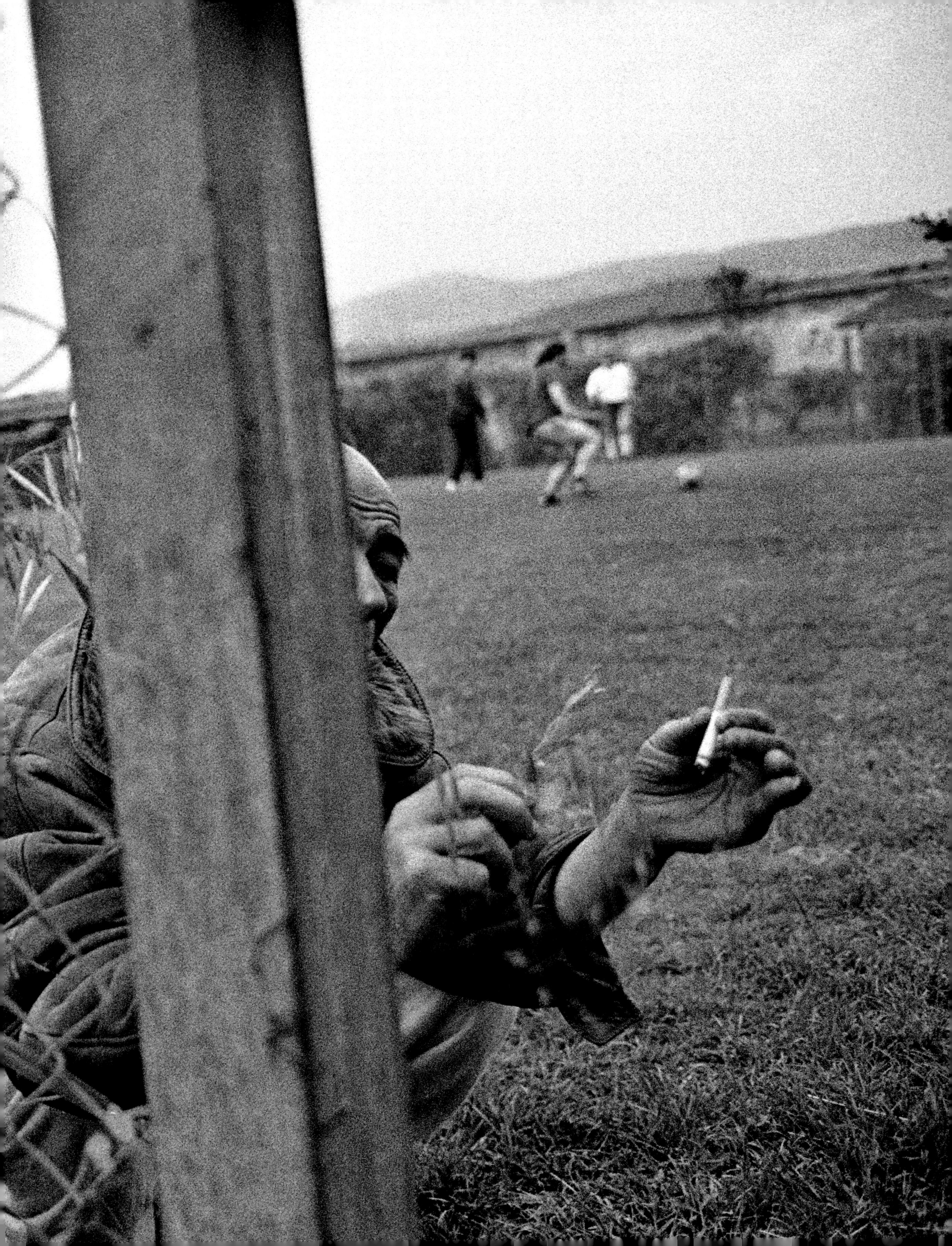

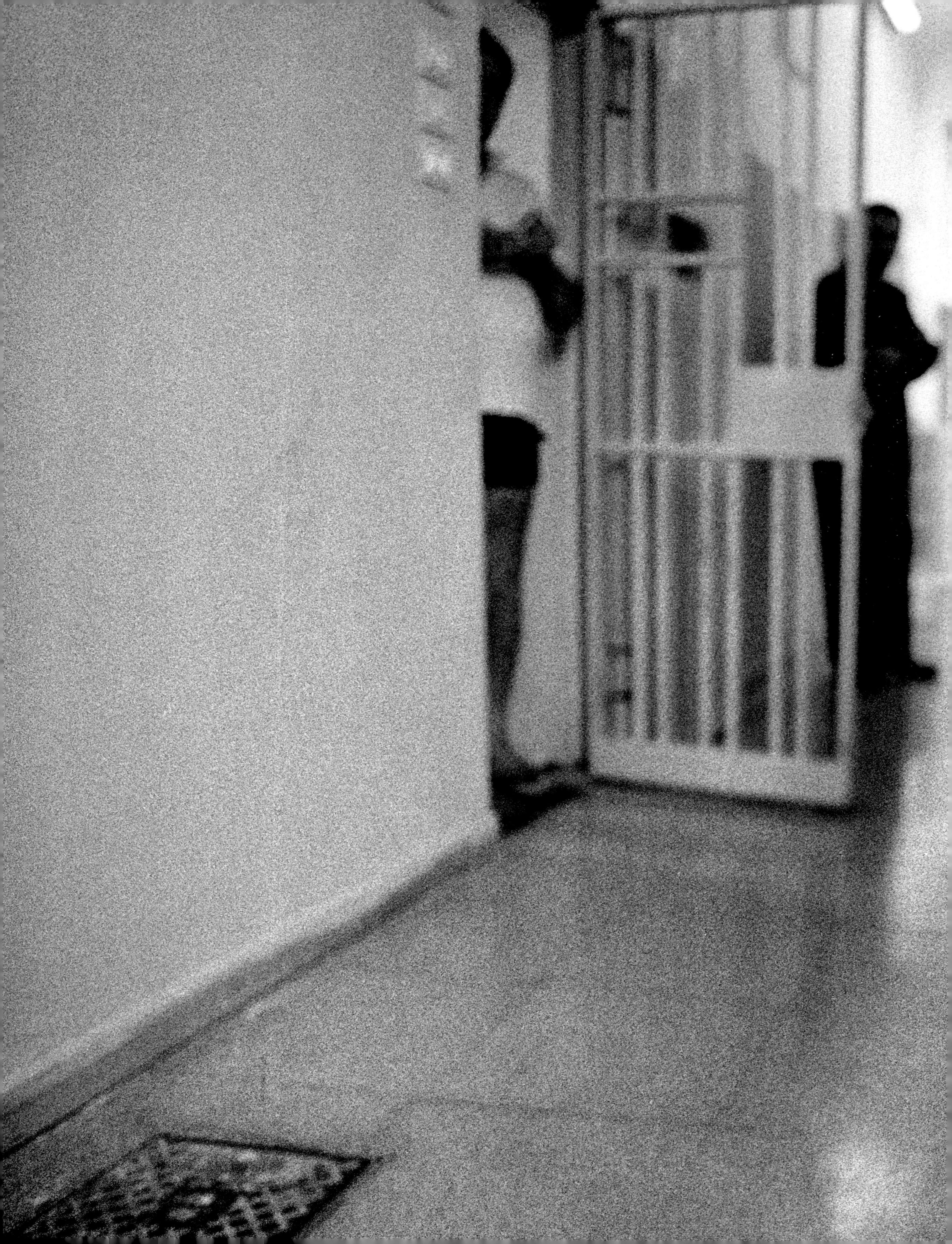

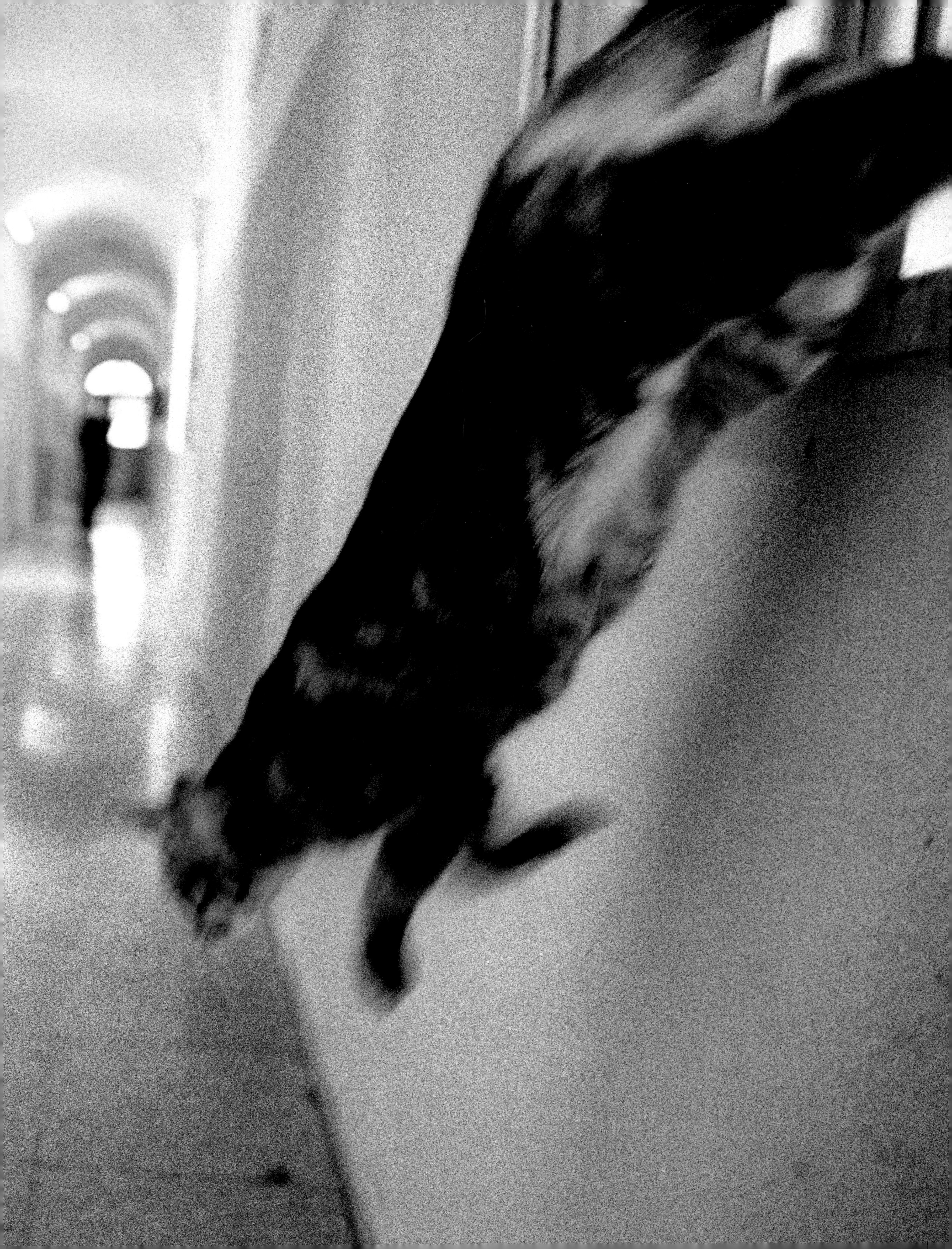

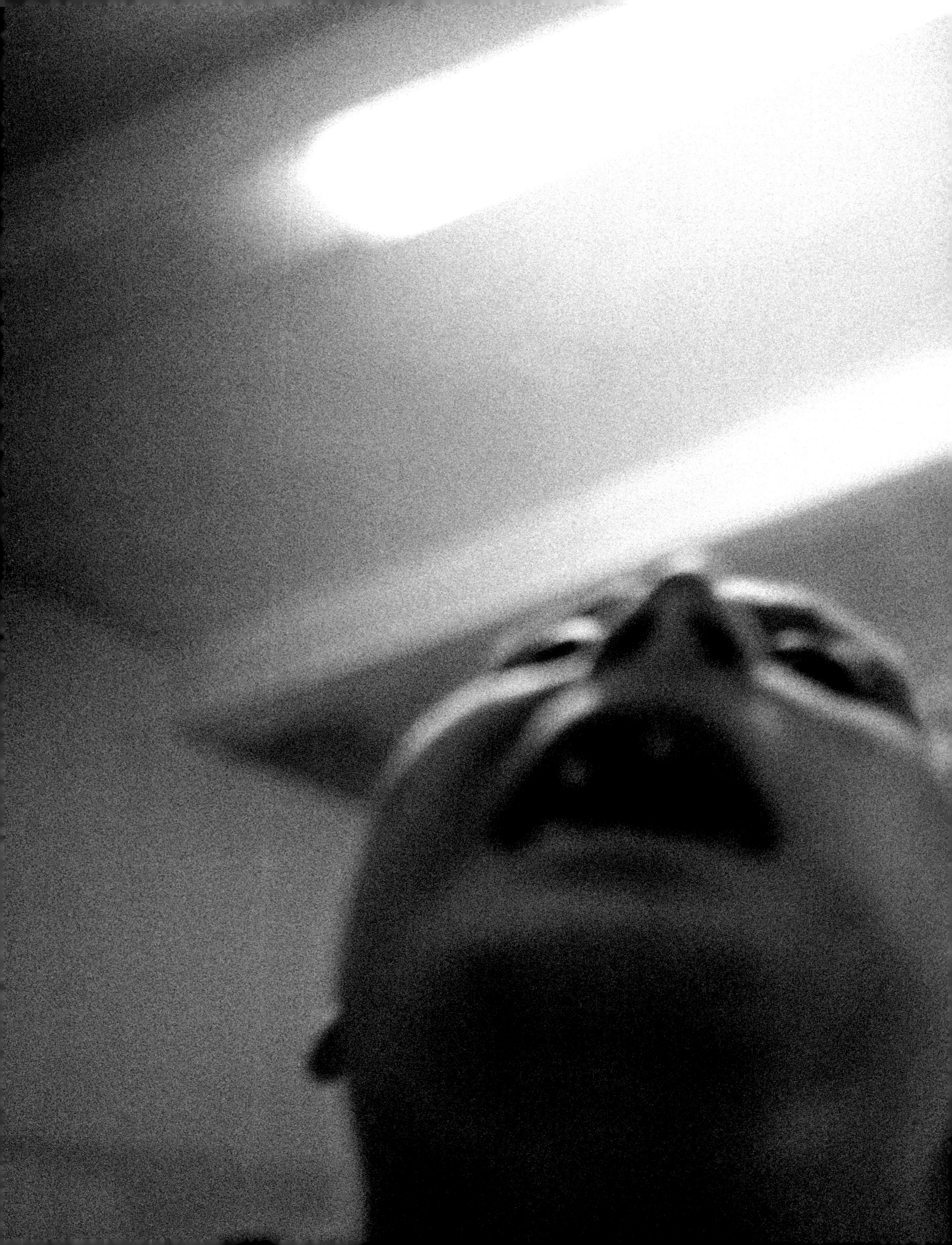

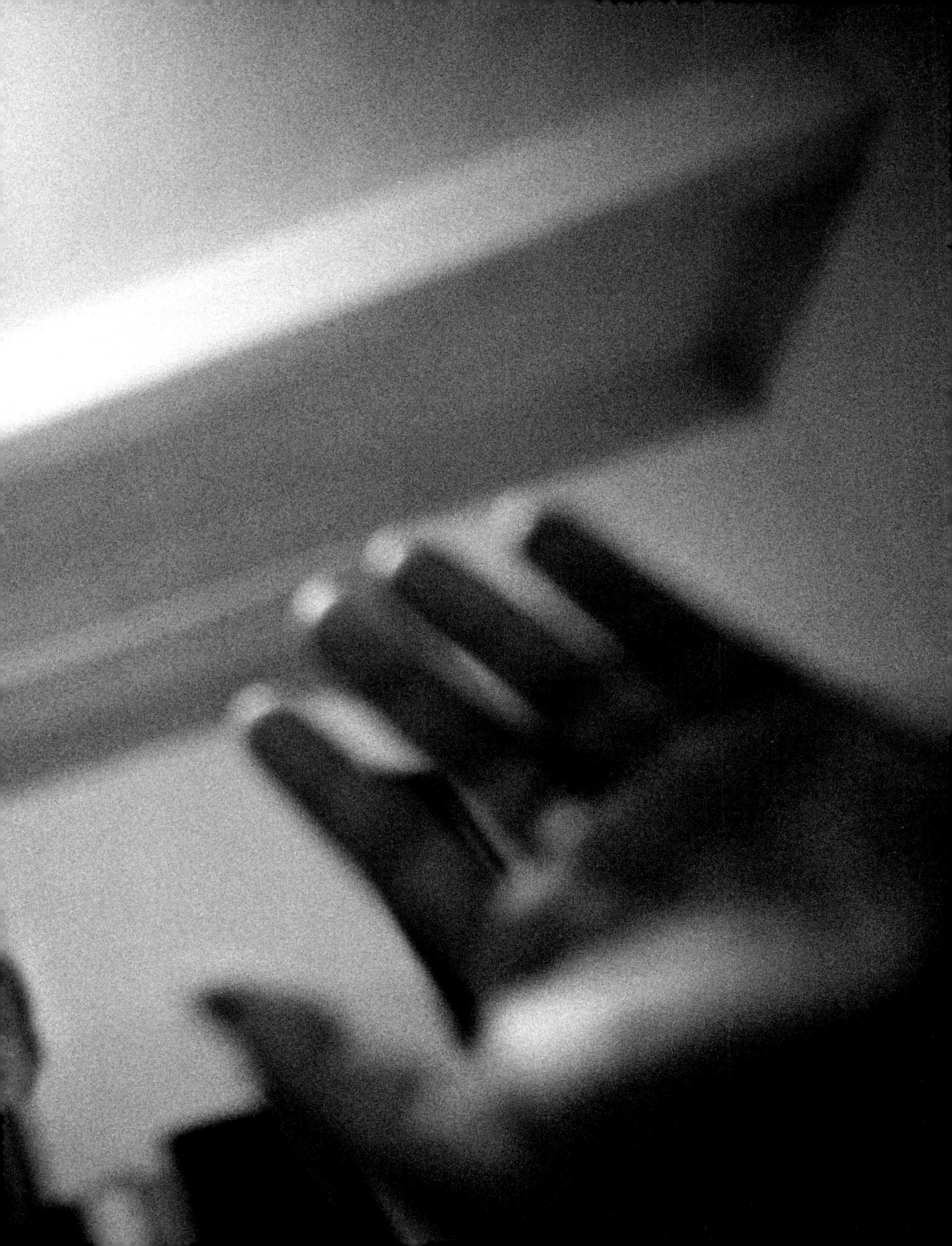

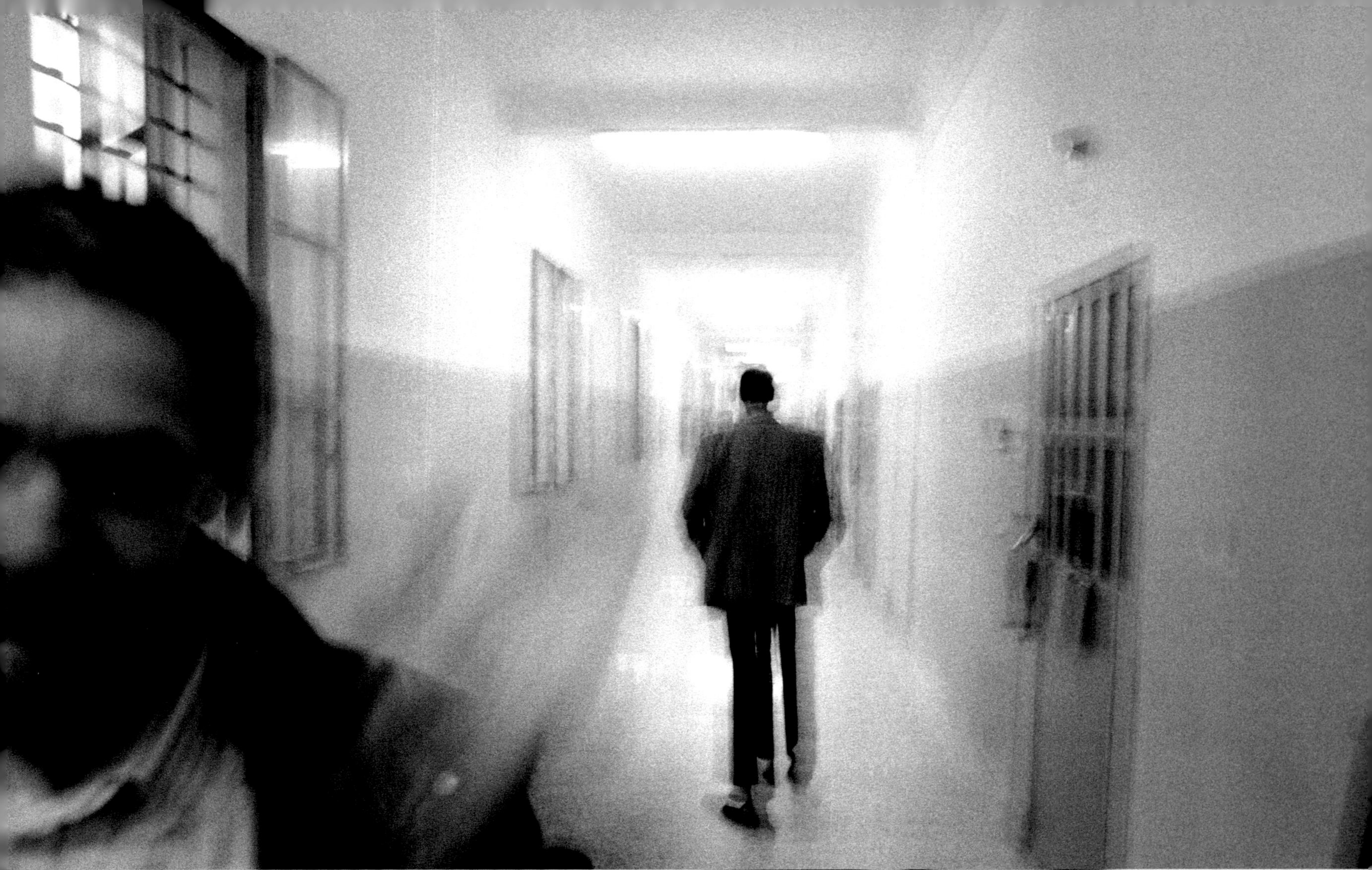

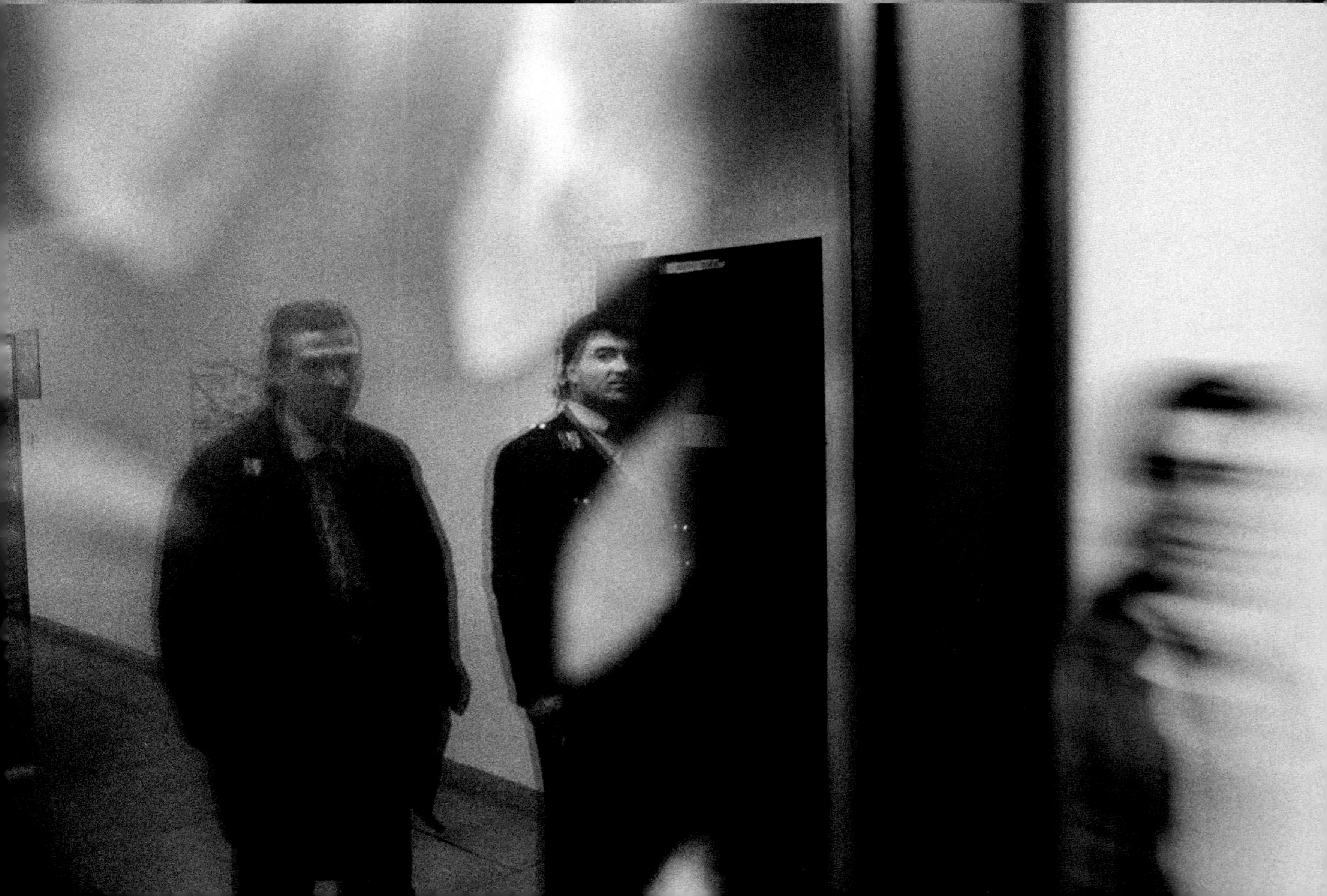

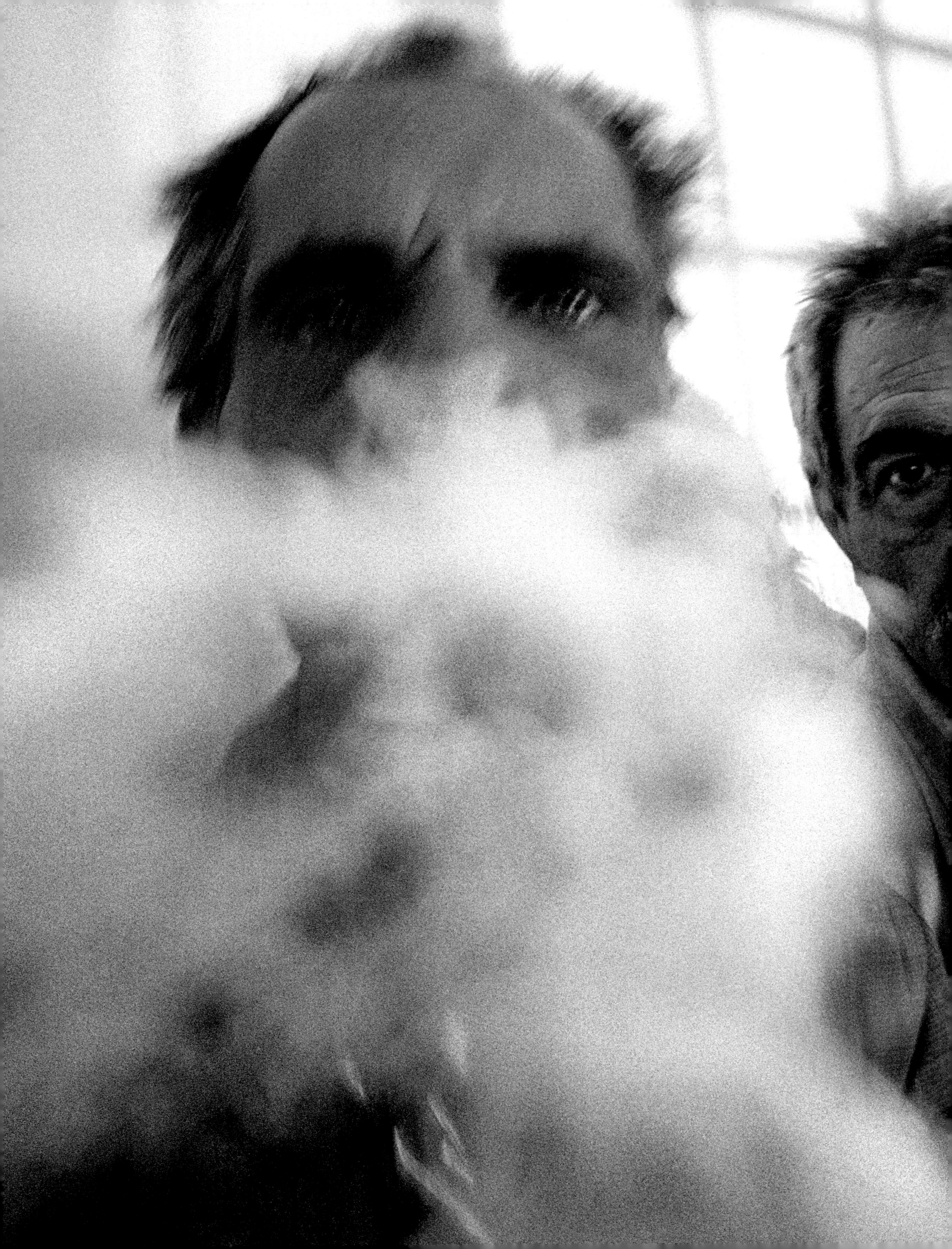

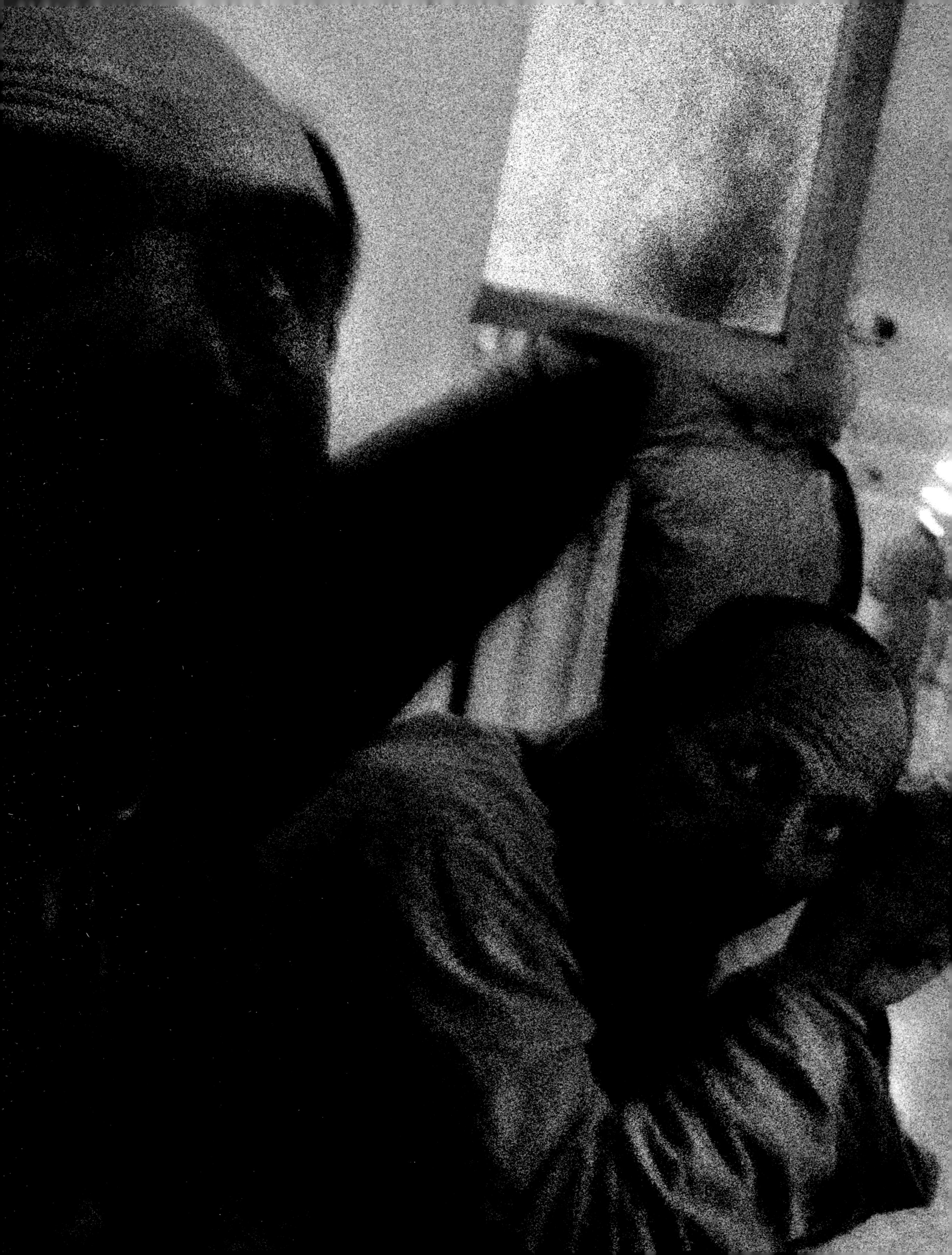

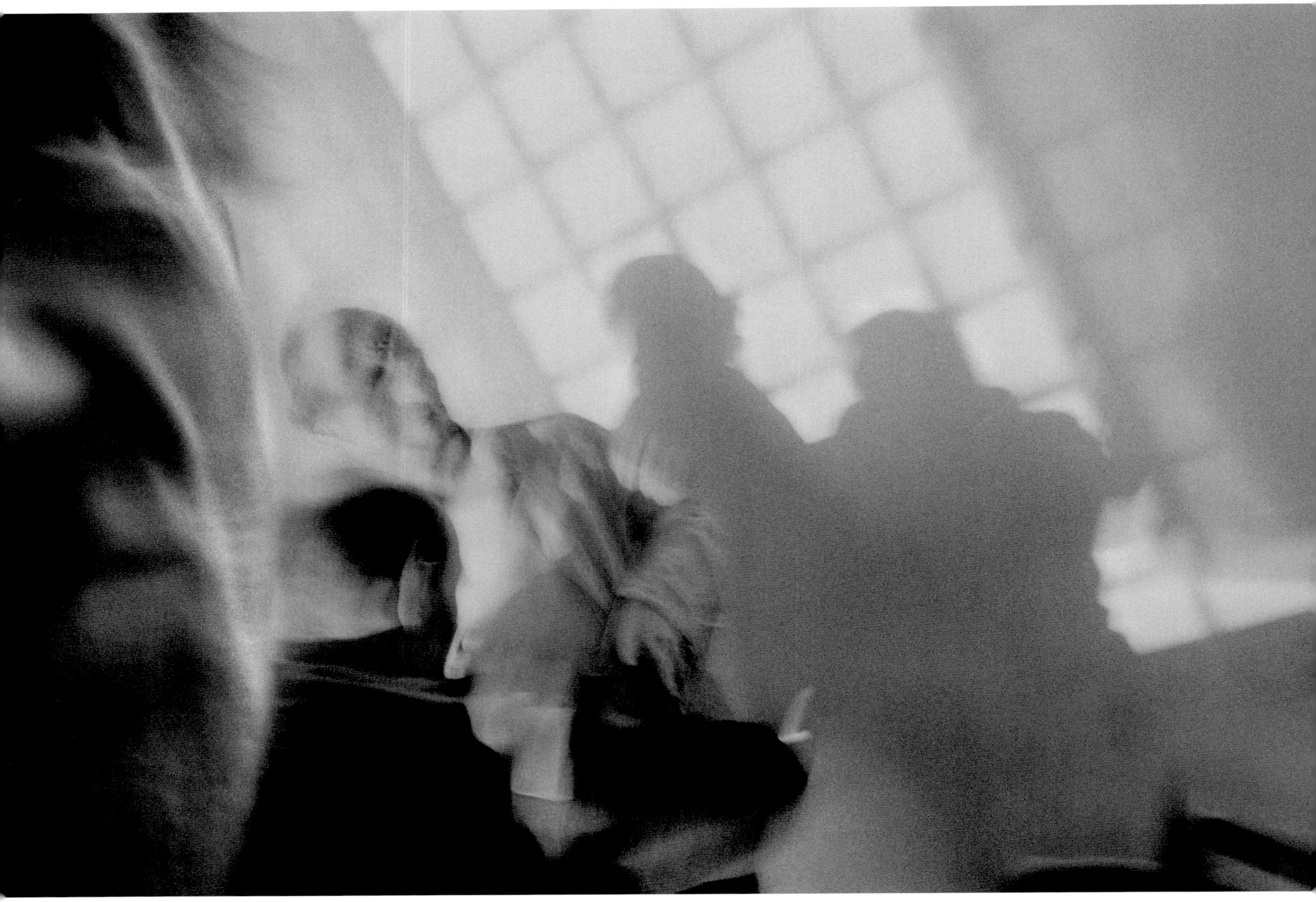

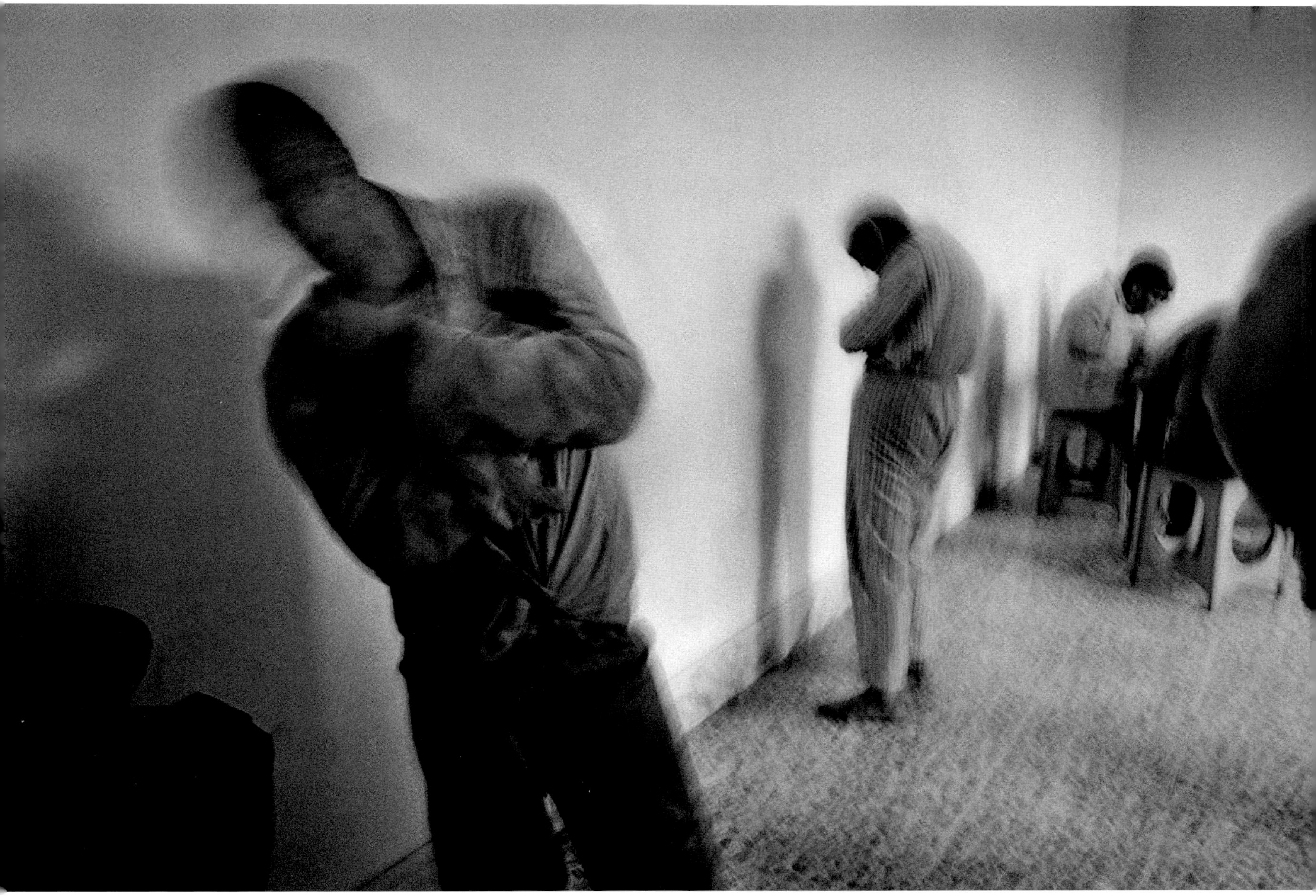

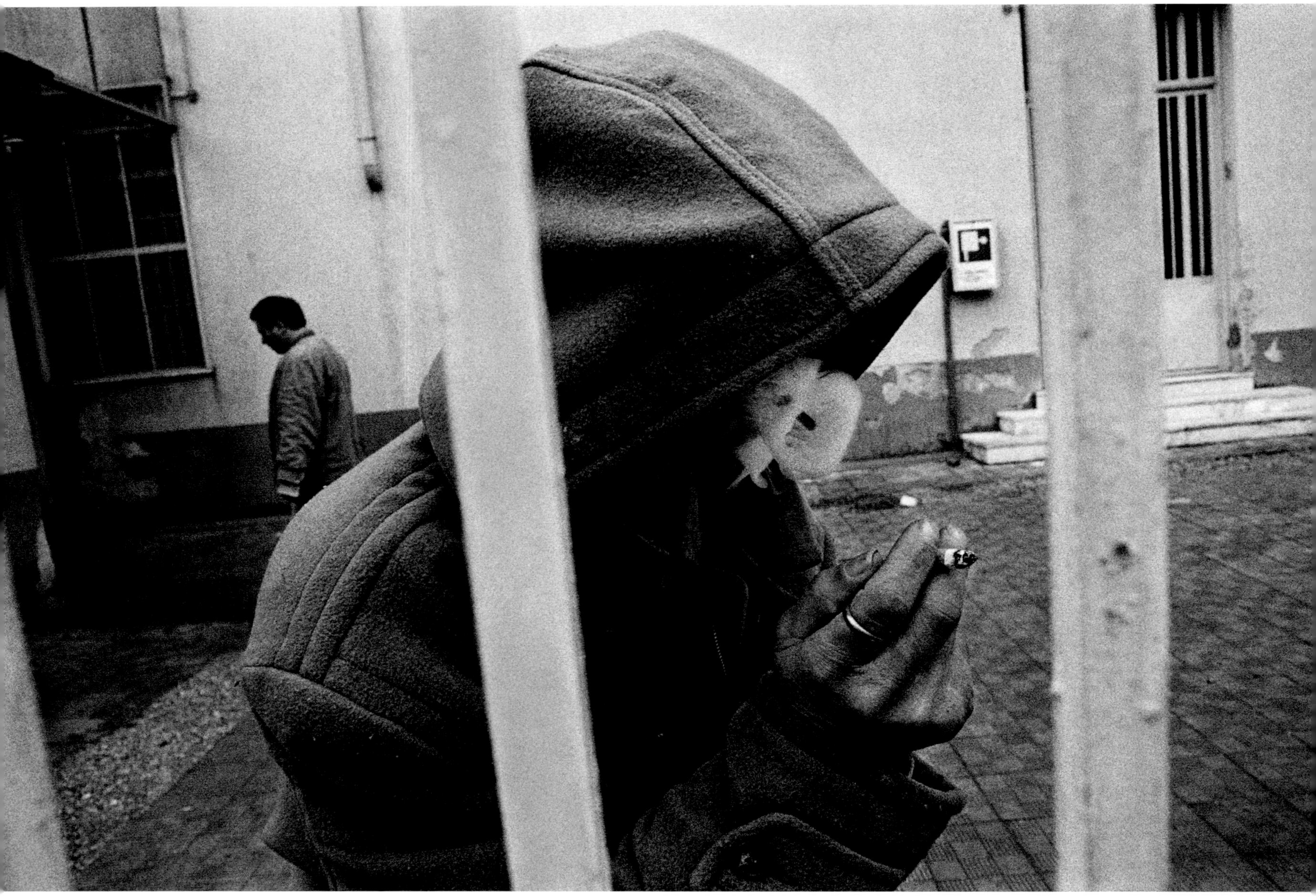

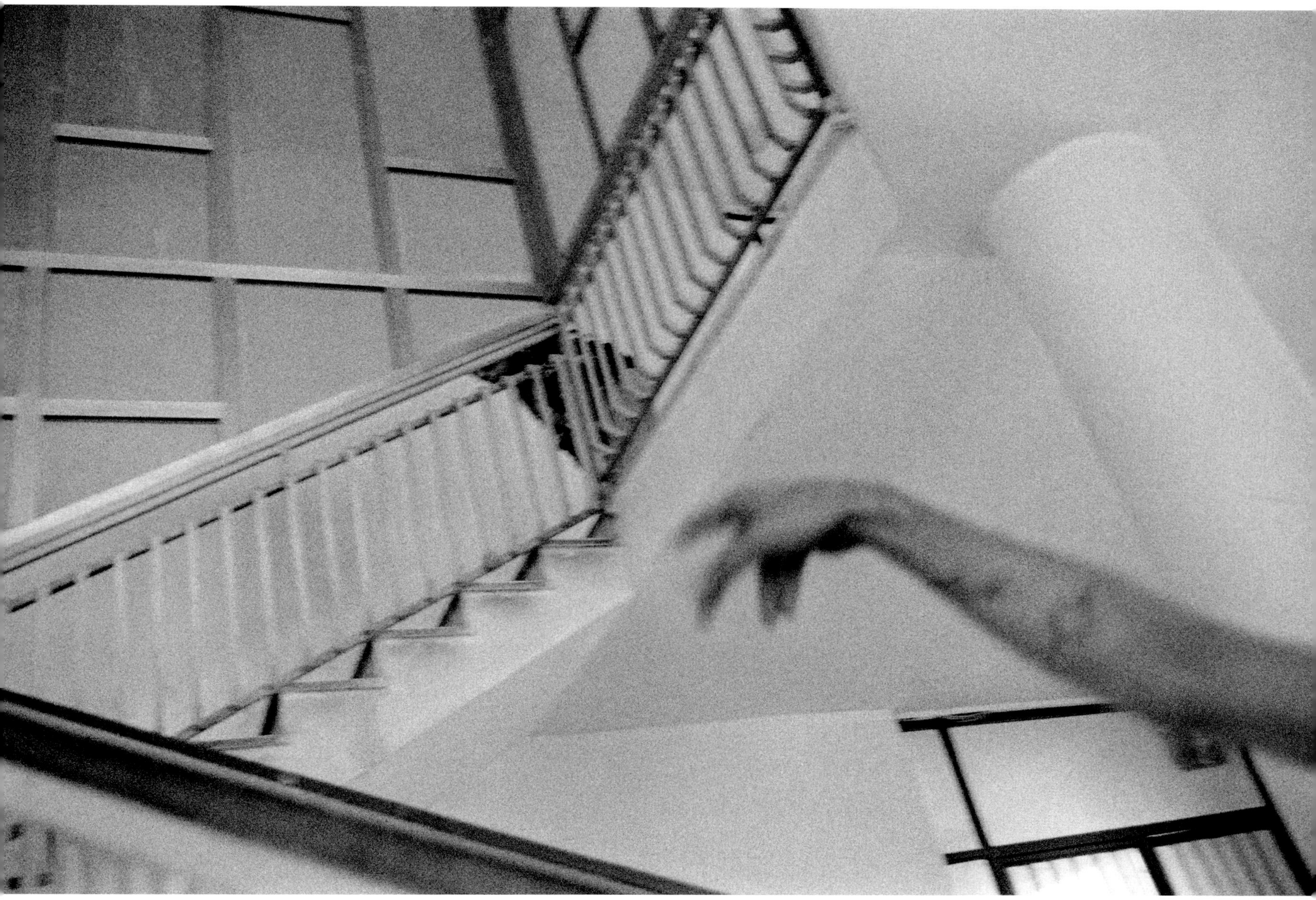

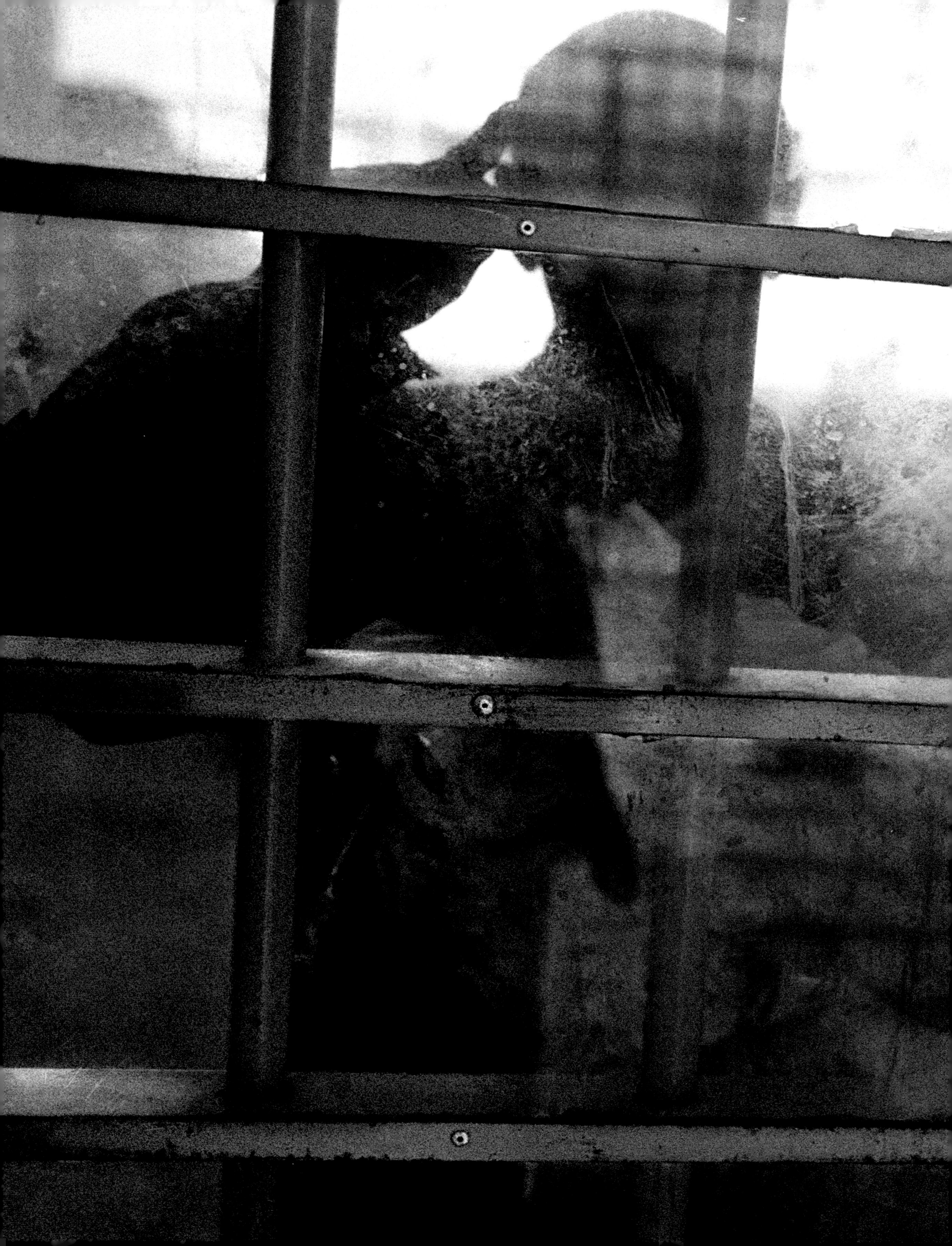

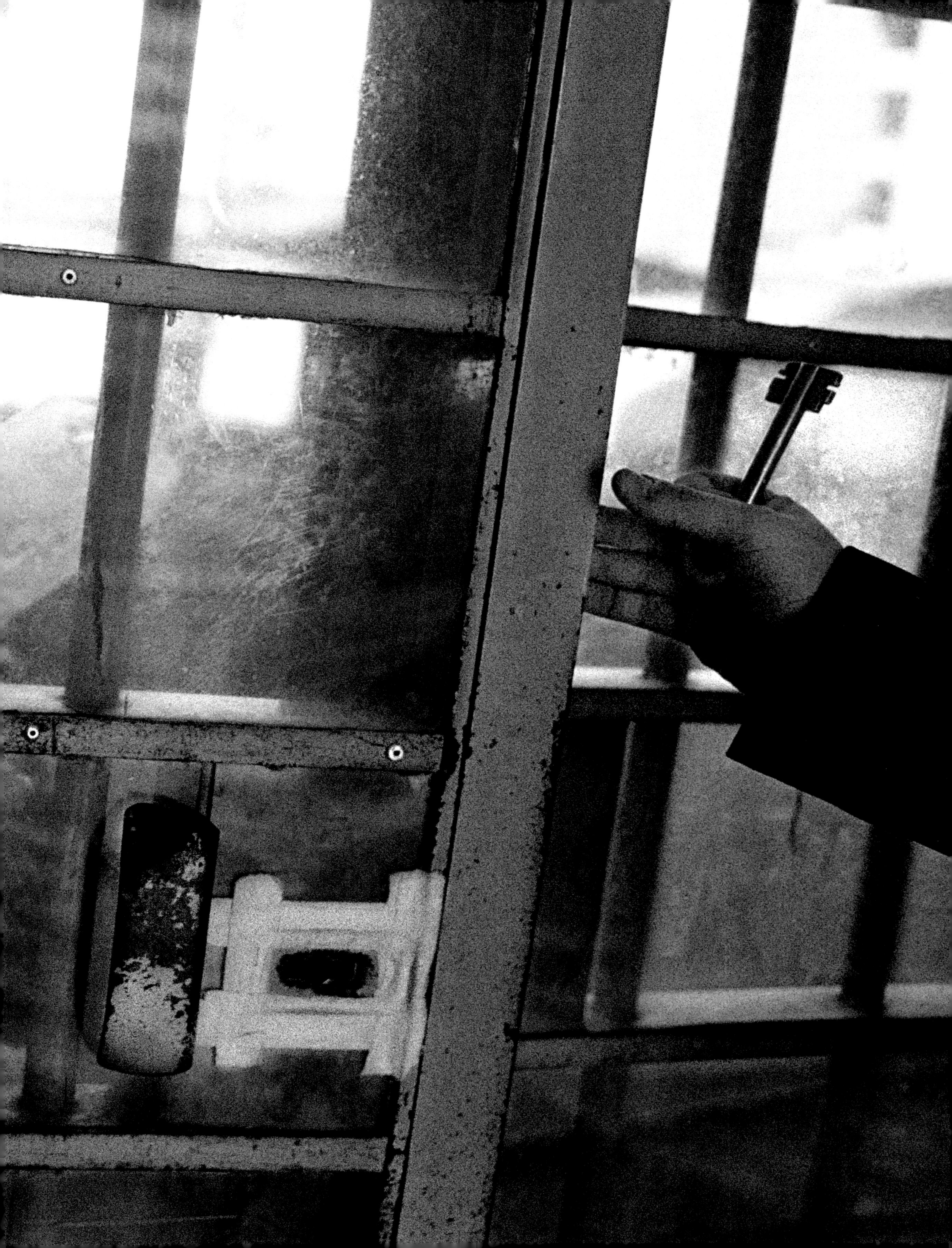

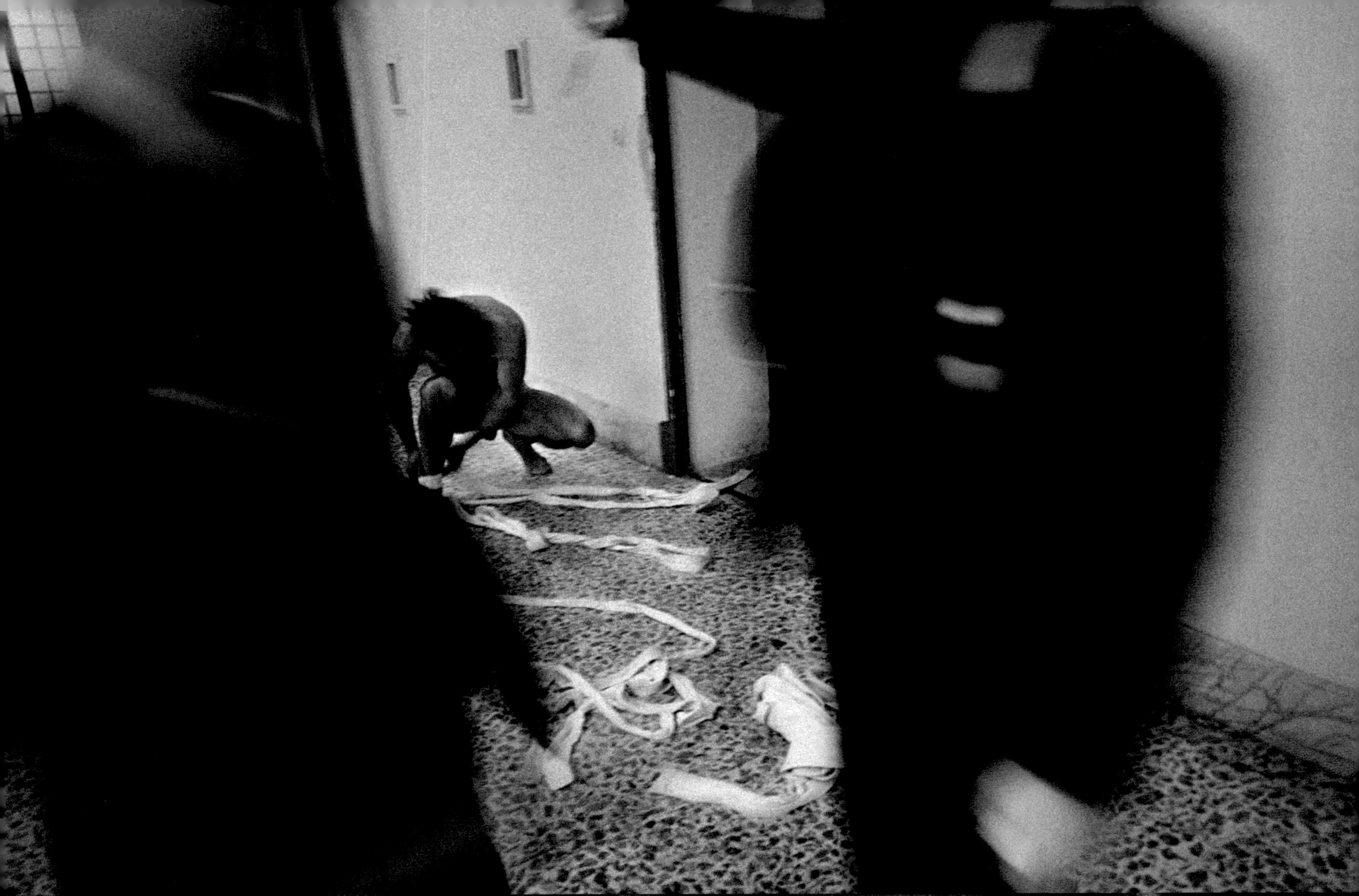
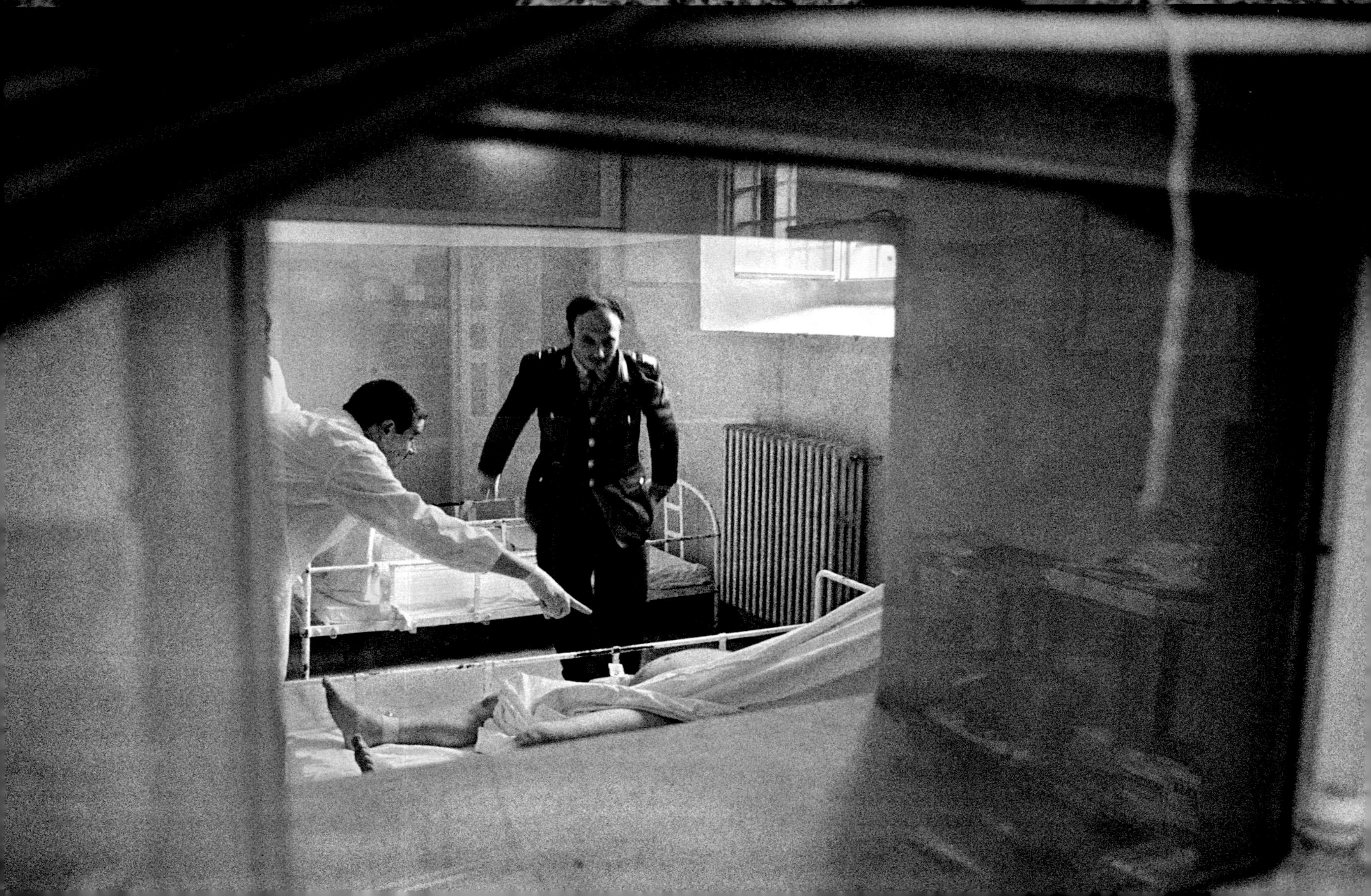

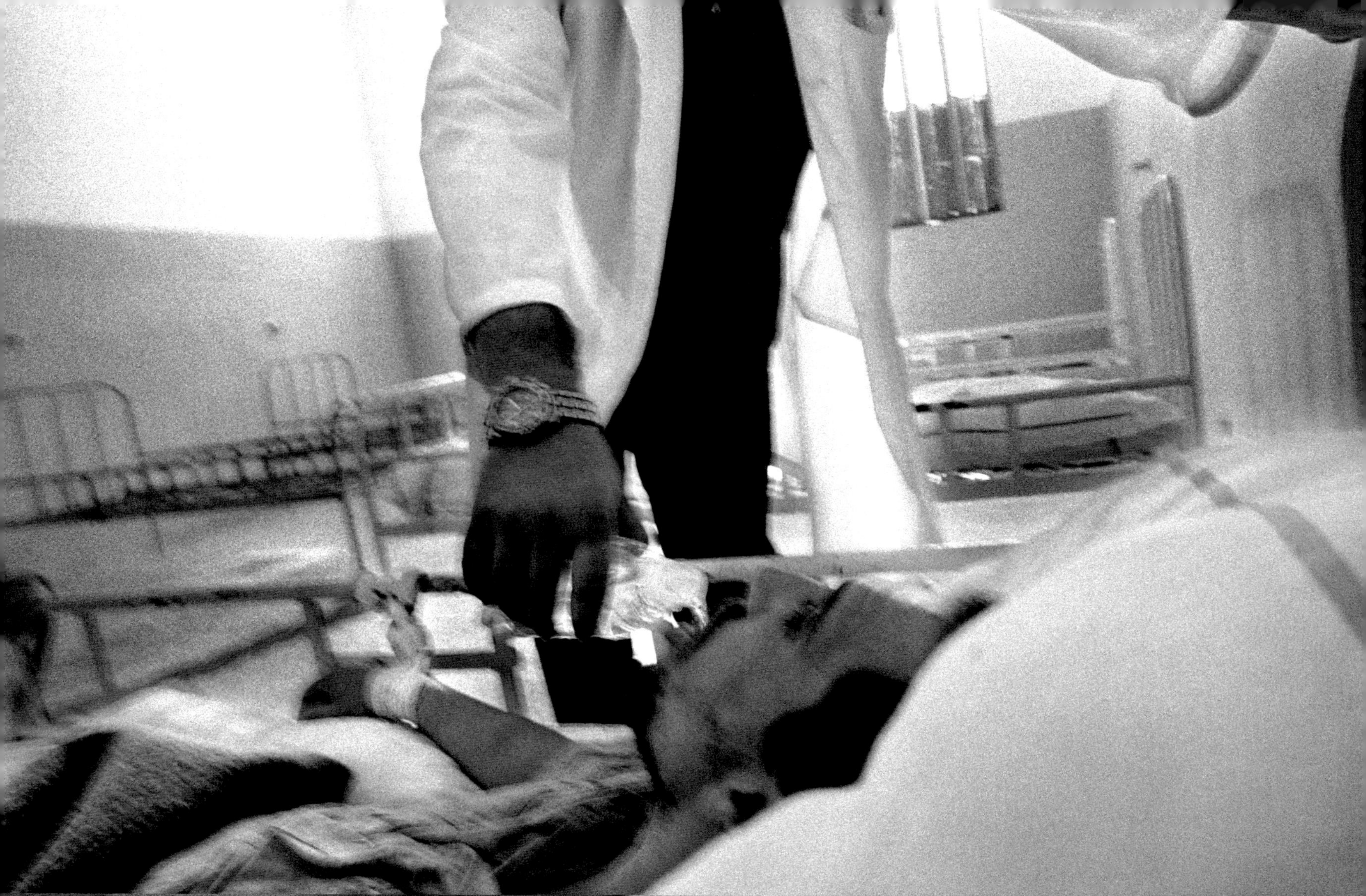

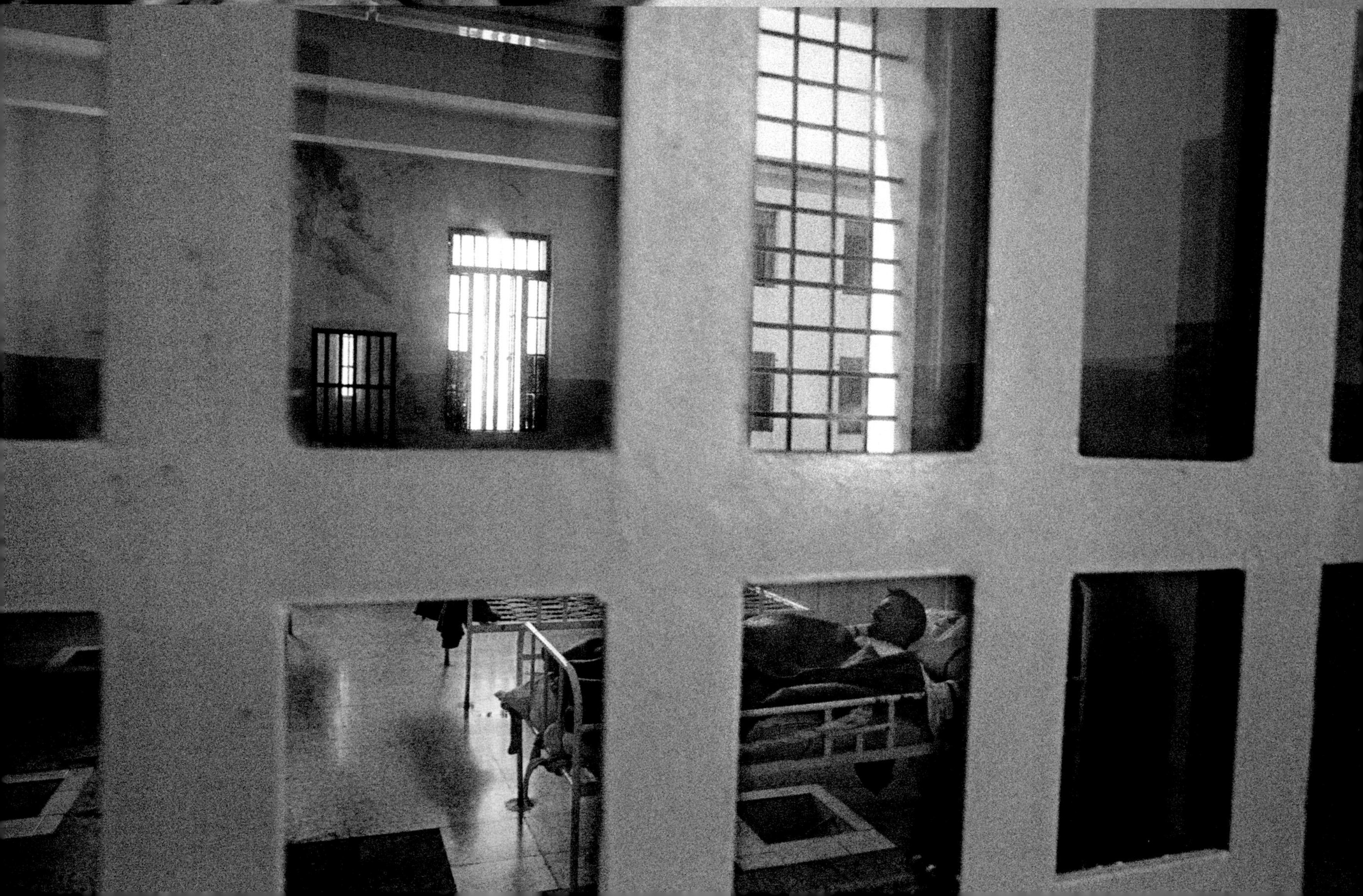

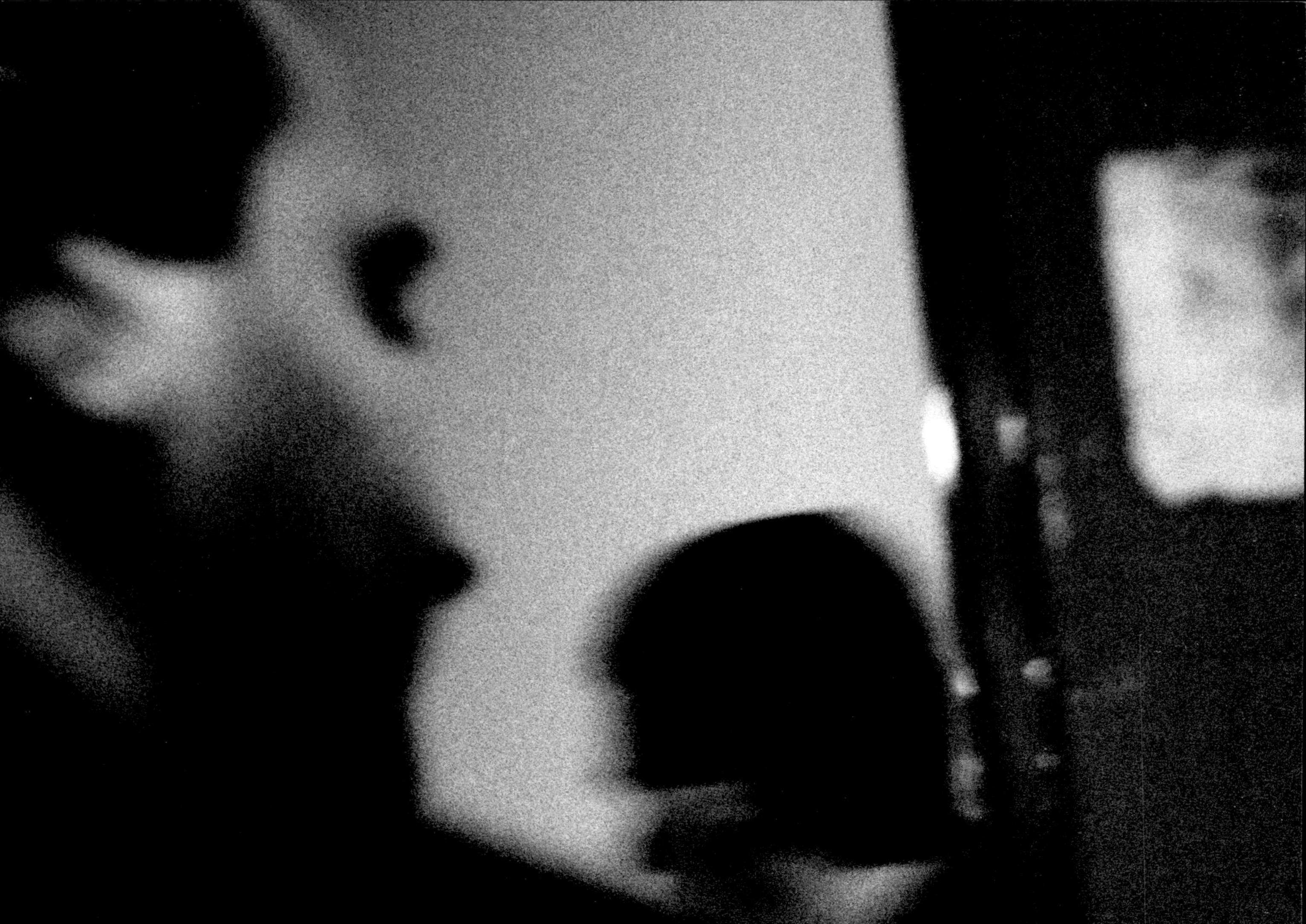

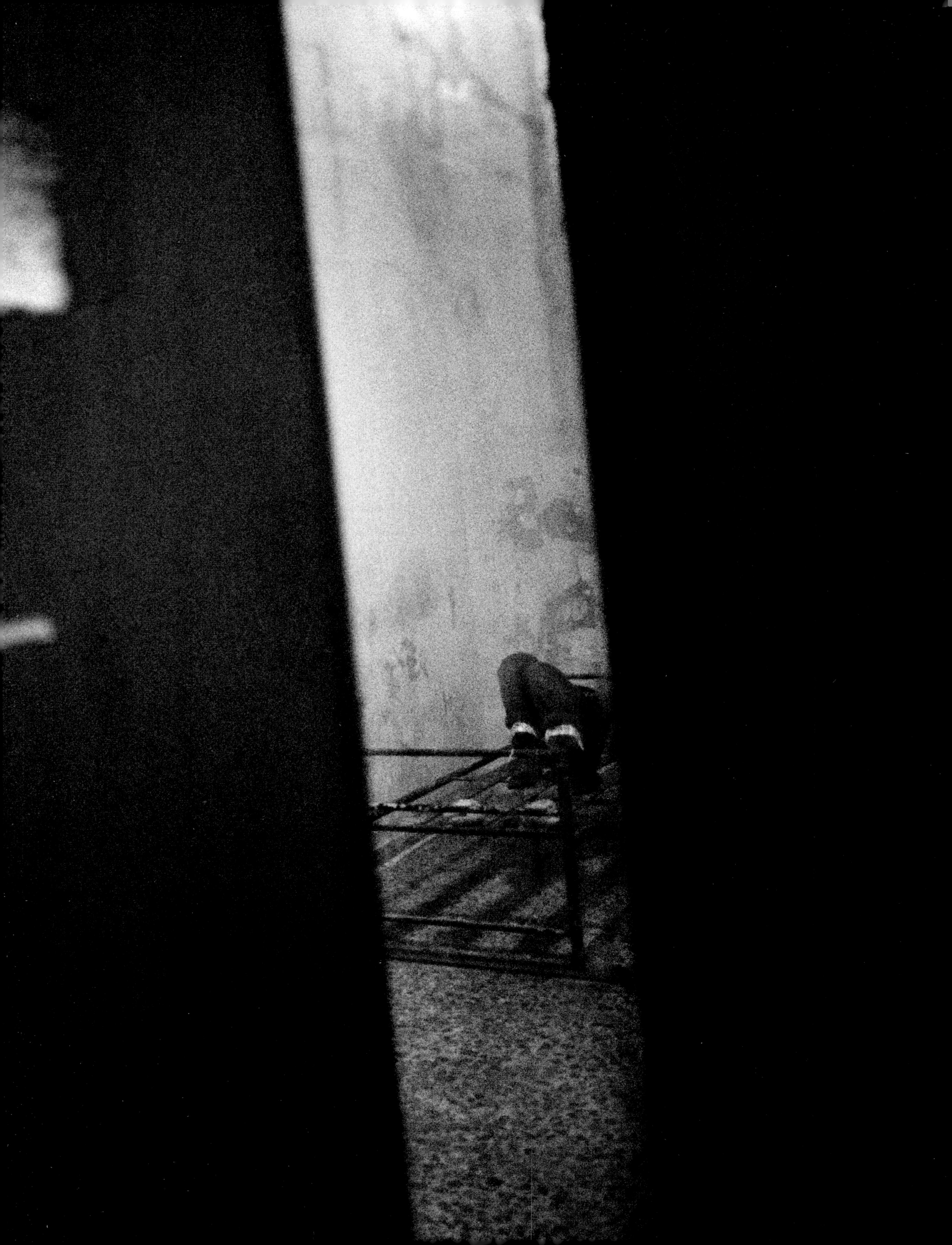

dal mio diario

"Perché una persona ritenuta malata deve essere tenuta dietro le sbarre? Quando all'interno di una struttura del genere, vero e proprio carcere, un ricoverato ha un momento di lucidità e/o consapevolezza, soffre enormemente perché sa di pagare per una colpa che non gli è stata riconosciuta."
Mi dice un ricoverato

Non è raro che, in uno di questi momenti di consapevolezza, un ricoverato tenti il suicidio.

from my diary

"Why must a supposedly mentally ill person be kept behind bars? "
"When, inside this sort of a structure, actually a jail, an inmate has a clear moment and/or awareness, he suffers enormously because he knows he must pay for a guilt that has not been ascribed to him."
An inmate tells me.

It is not rare that an inmate, in one of these moments of awareness, attempts suicide.

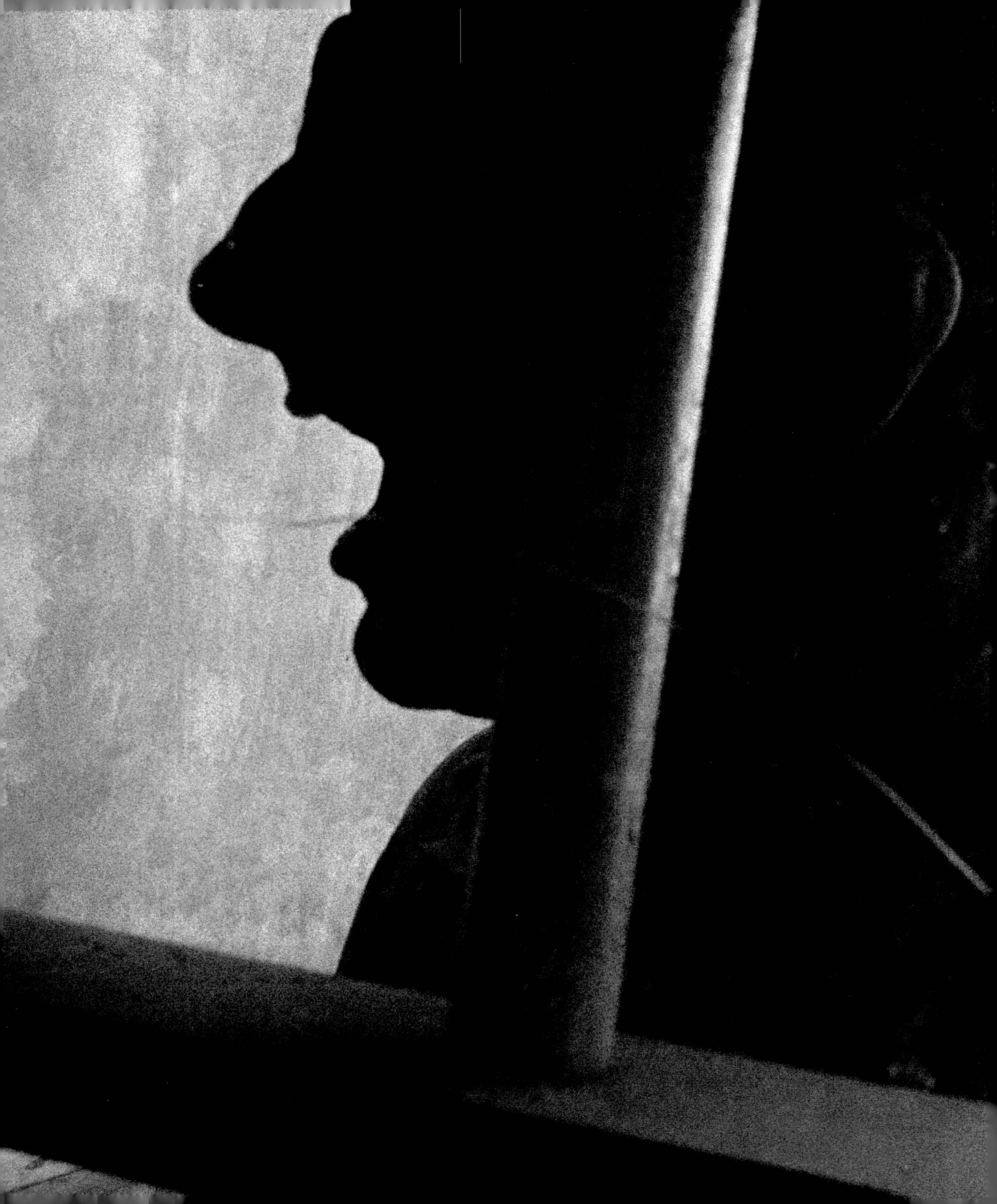

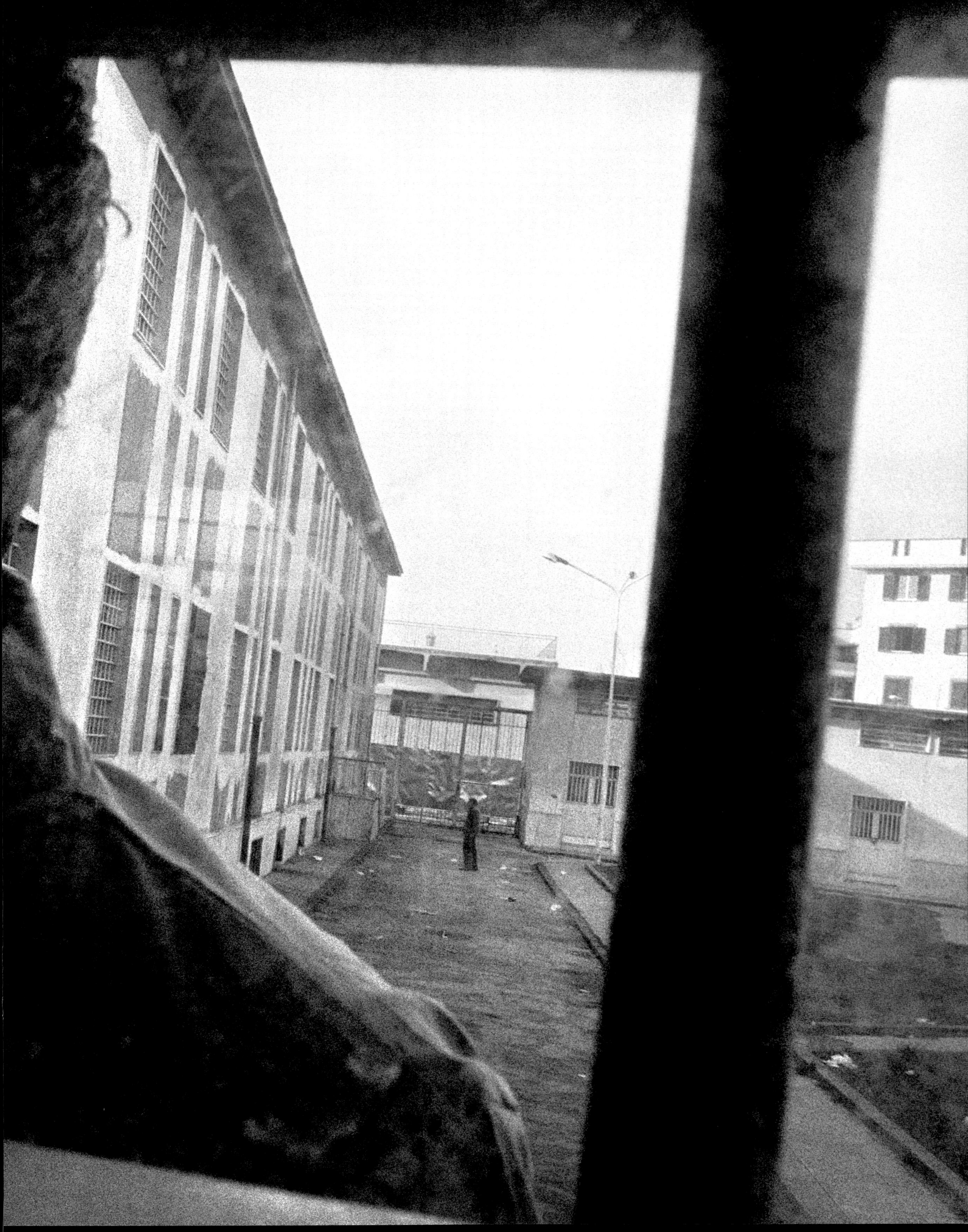

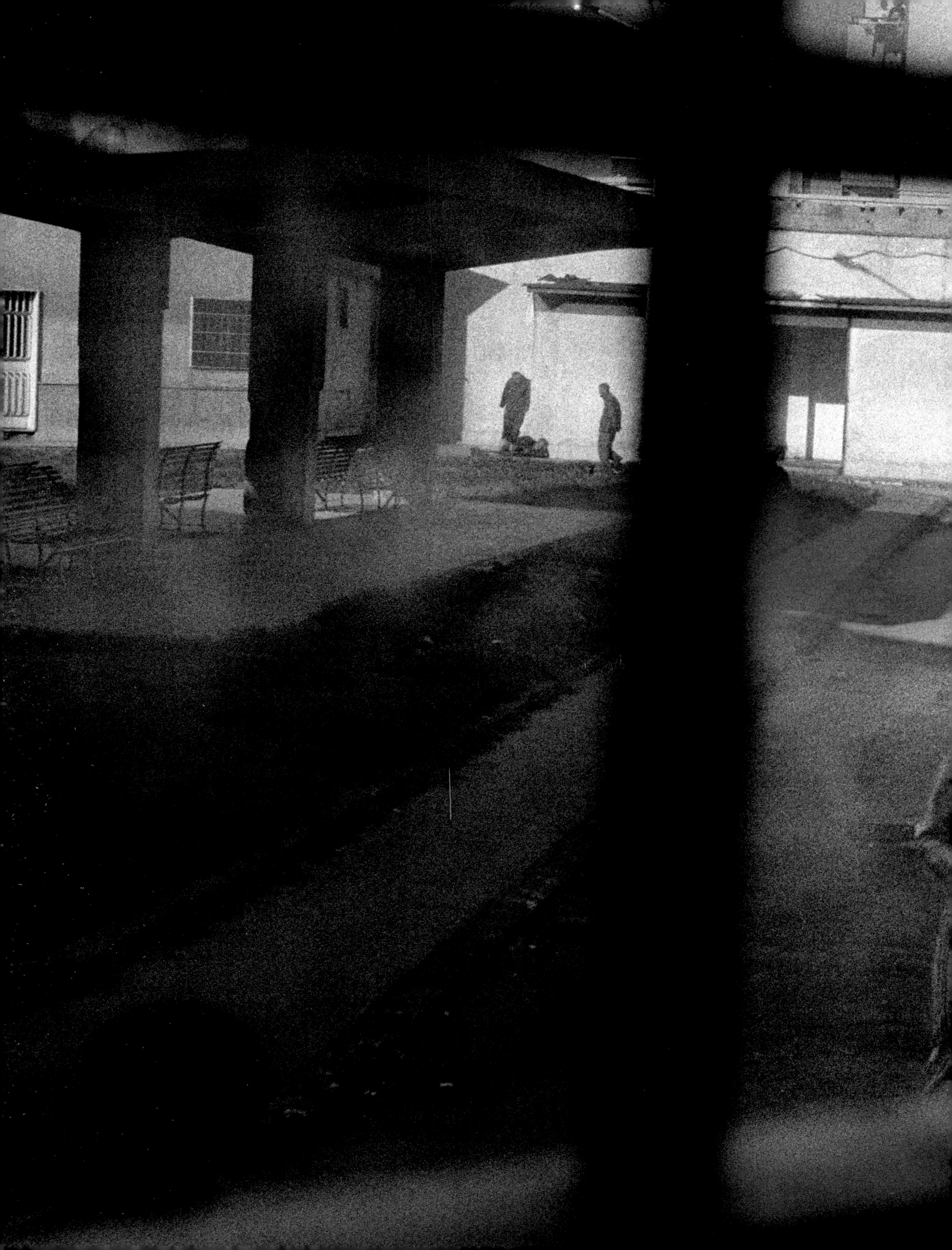

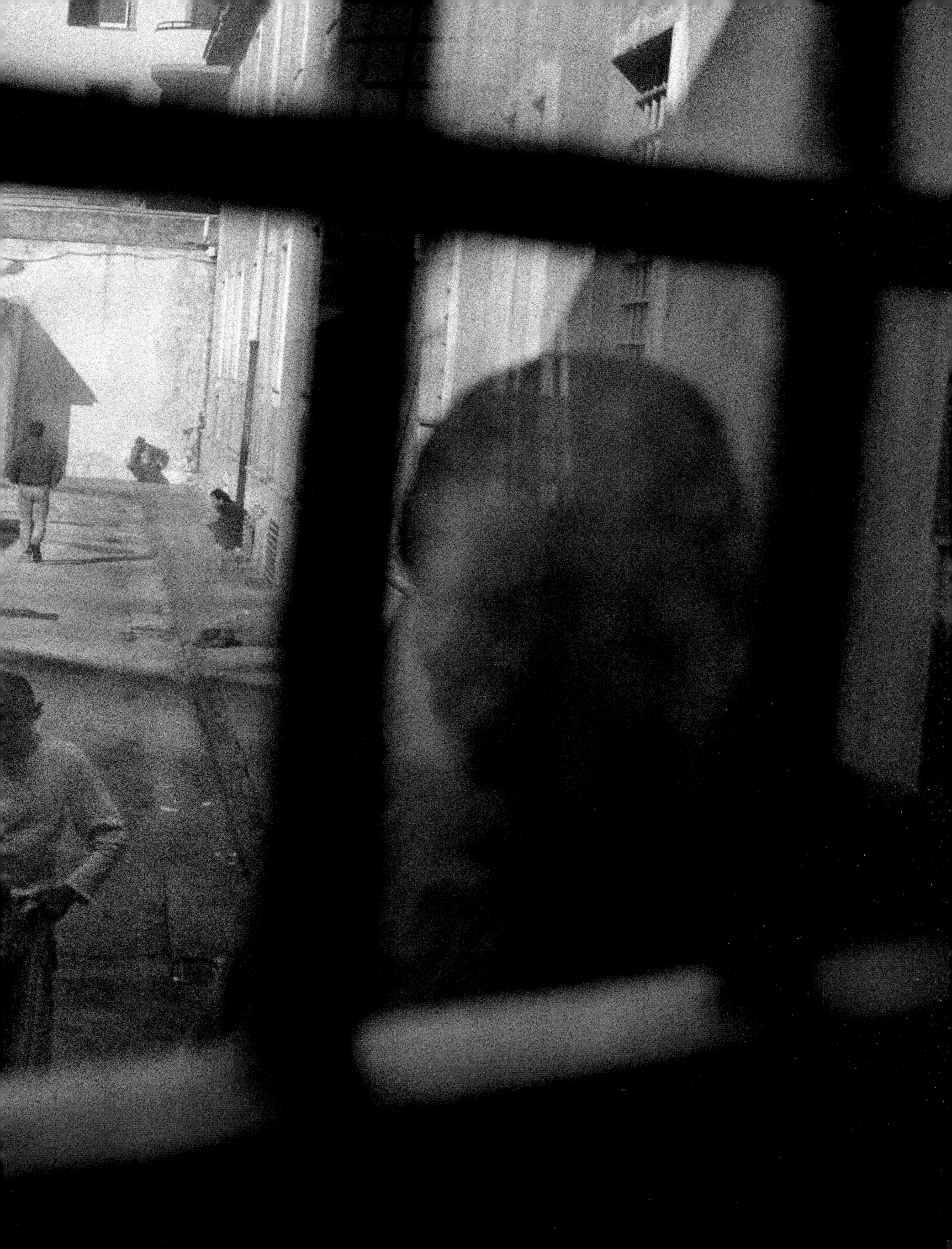

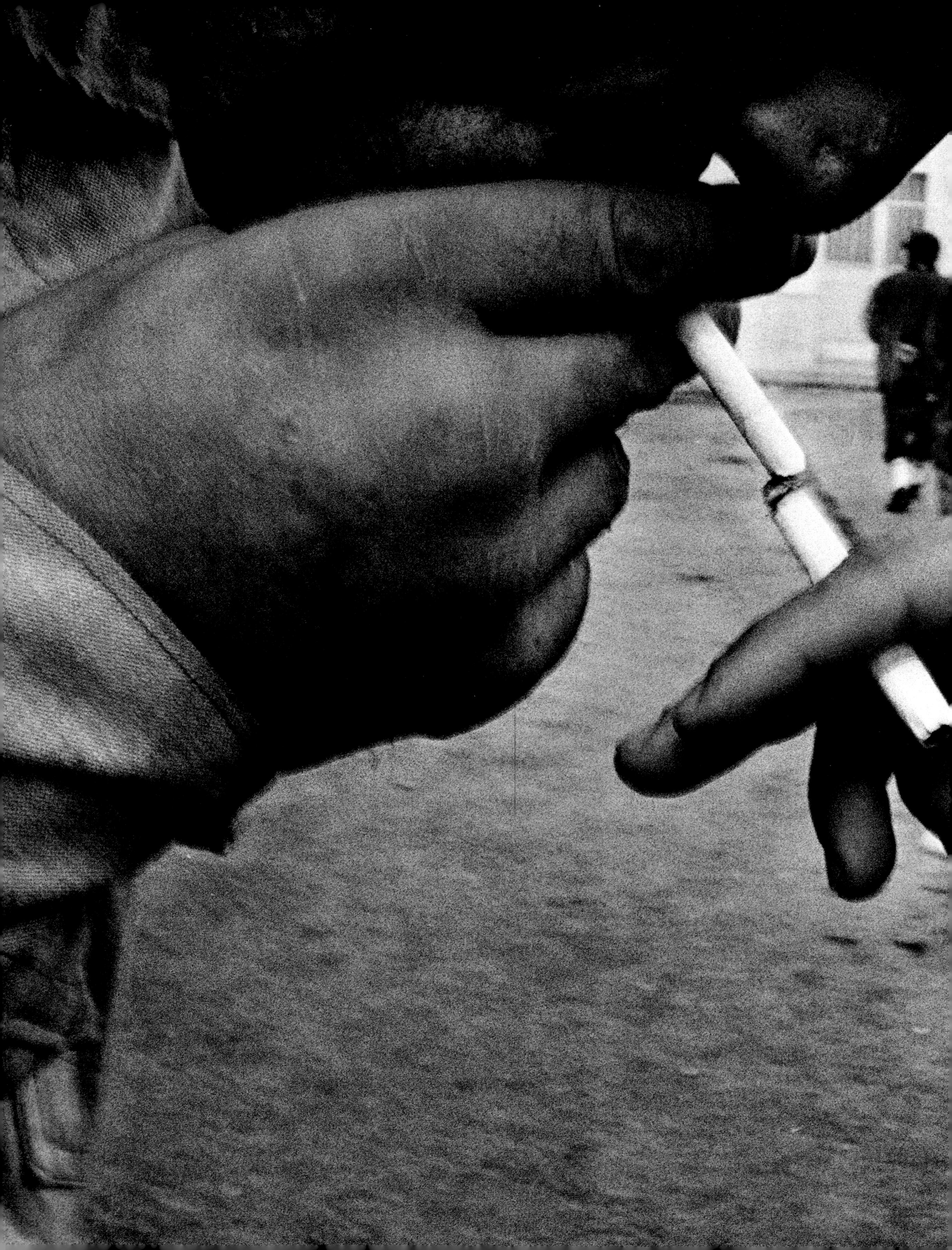

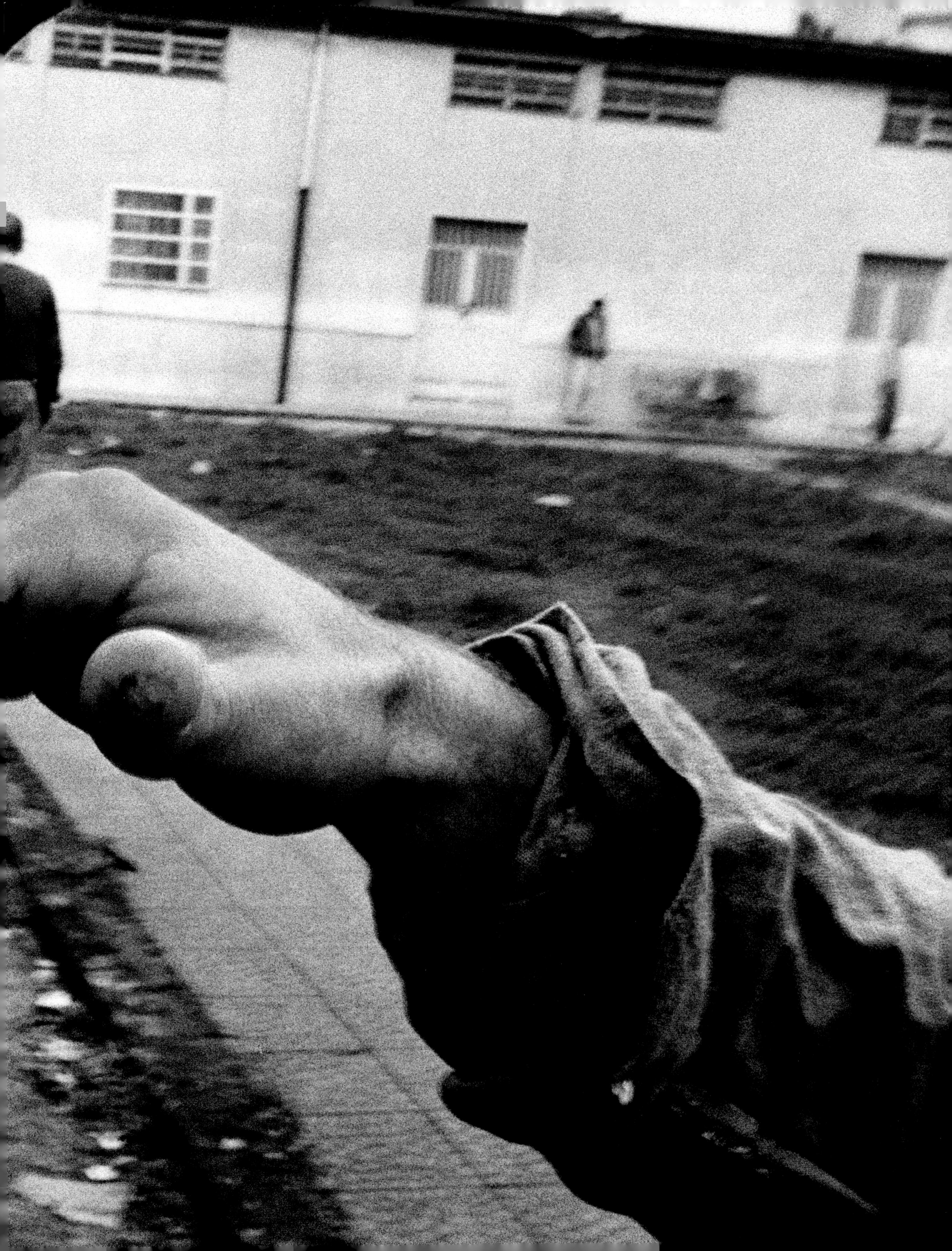

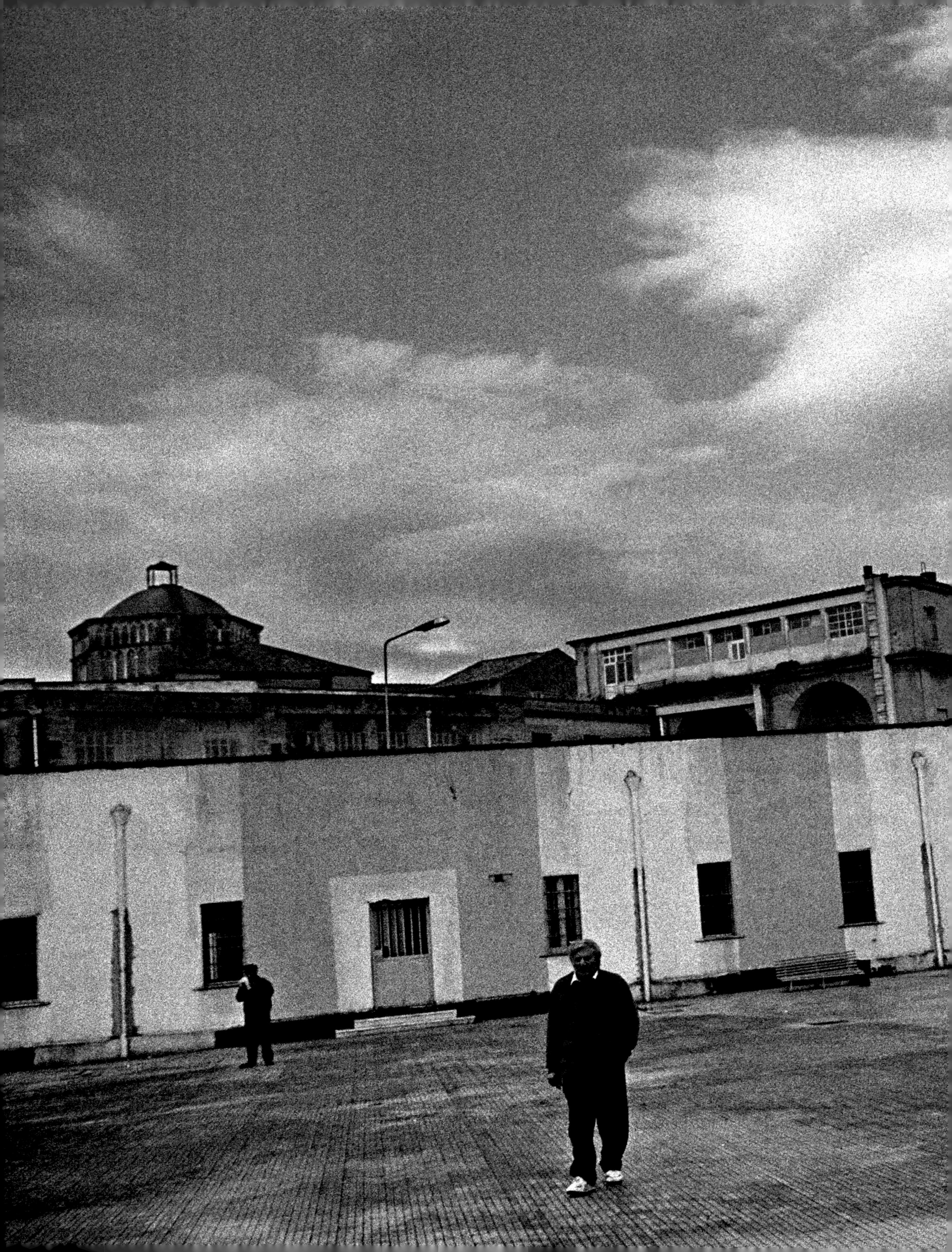

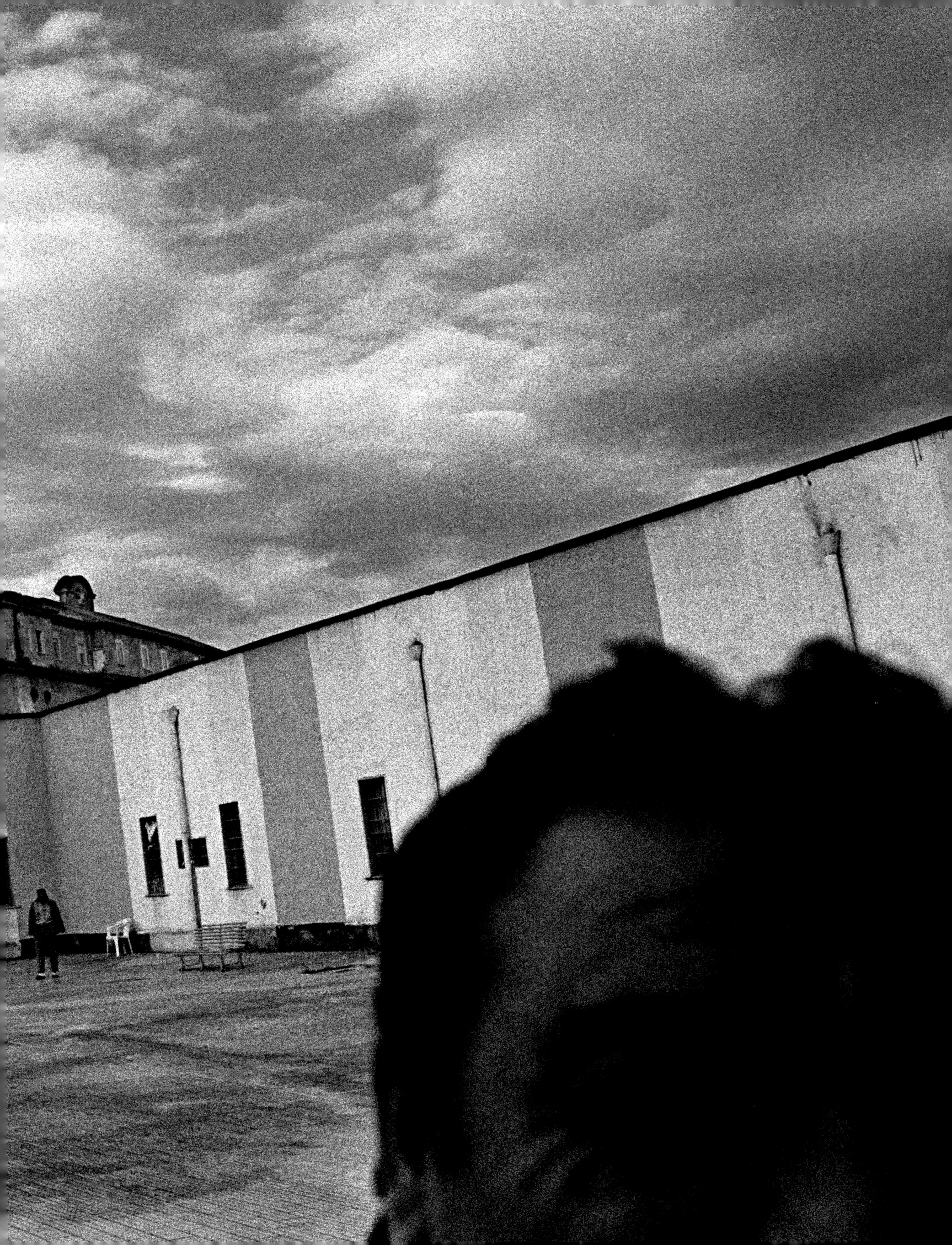

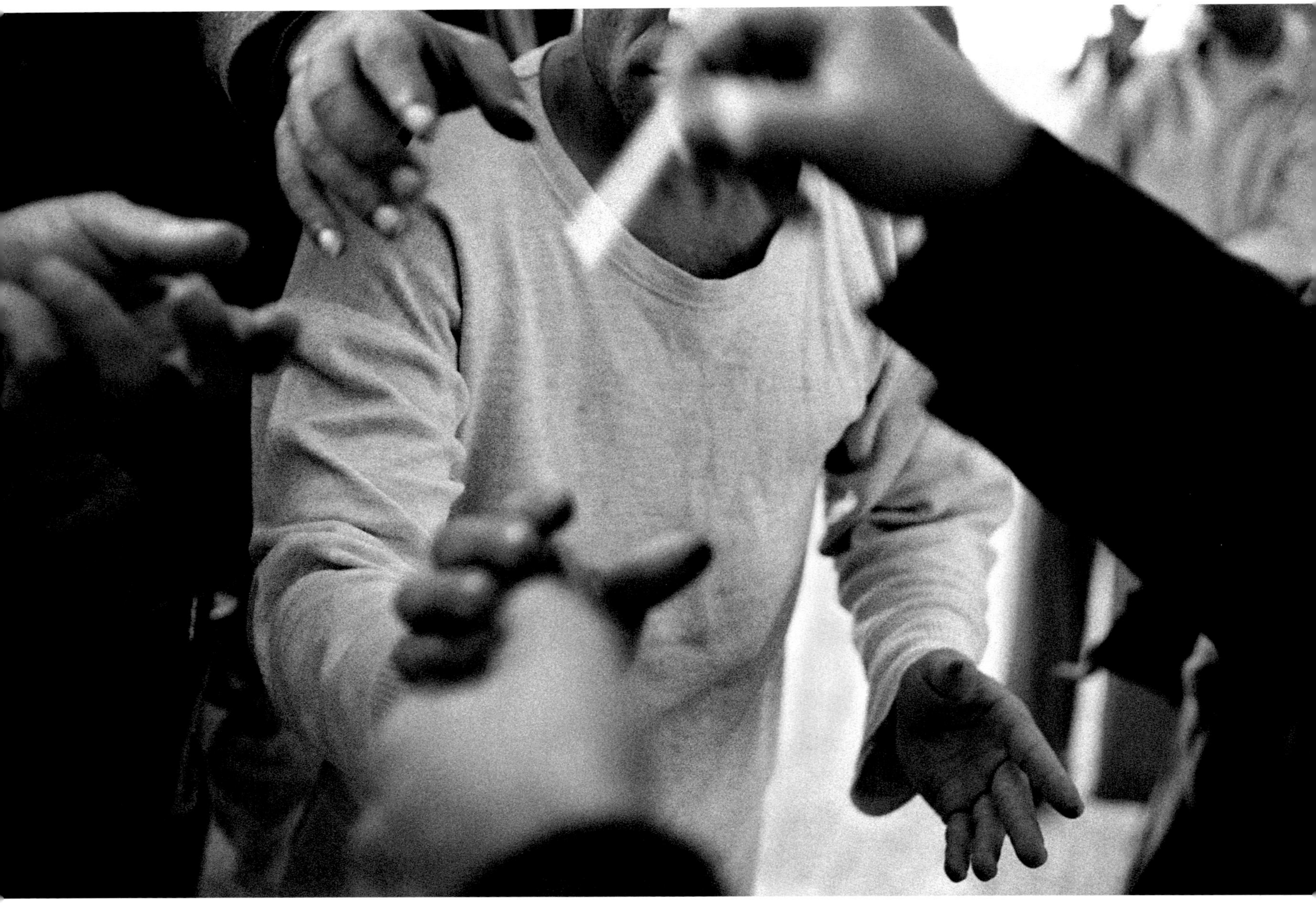

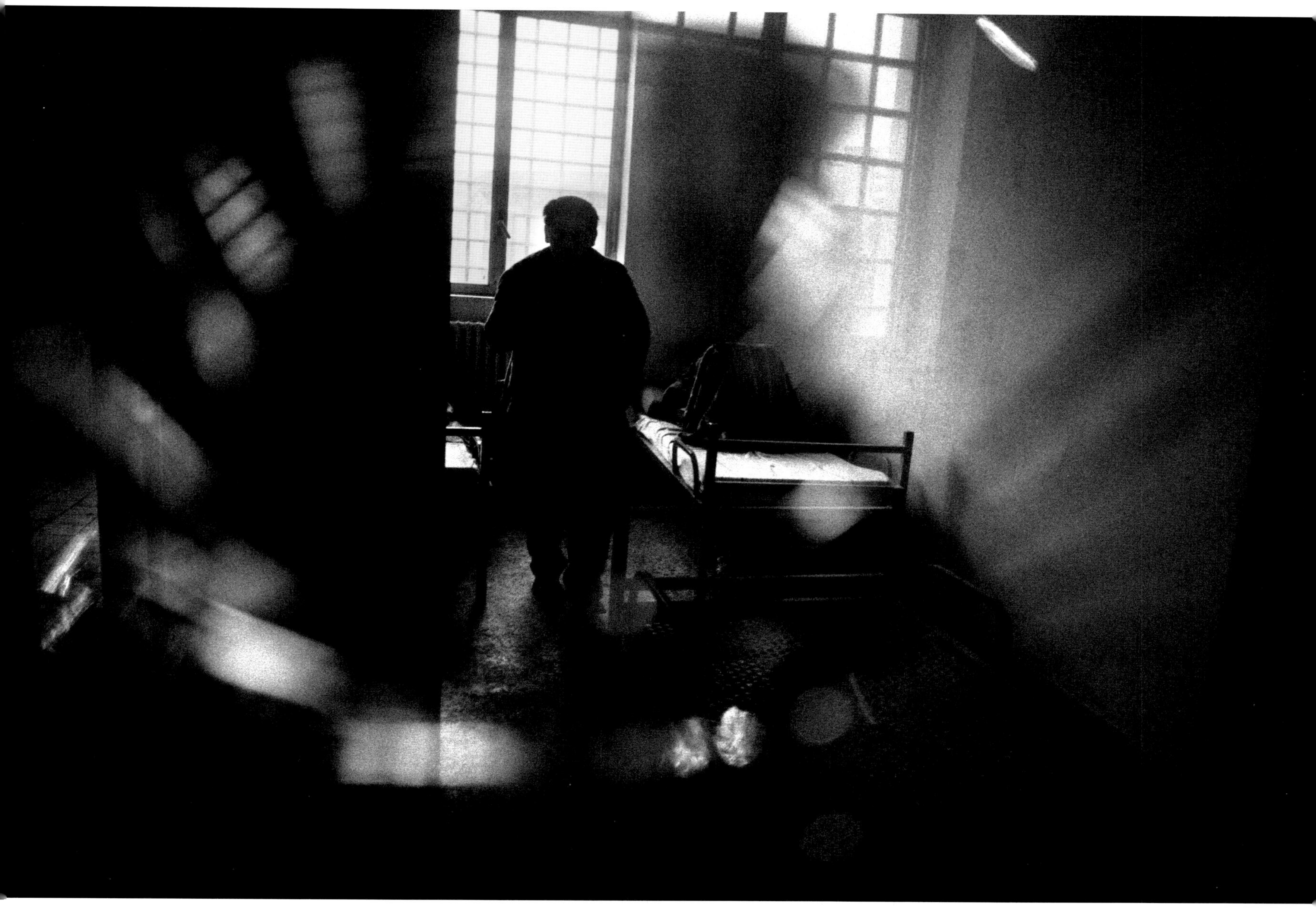

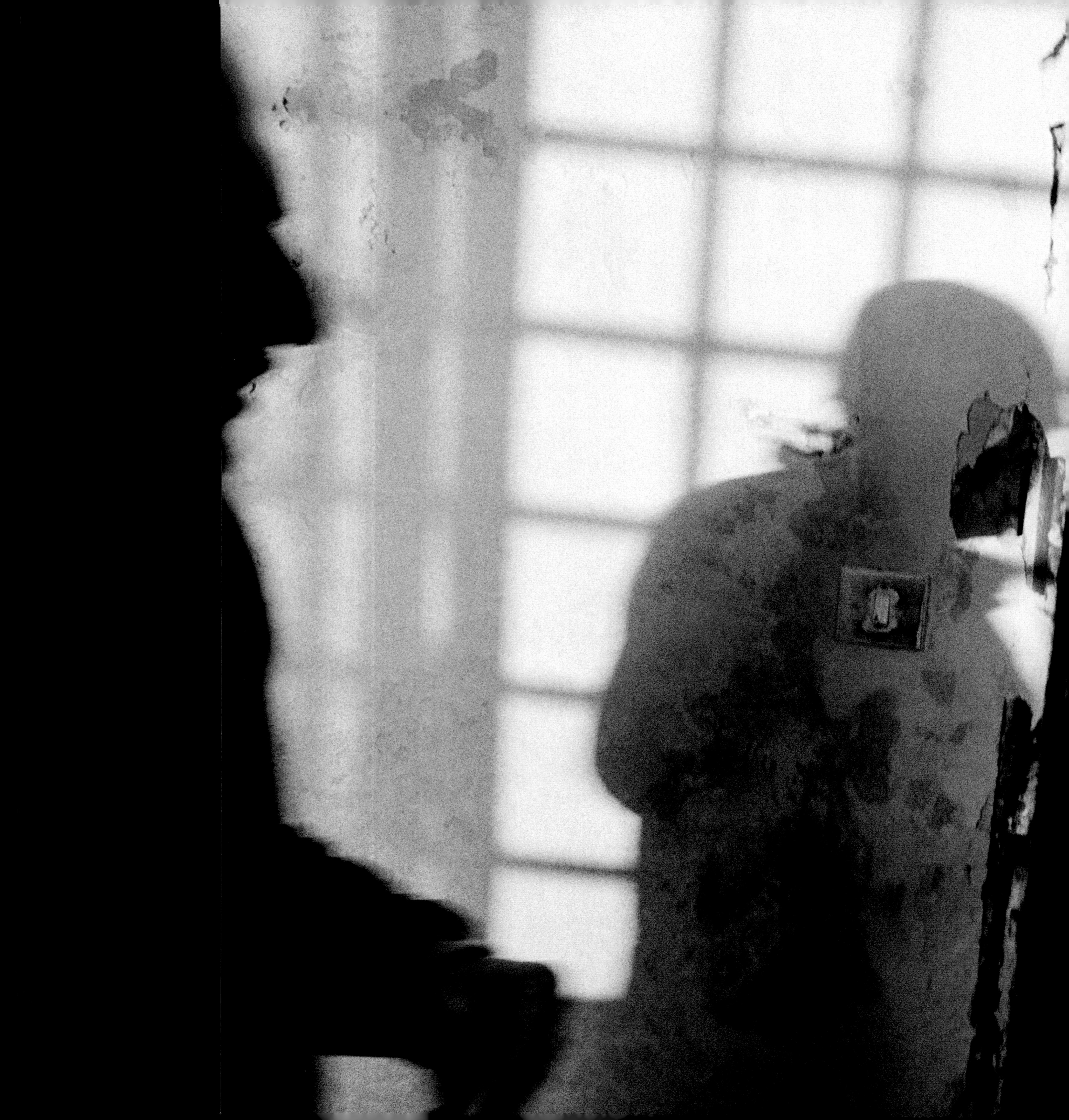

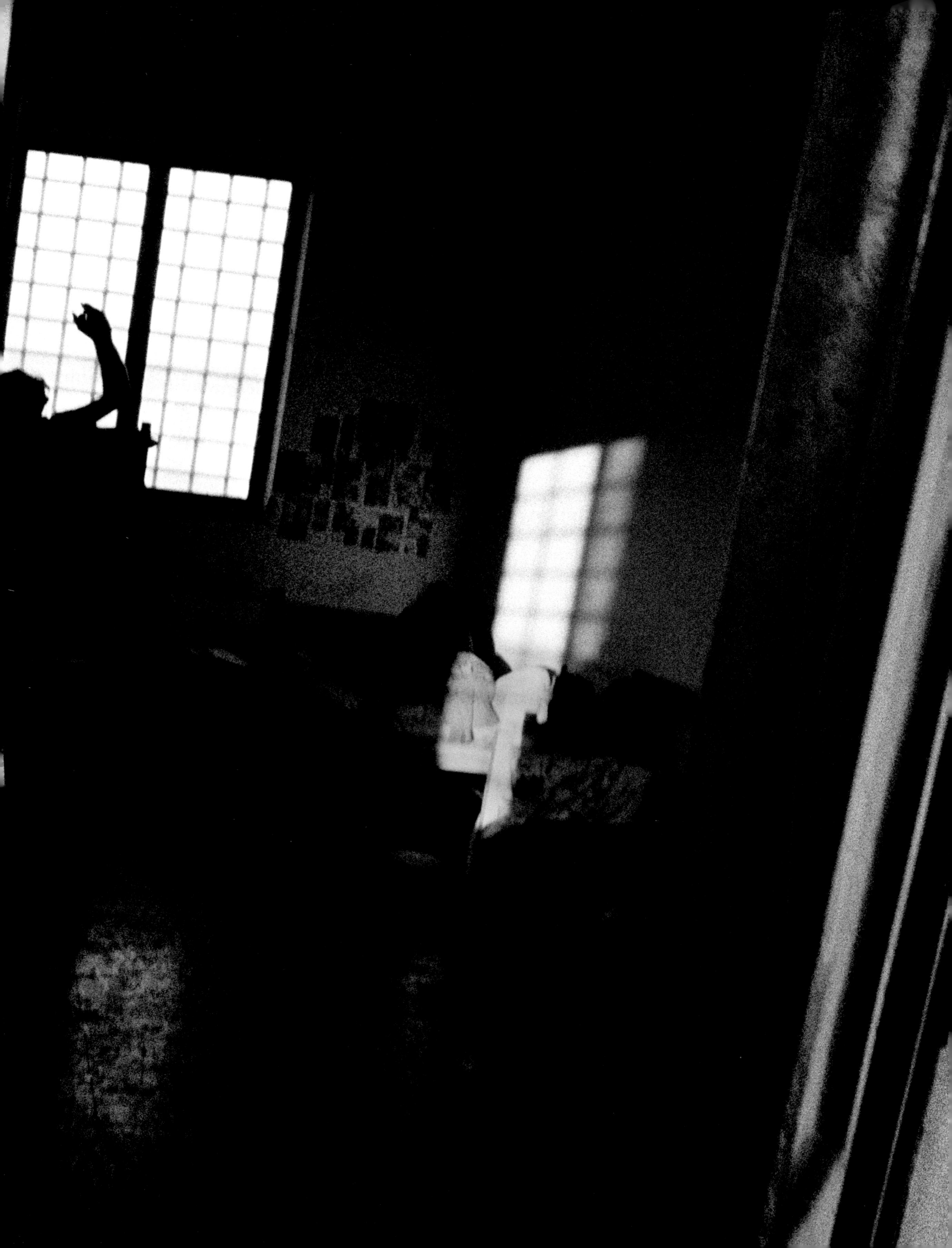

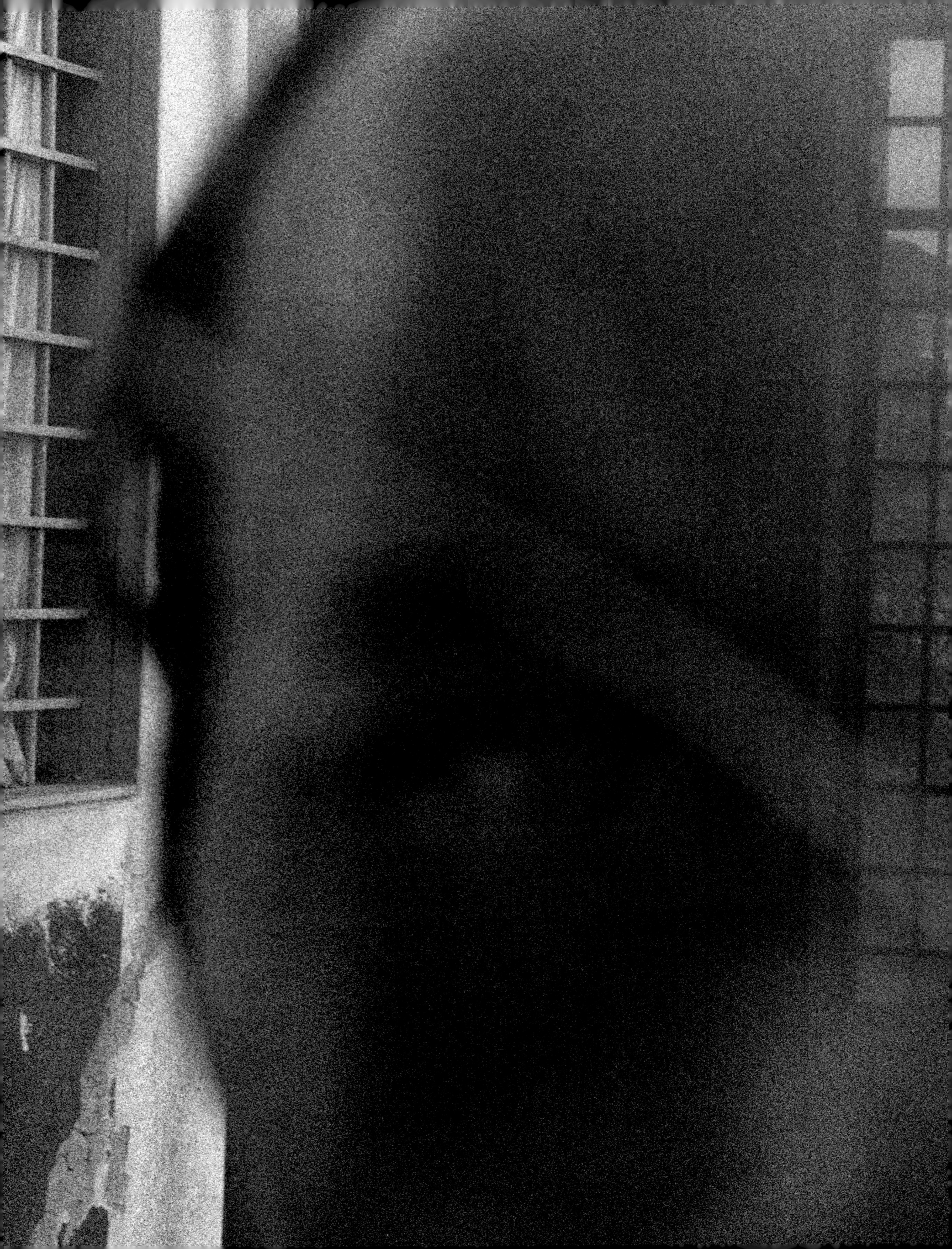

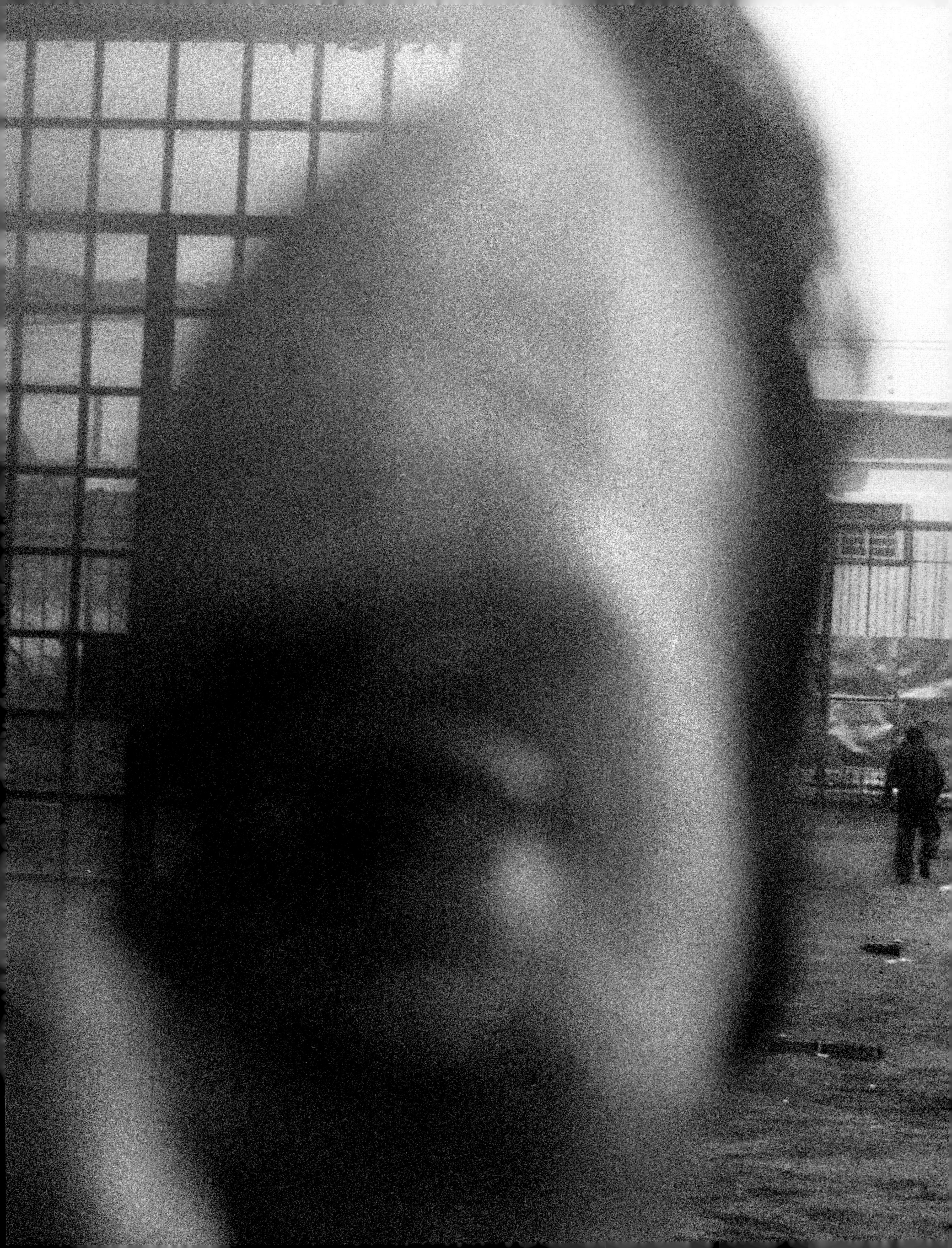

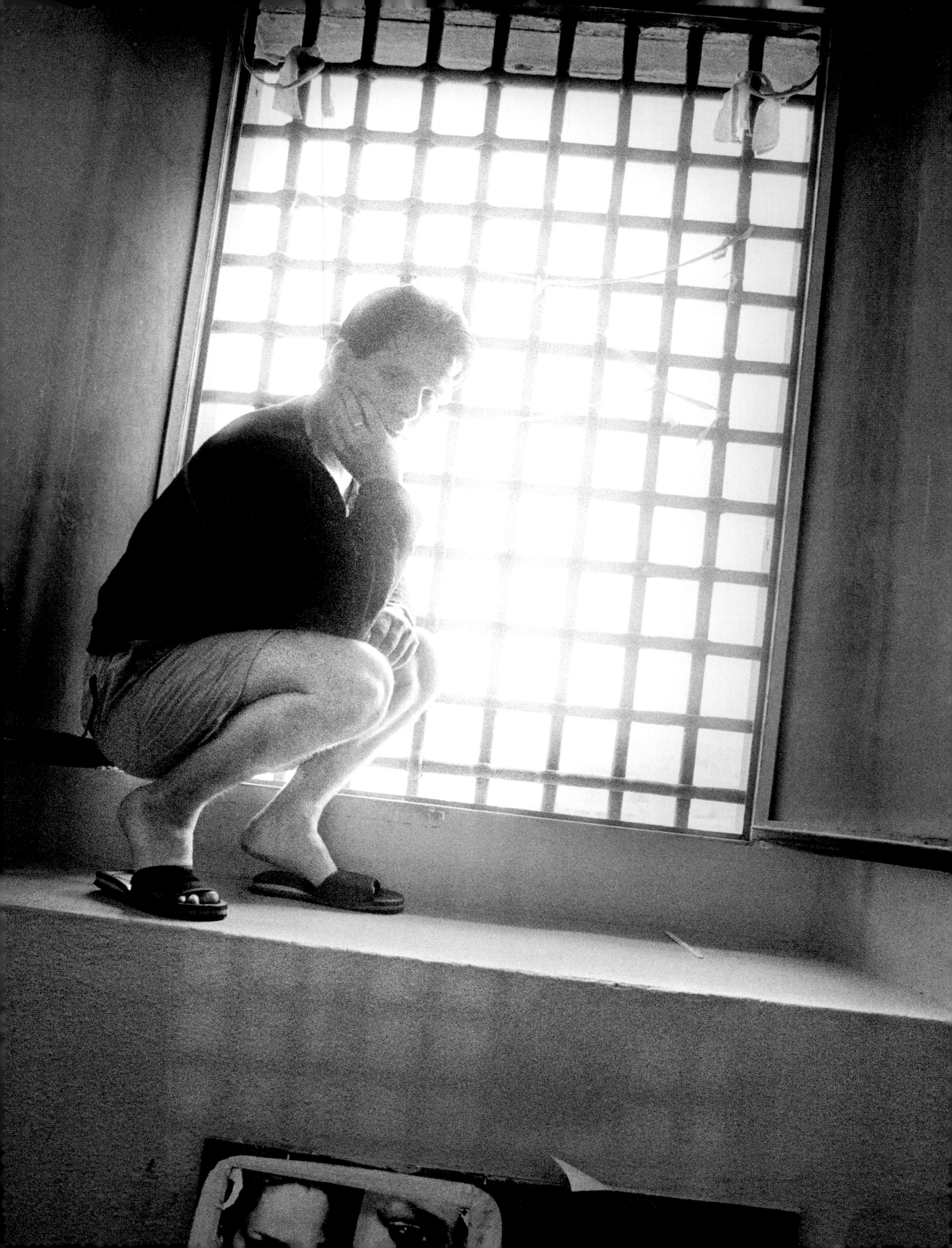

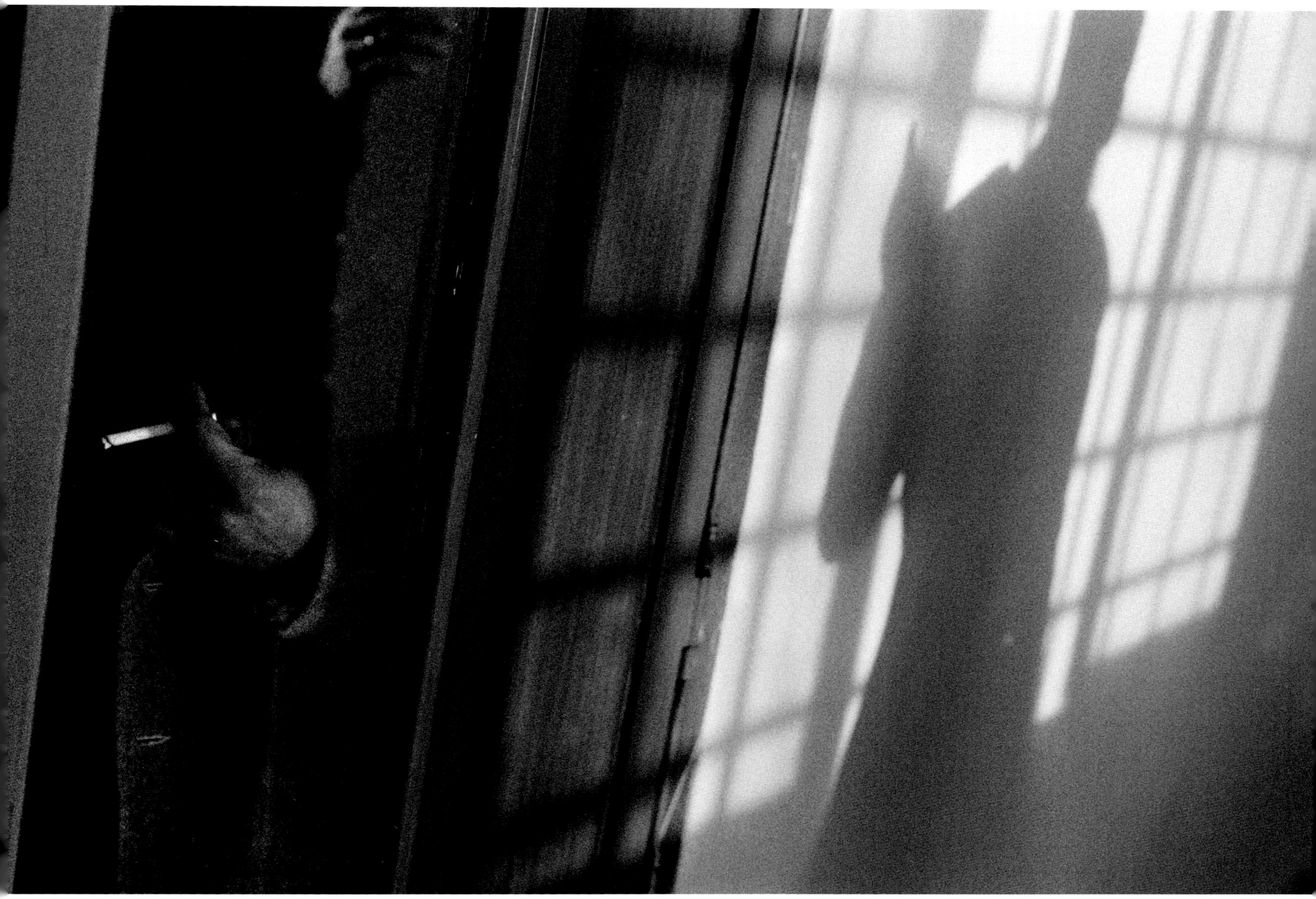

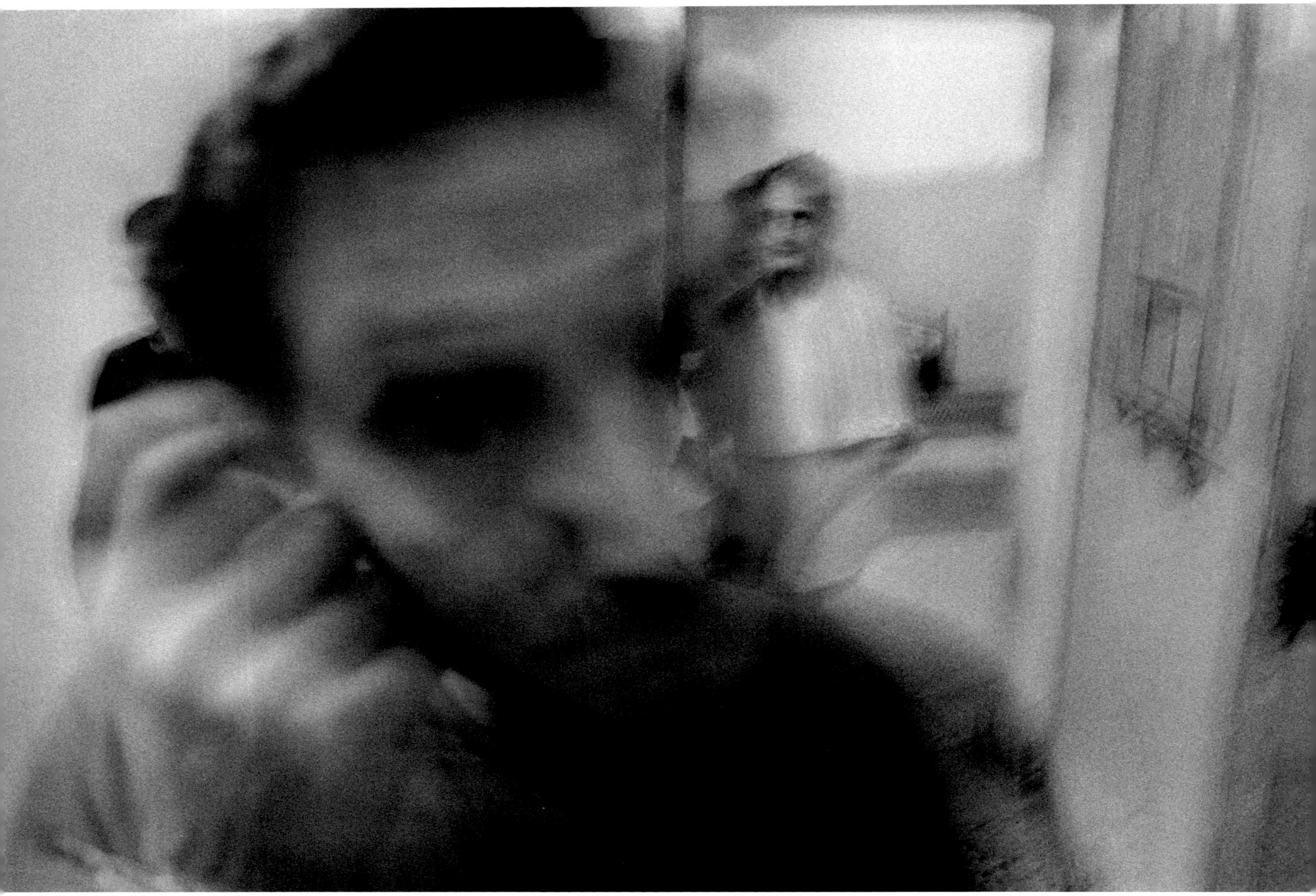

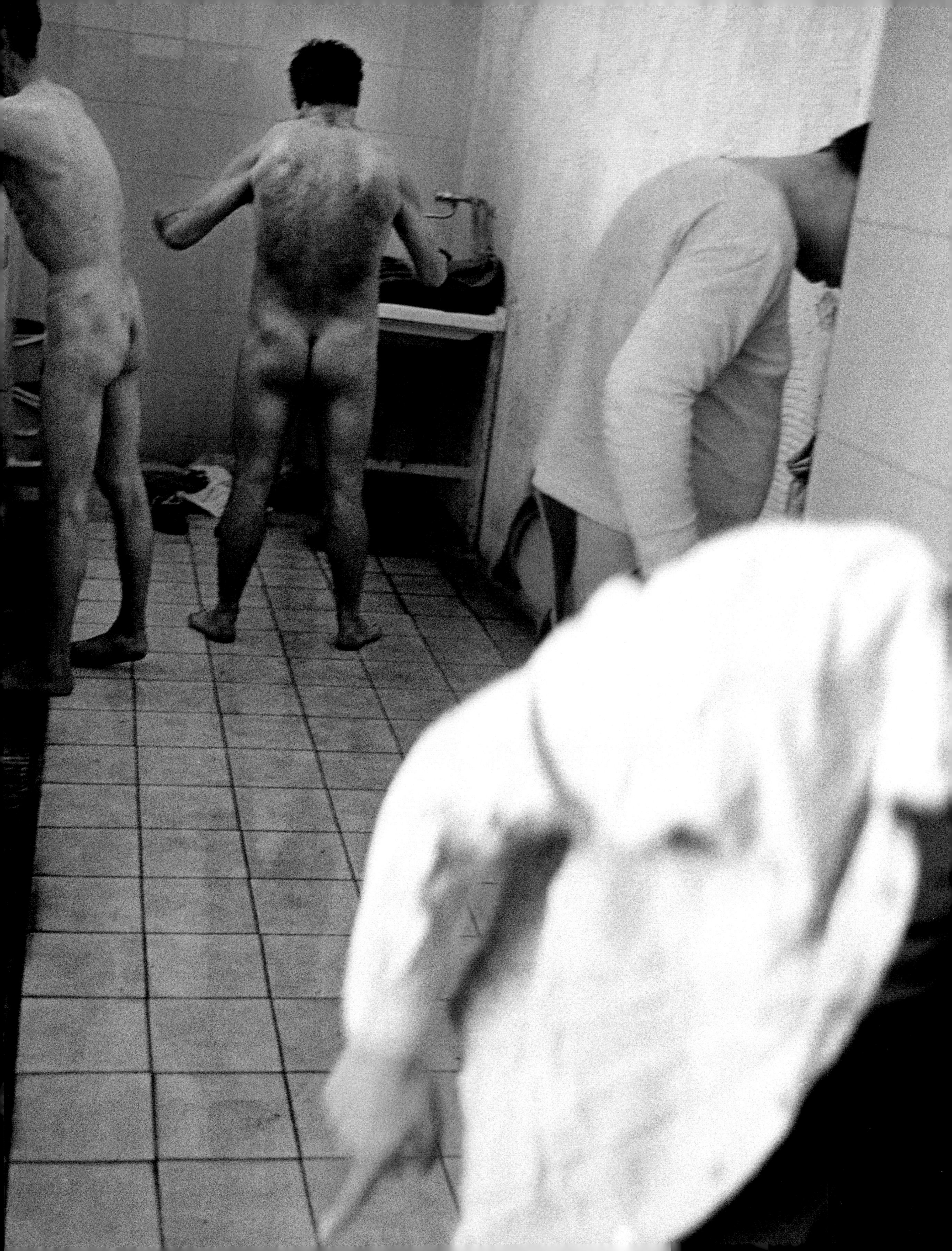

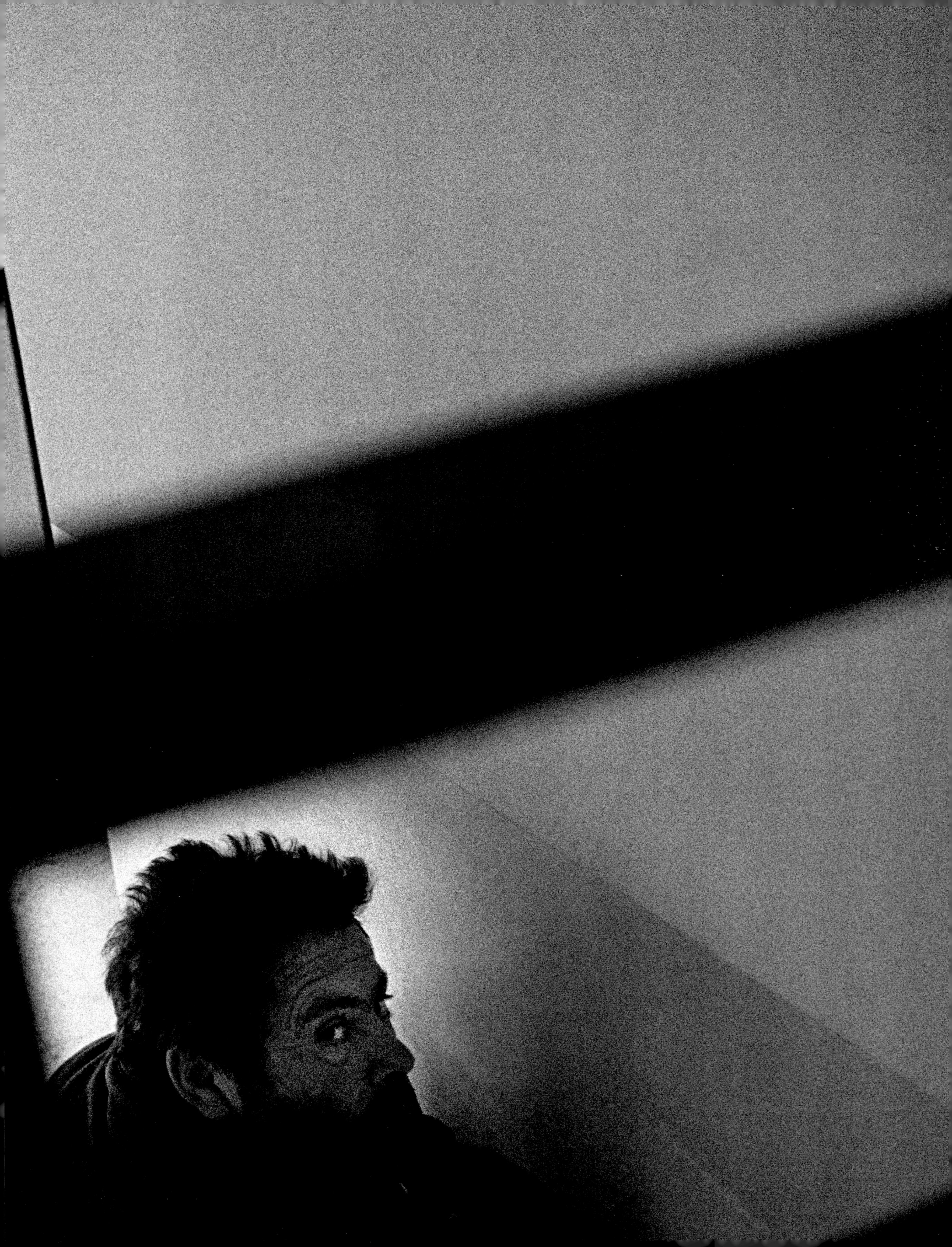

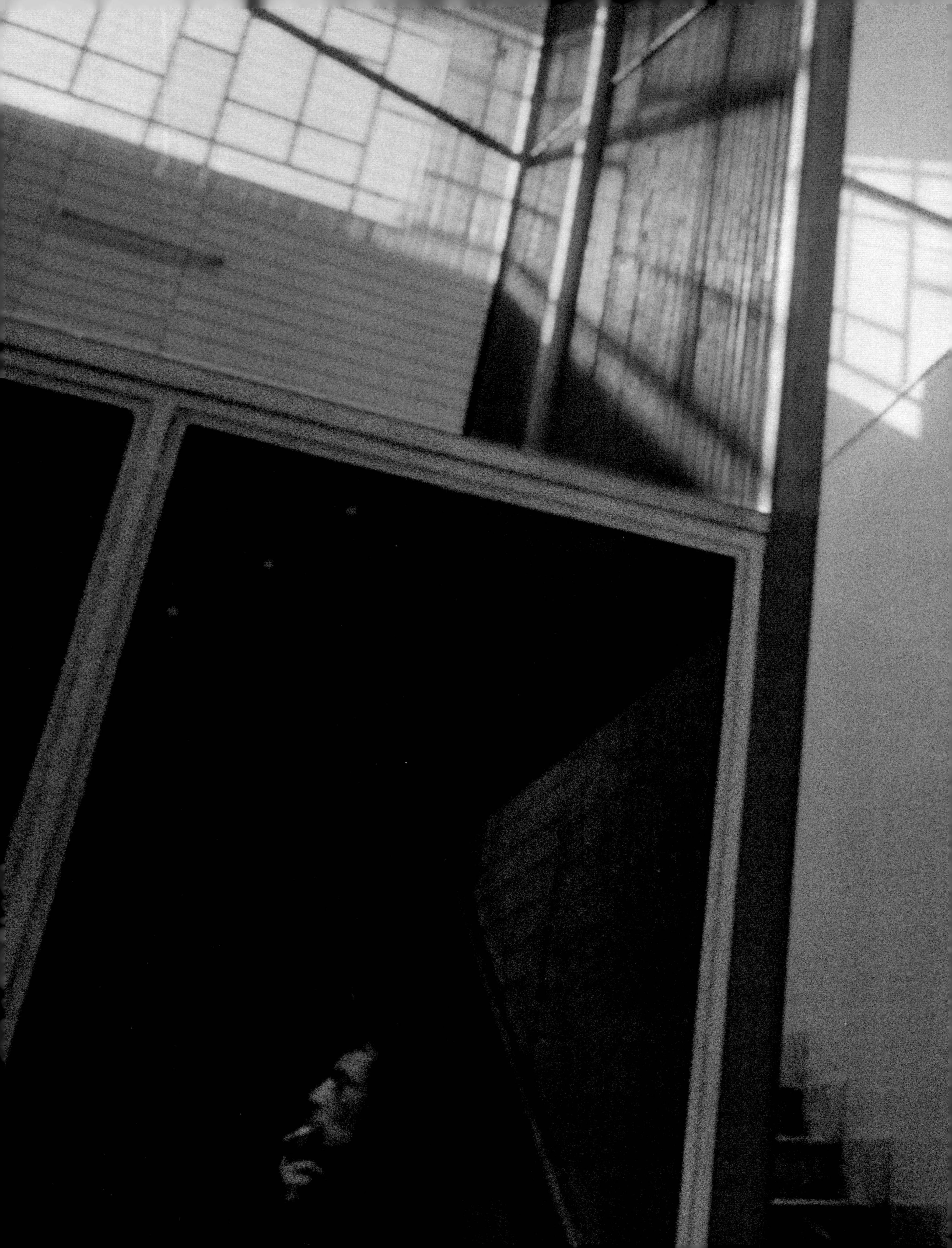

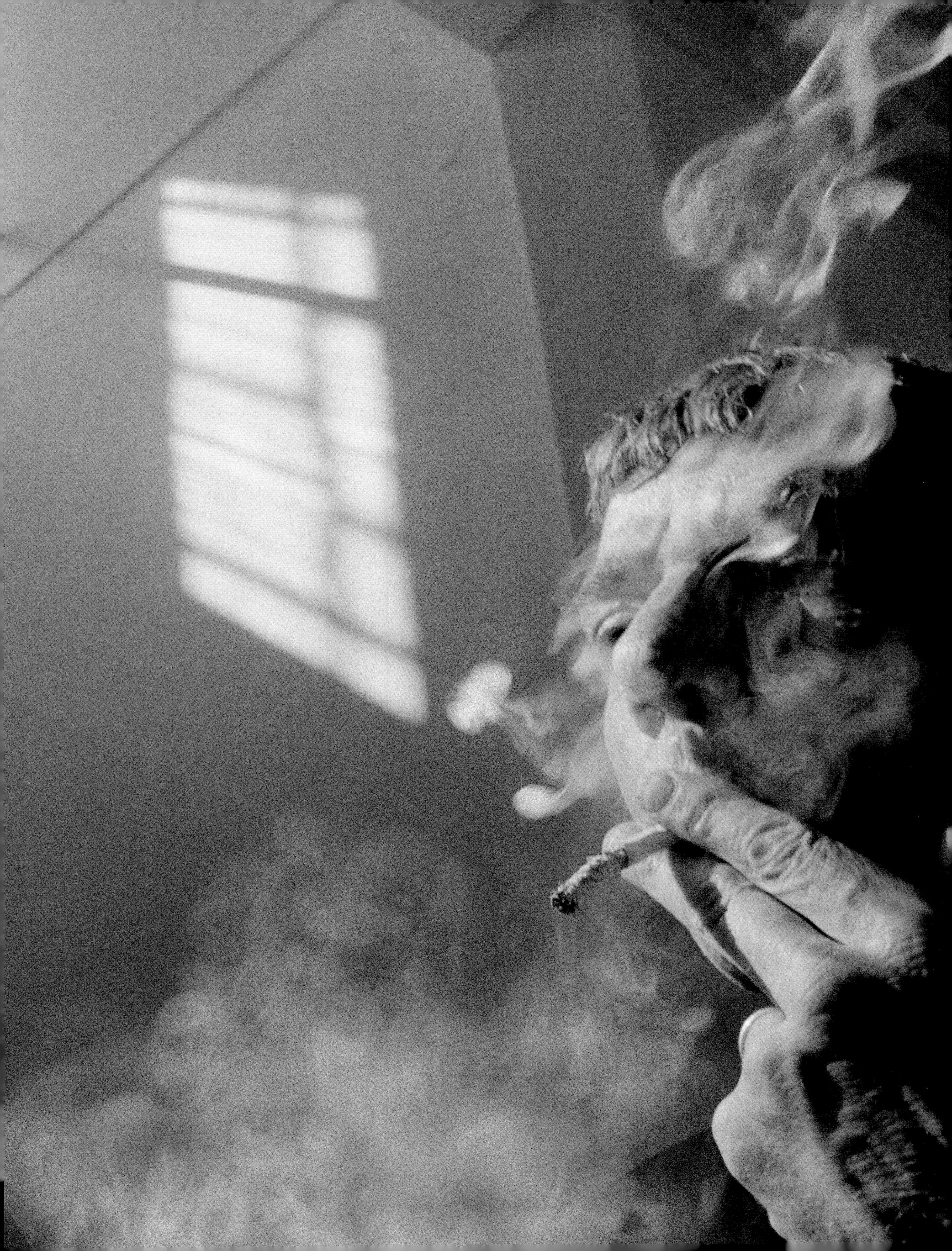

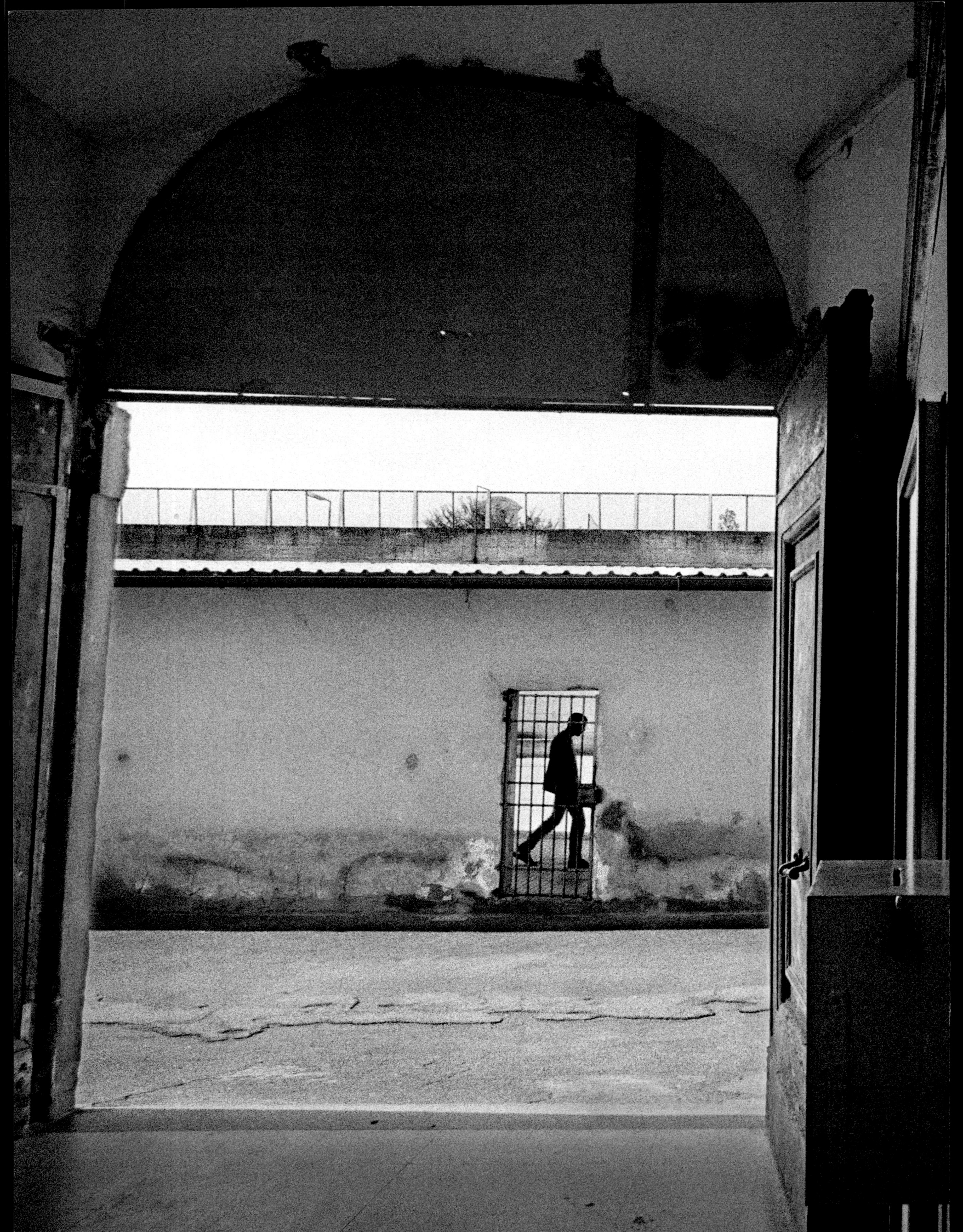

dal mio diario

“L’indifferenza di fronte
alle vittime è spaventosa...
socialmente non contano
nulla, sono mendicanti,
esistenze superflue agli occhi
della nobiltà.
Sono solo soggetti da
selezionare, materia cruda
della voluttà.
La disumanizzazione della
vittima è compiuta al più tardi
quando le sue grida sono
soffocate.”

“Là dove l’essere umano non
sa più ciò che era.”

- Saggio sulla Violenza - Wolfgang Sofsky

from my diary

"Indifference towards the victims is terrible... for society they are worthless, they are simply beggars, superfluous existences in the eyes of the nobility. They are only subjects to be selected, raw matter of voluptuousness. The dehumanization of the victim is completed when his cries are suffocated."

"Where the human being no longer knows what he was."

- Essay on Violence - Wolfgang Sofsky

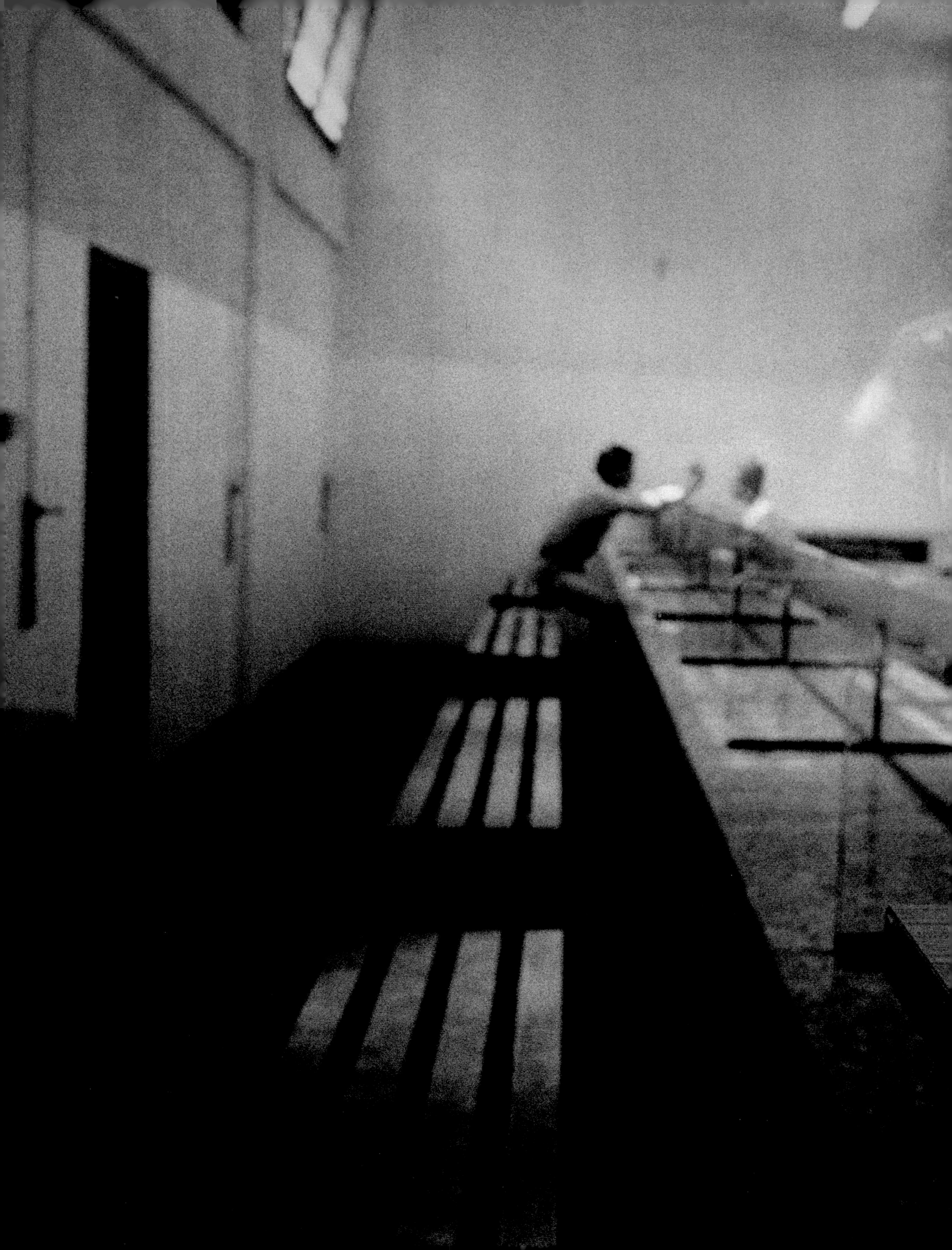

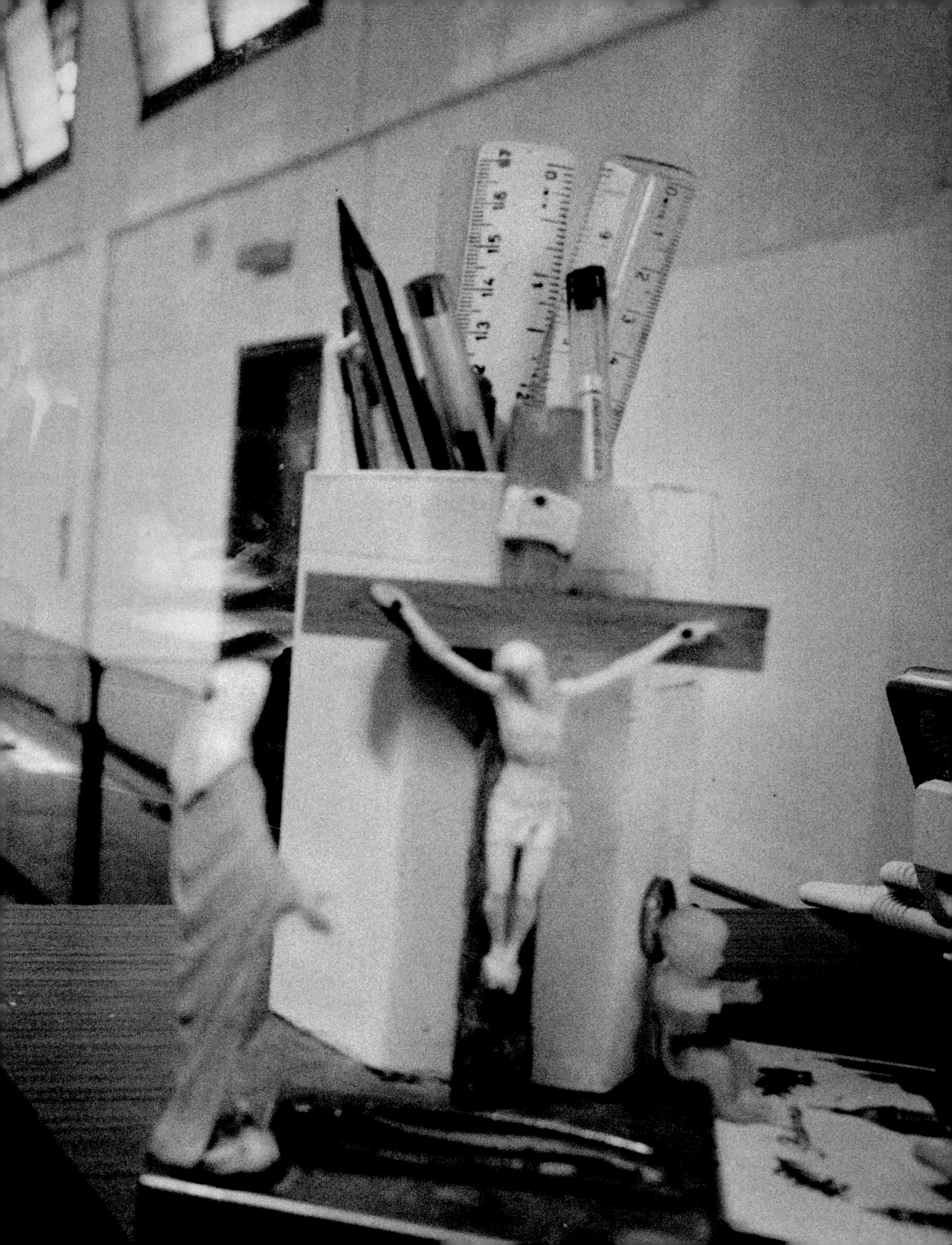

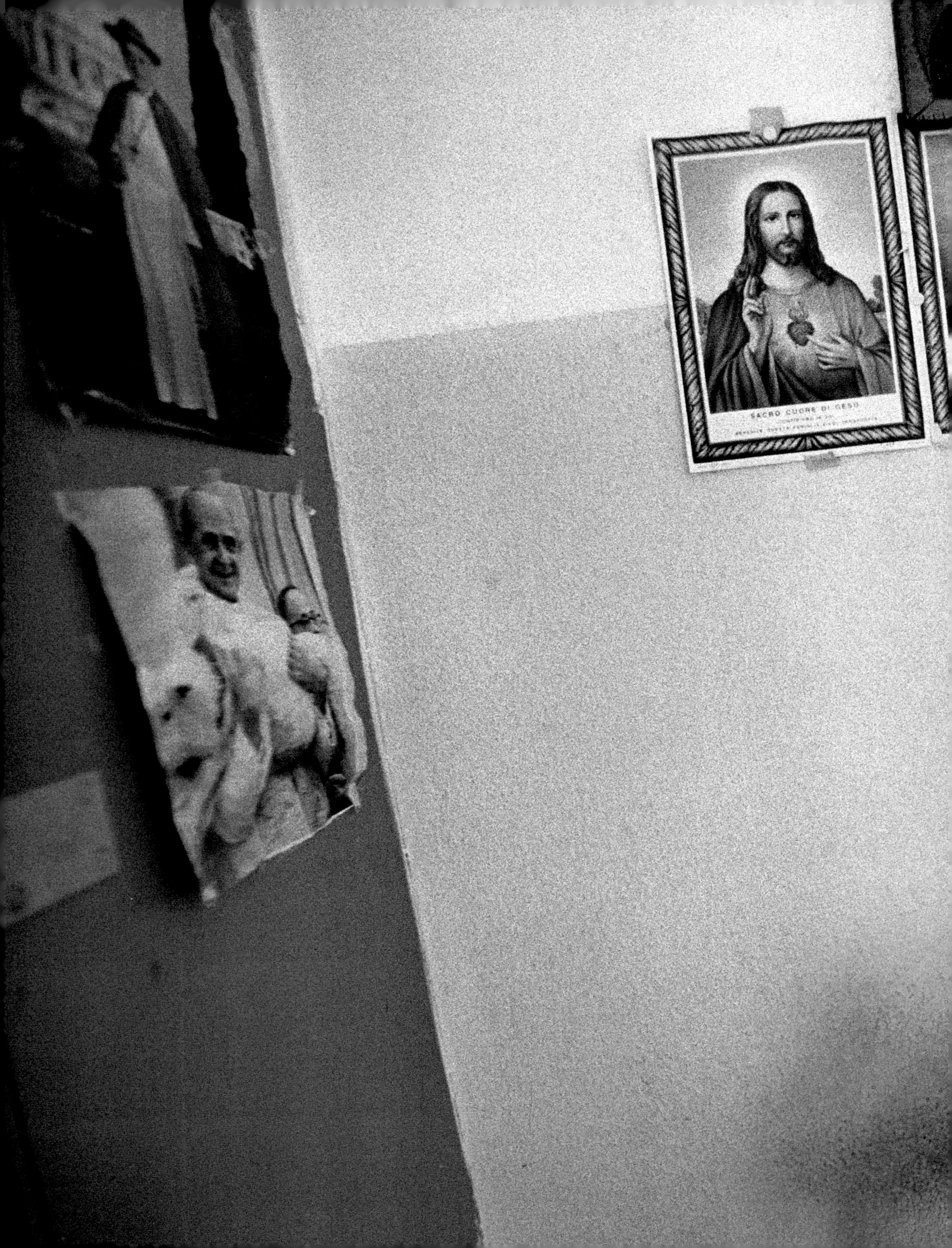
SACRO CUORE DI GESÙ

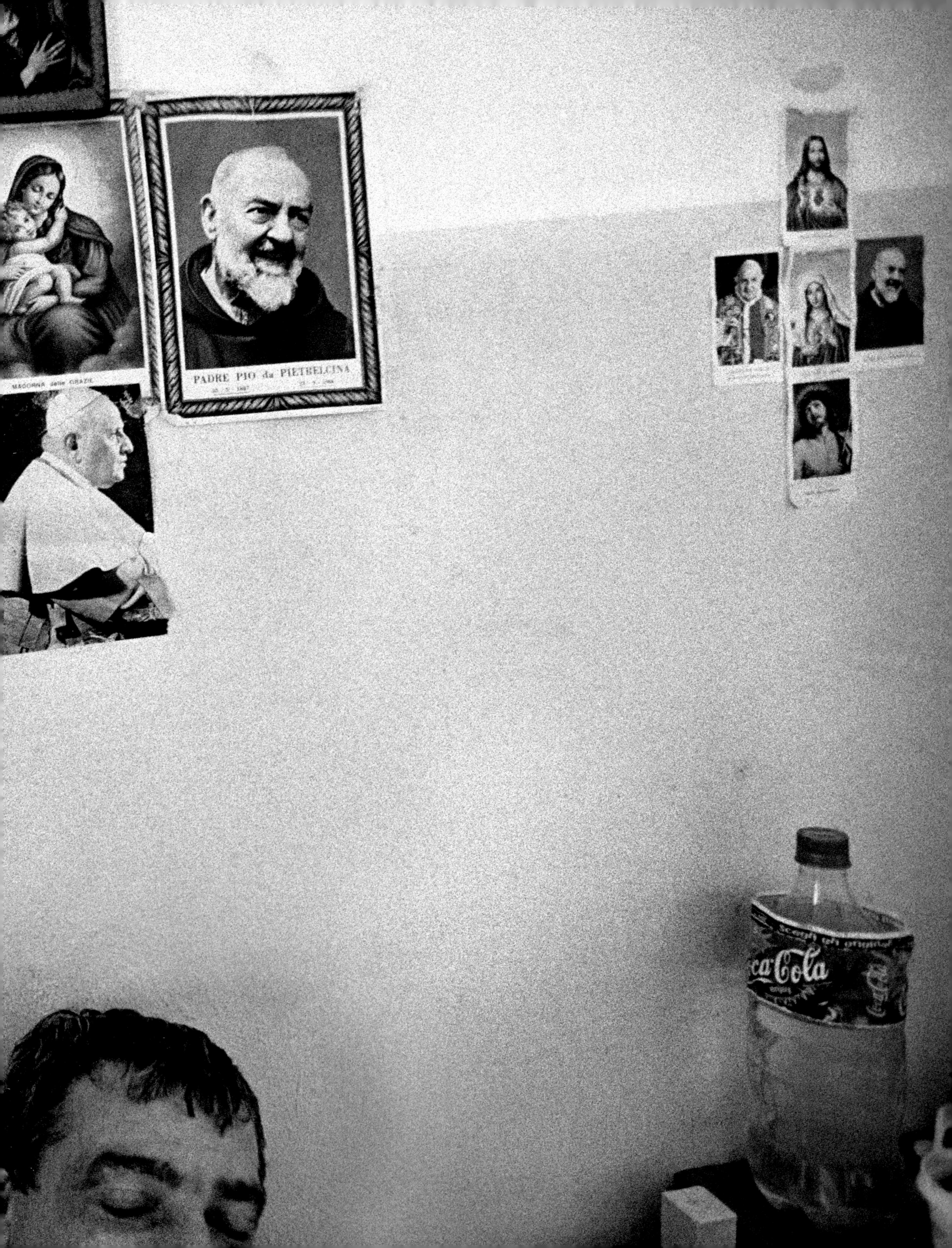
PADRE PIO da PIETRELCINA

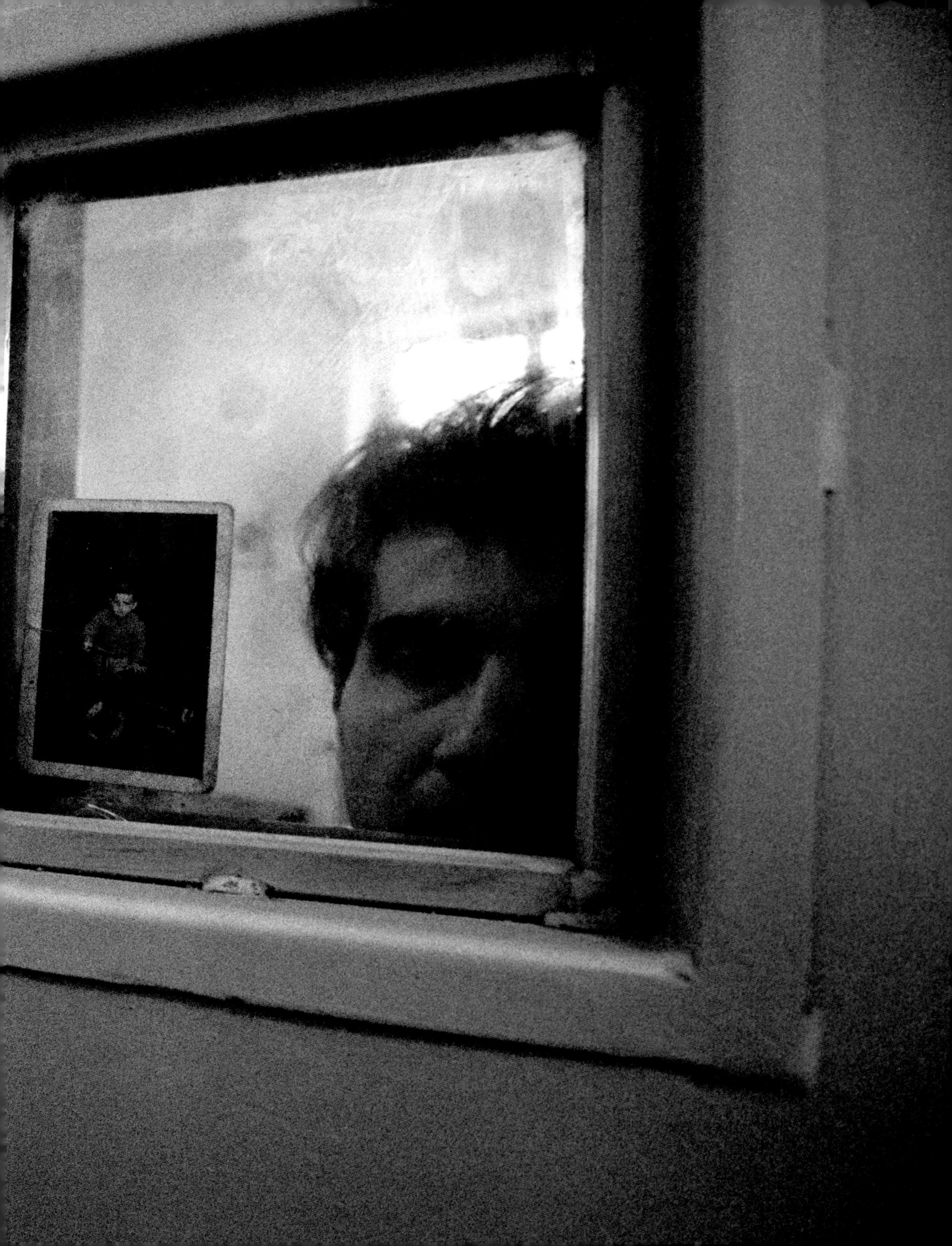

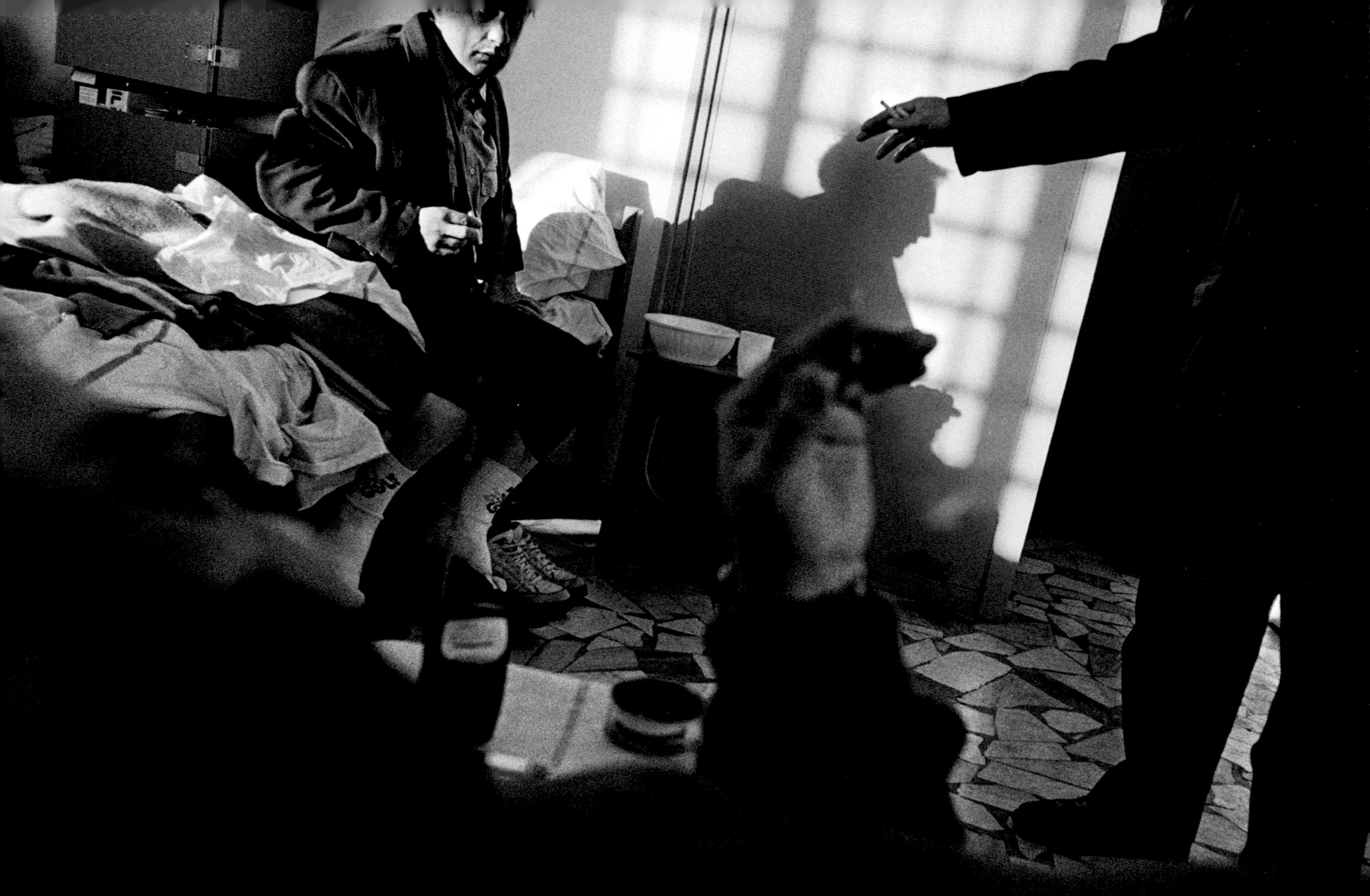

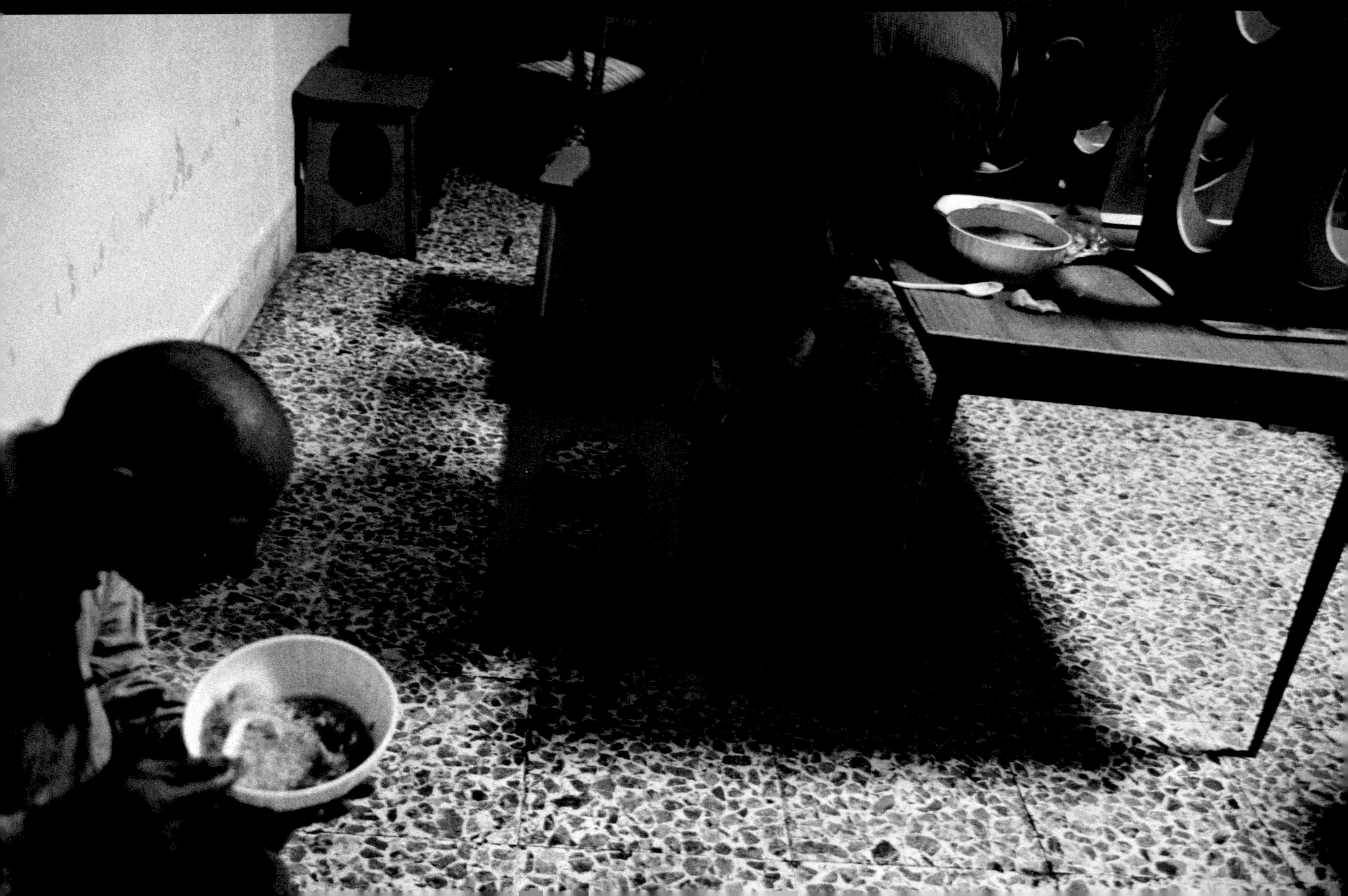

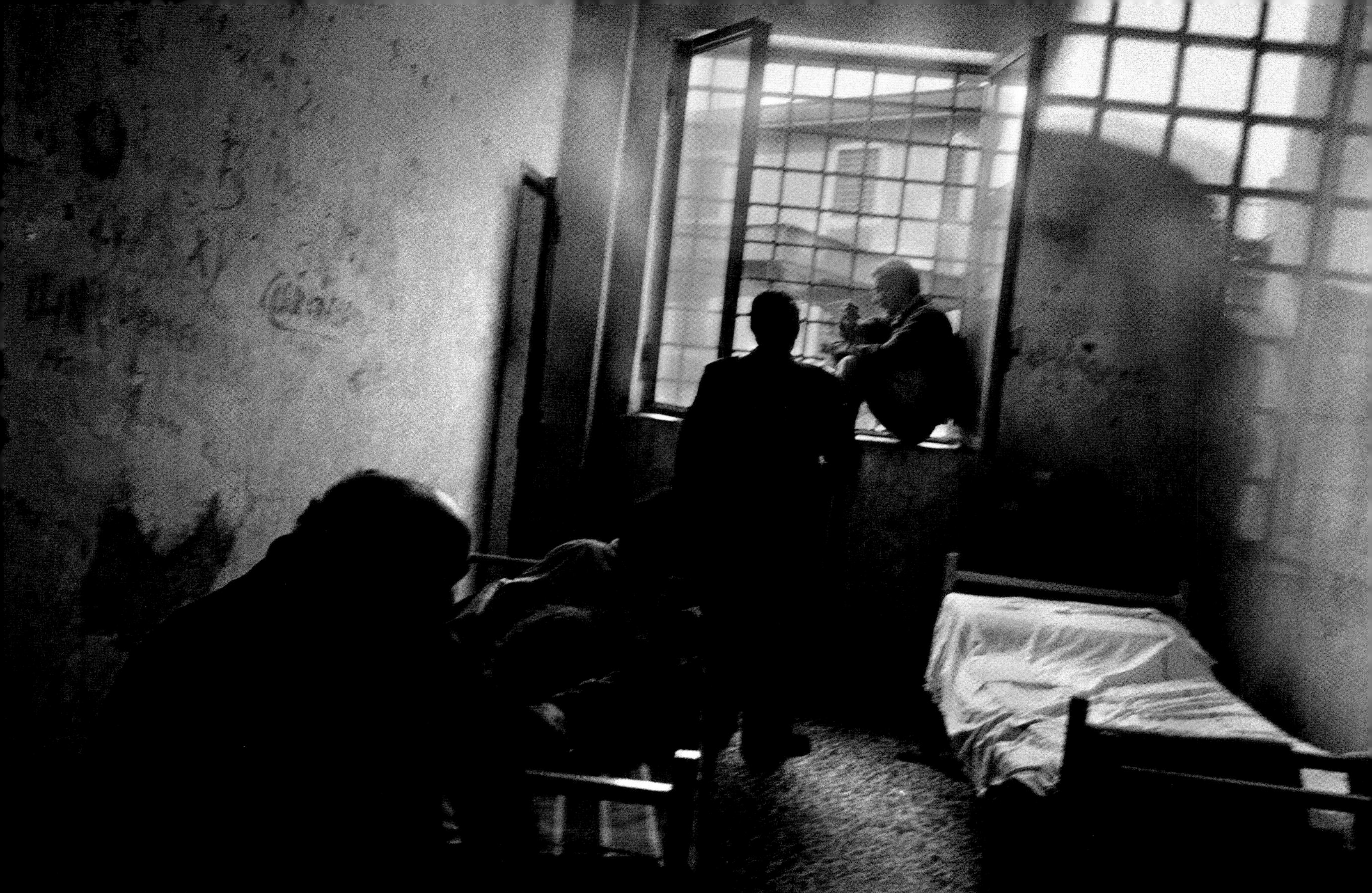
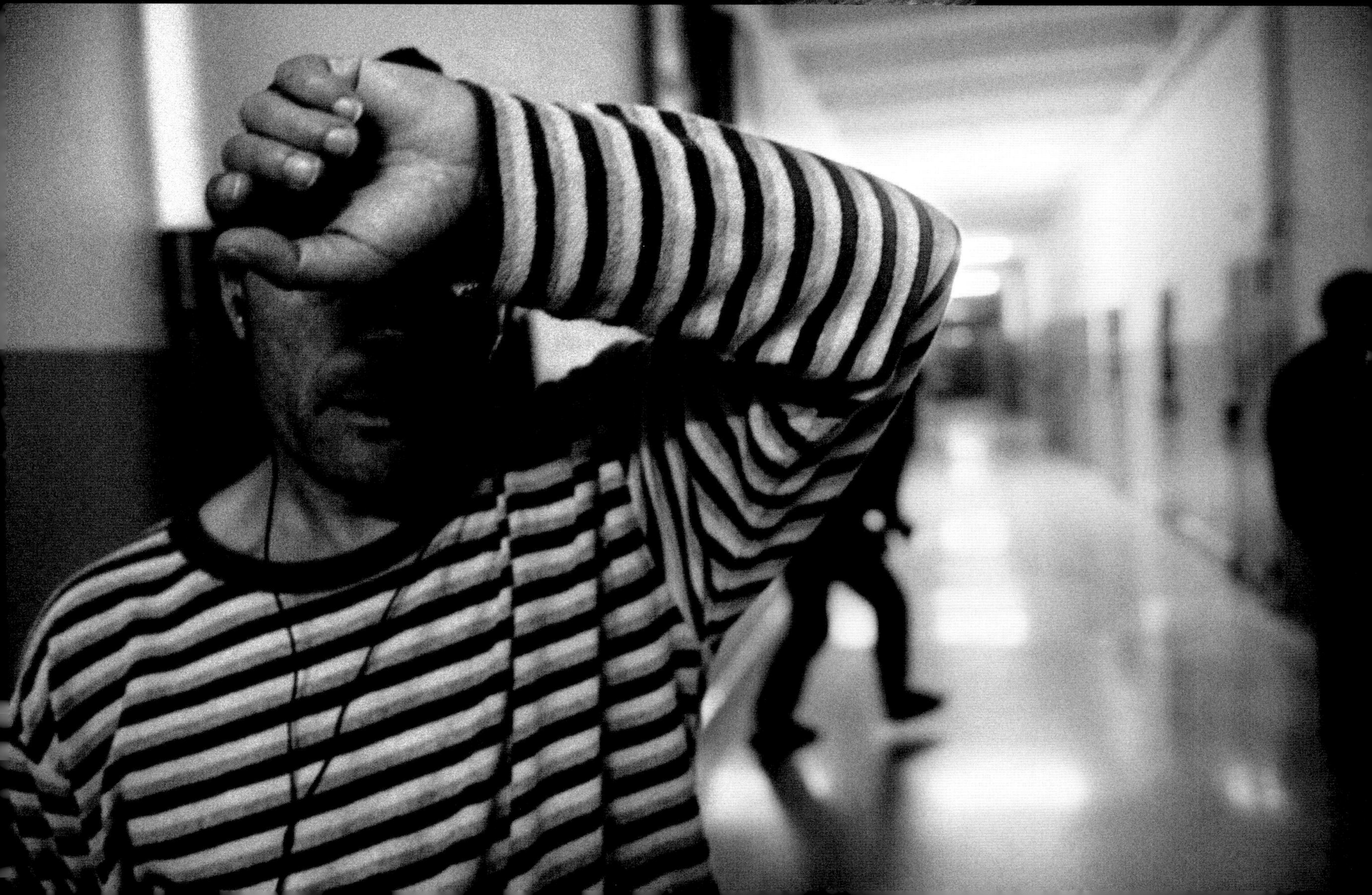

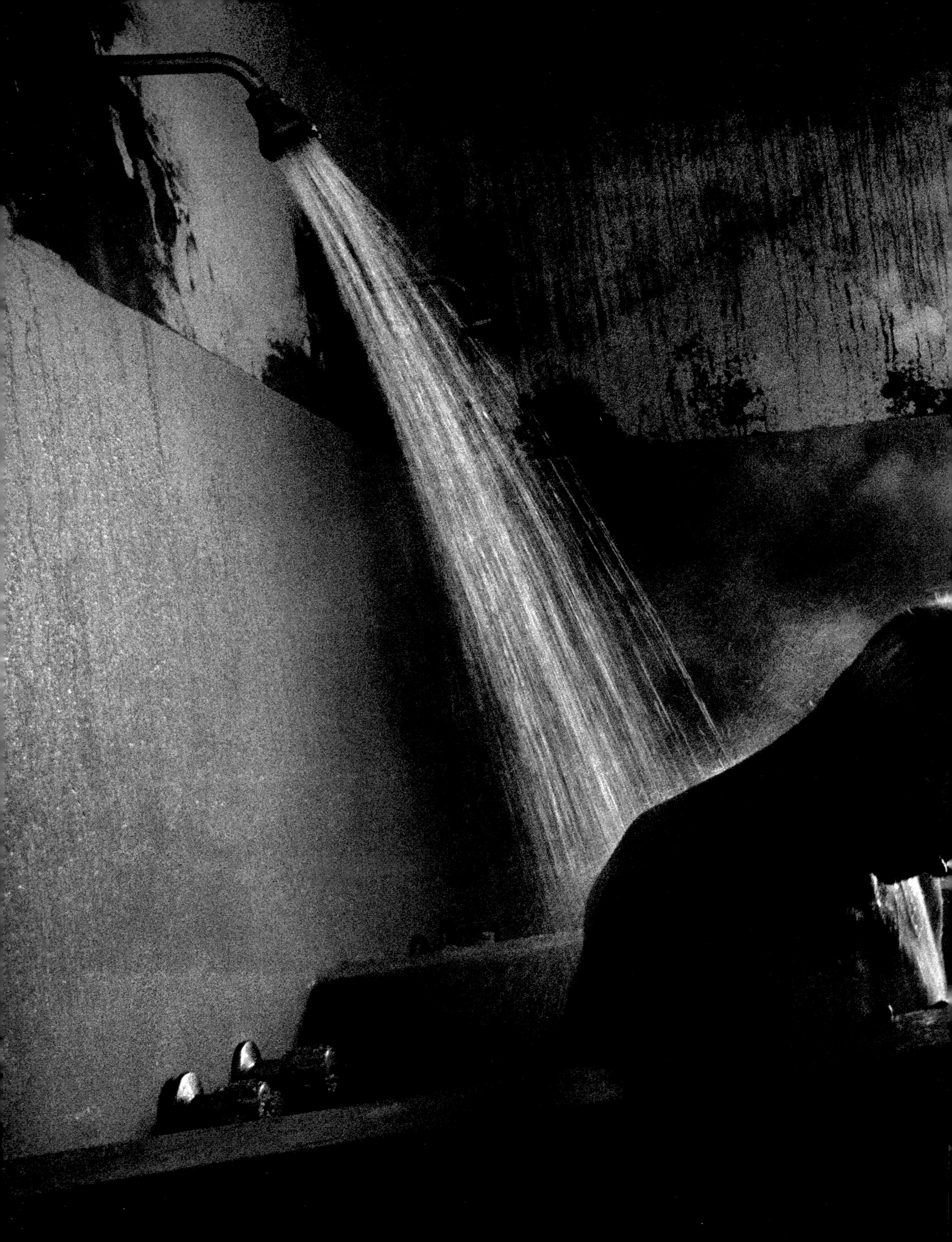

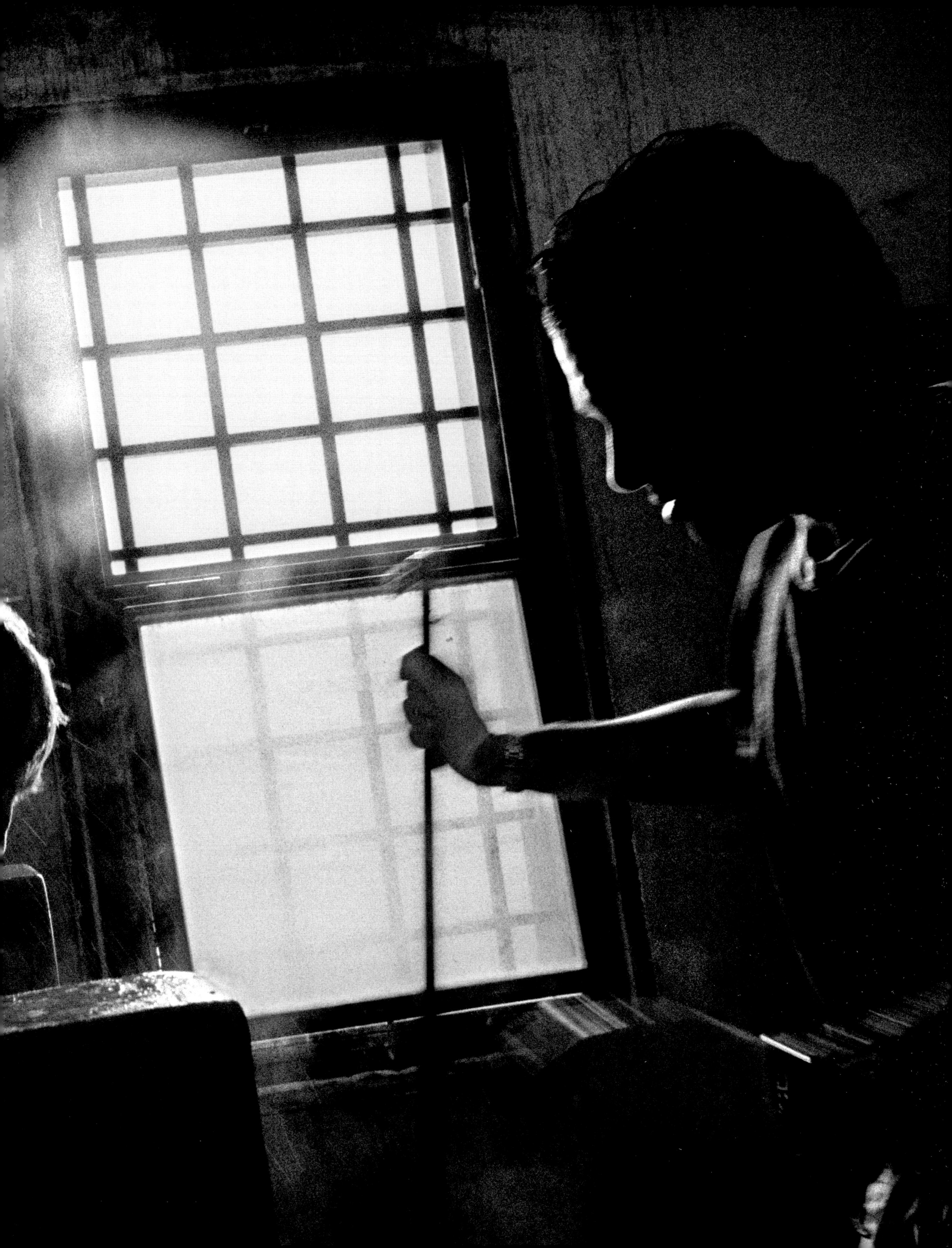

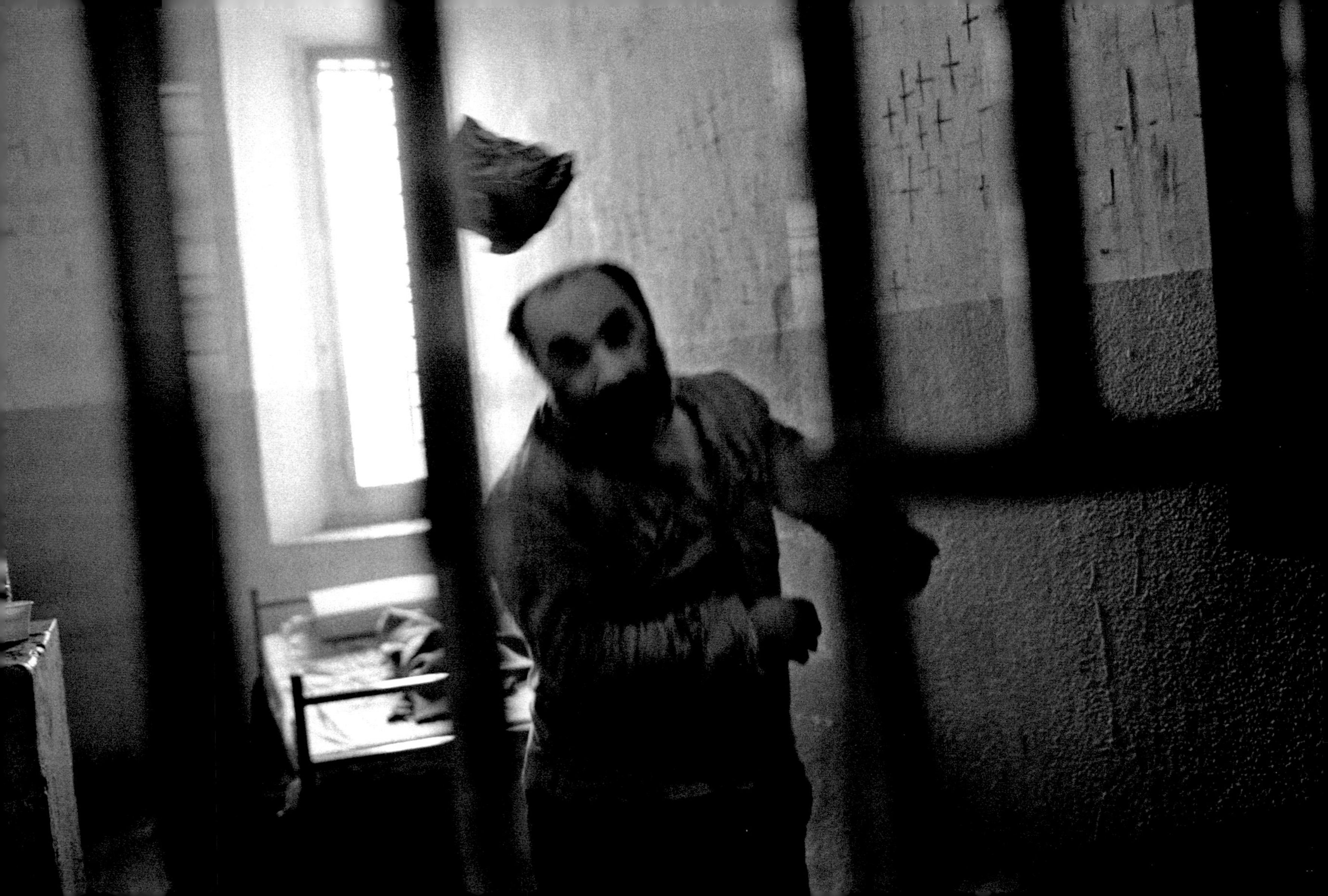

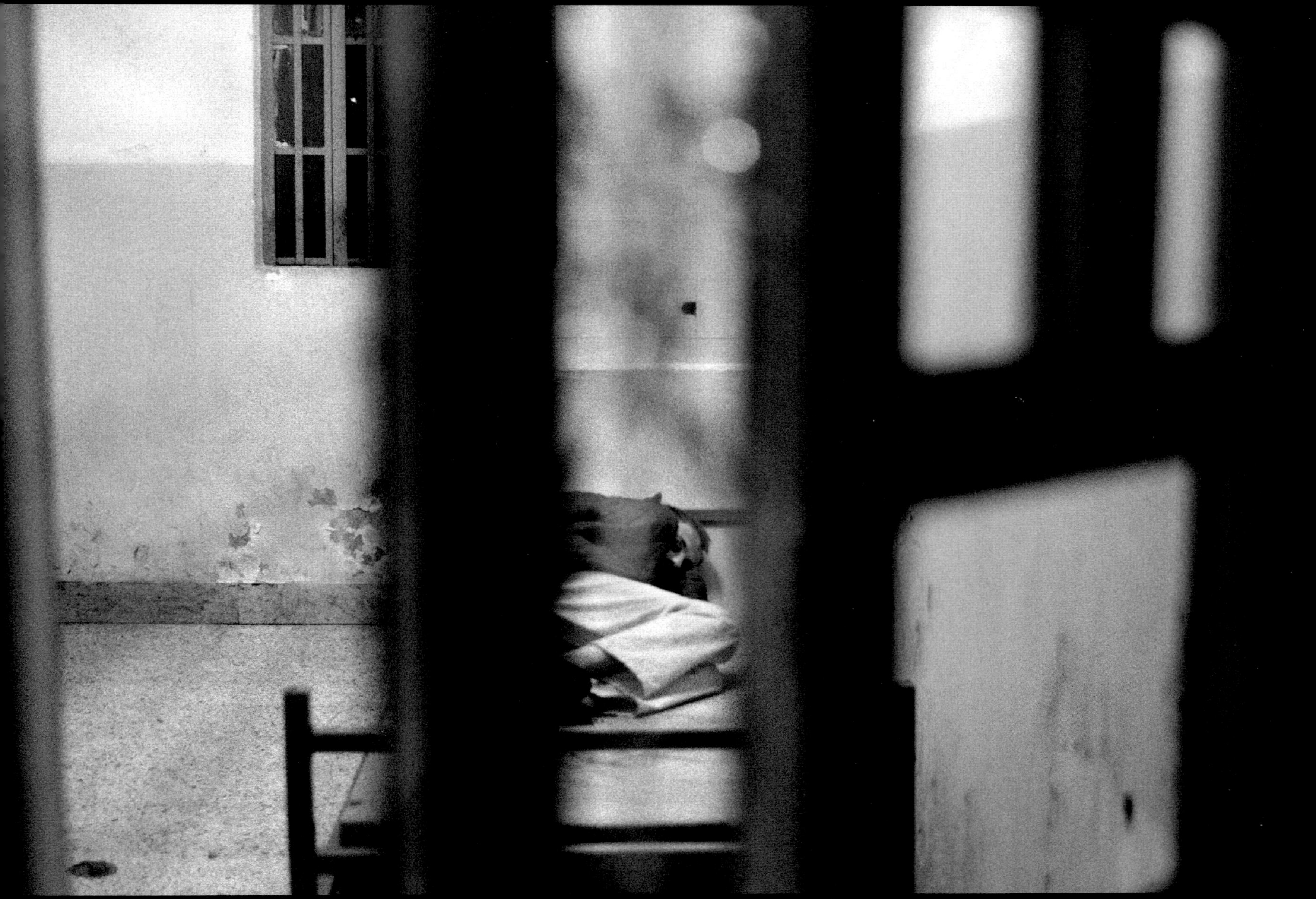

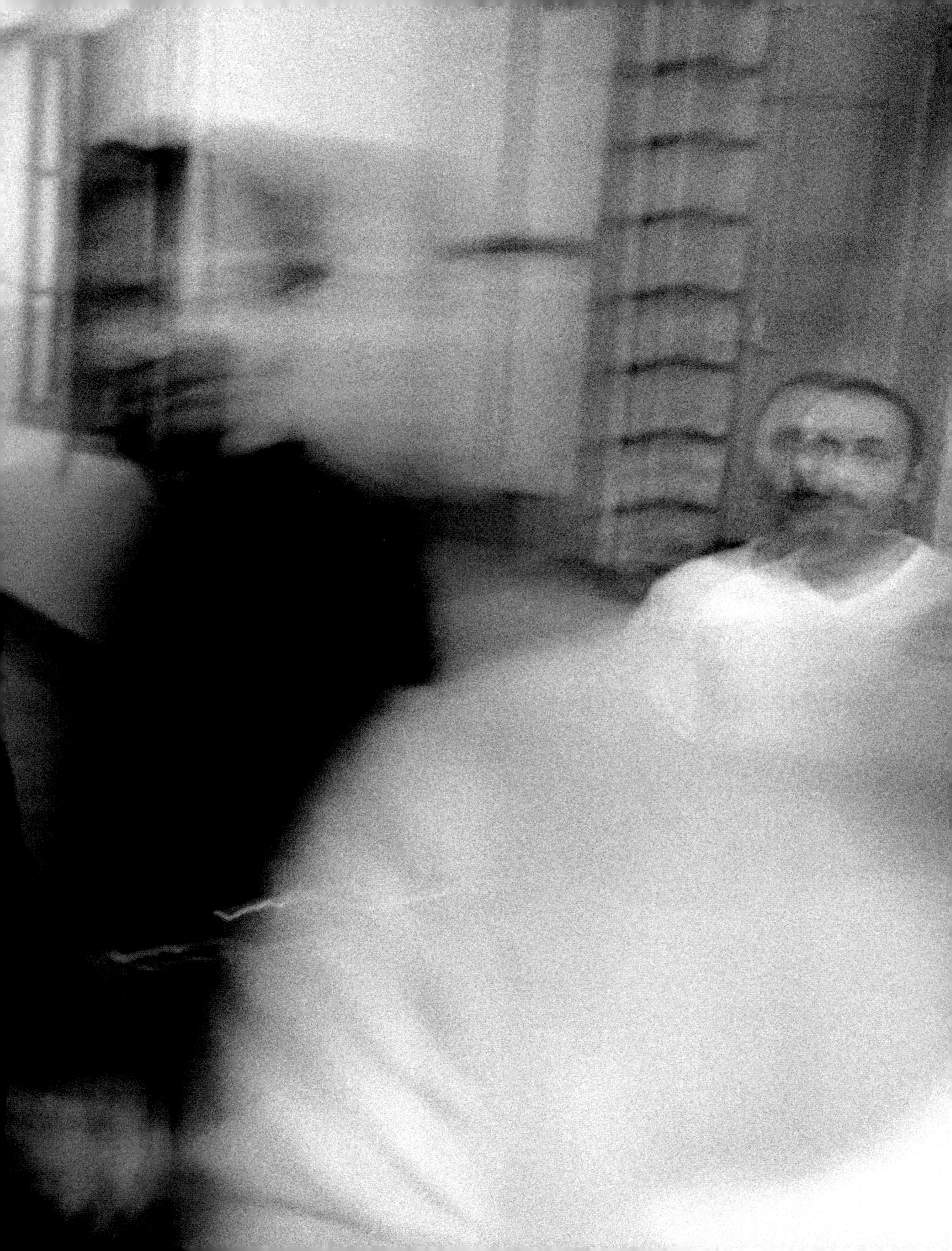

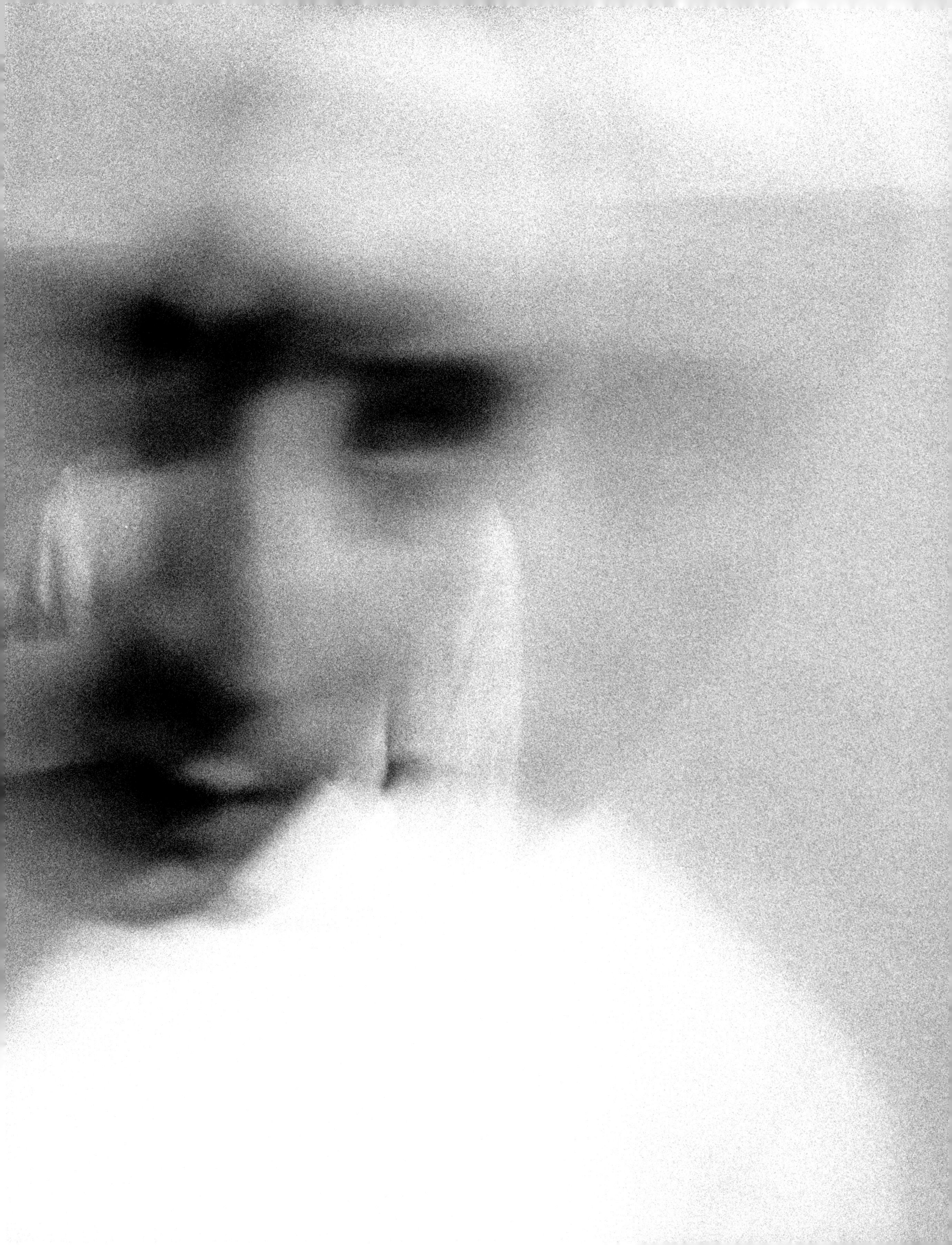

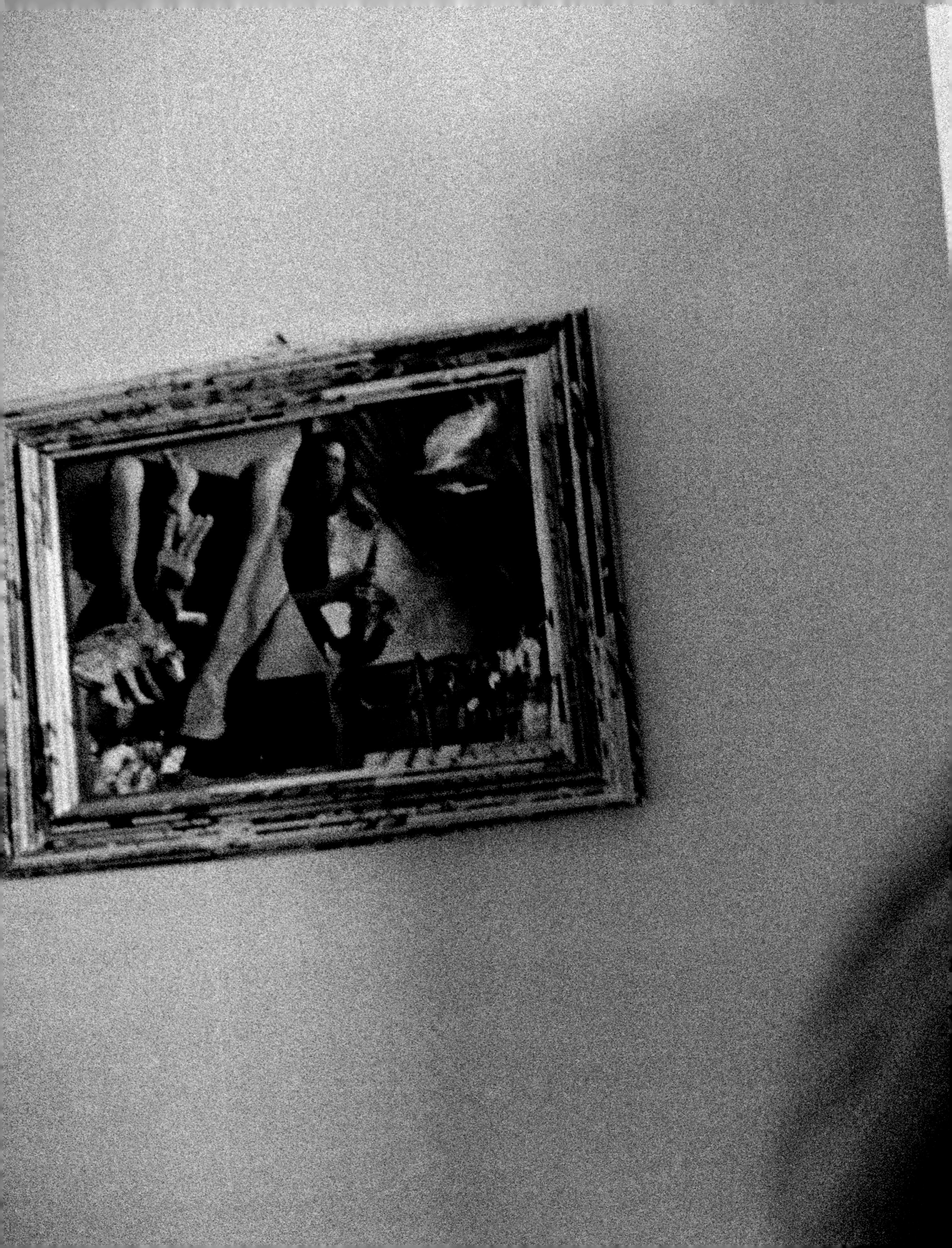

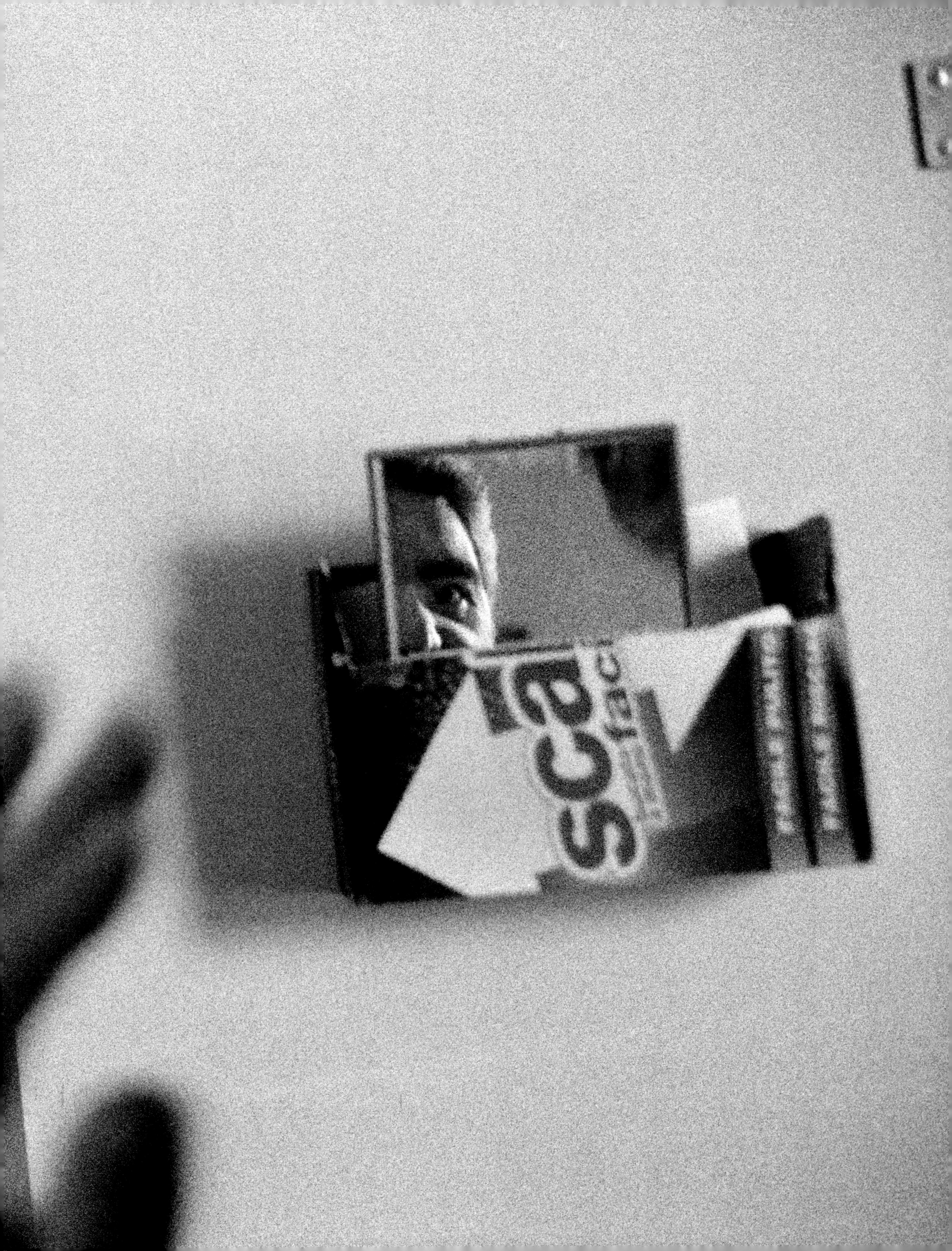

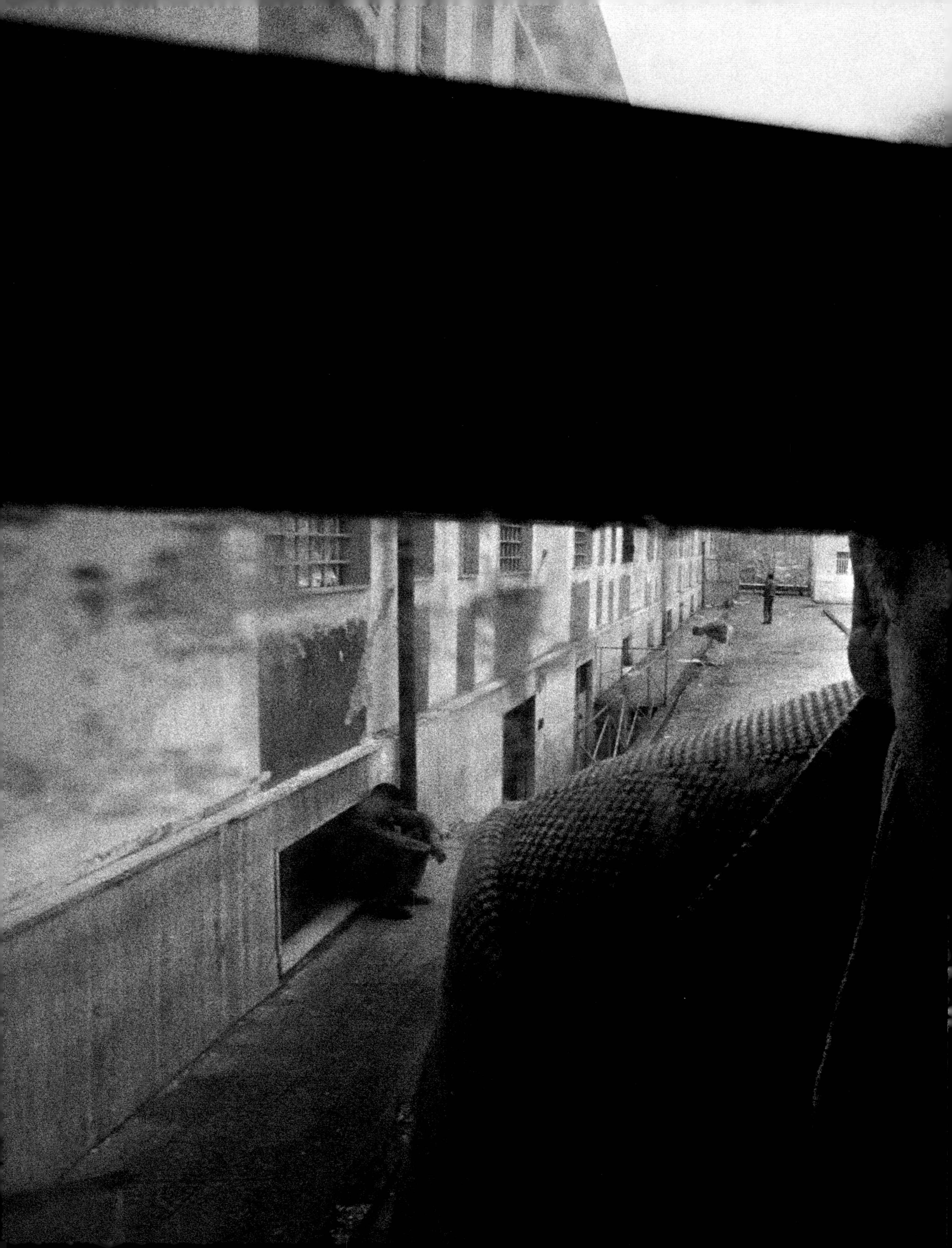

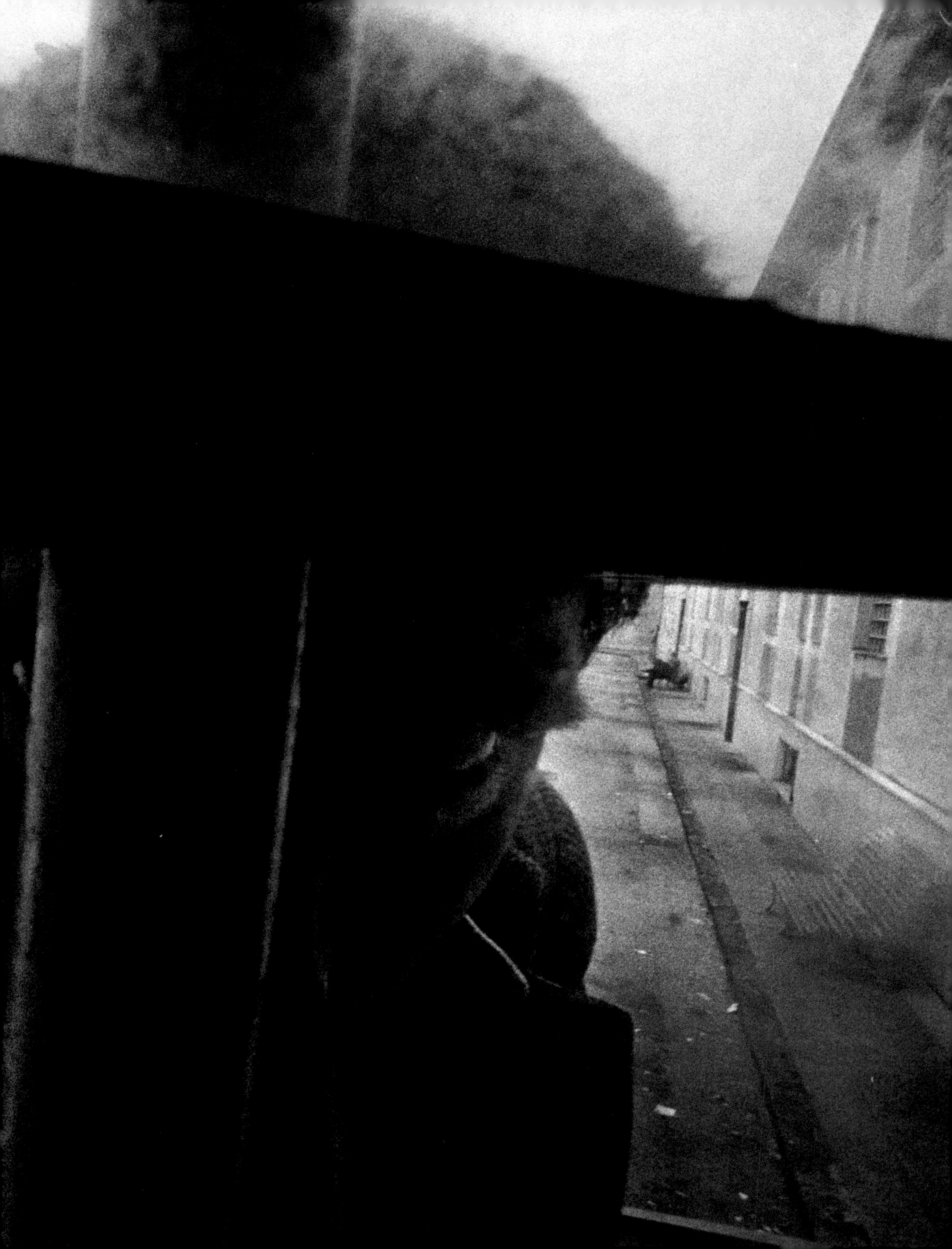

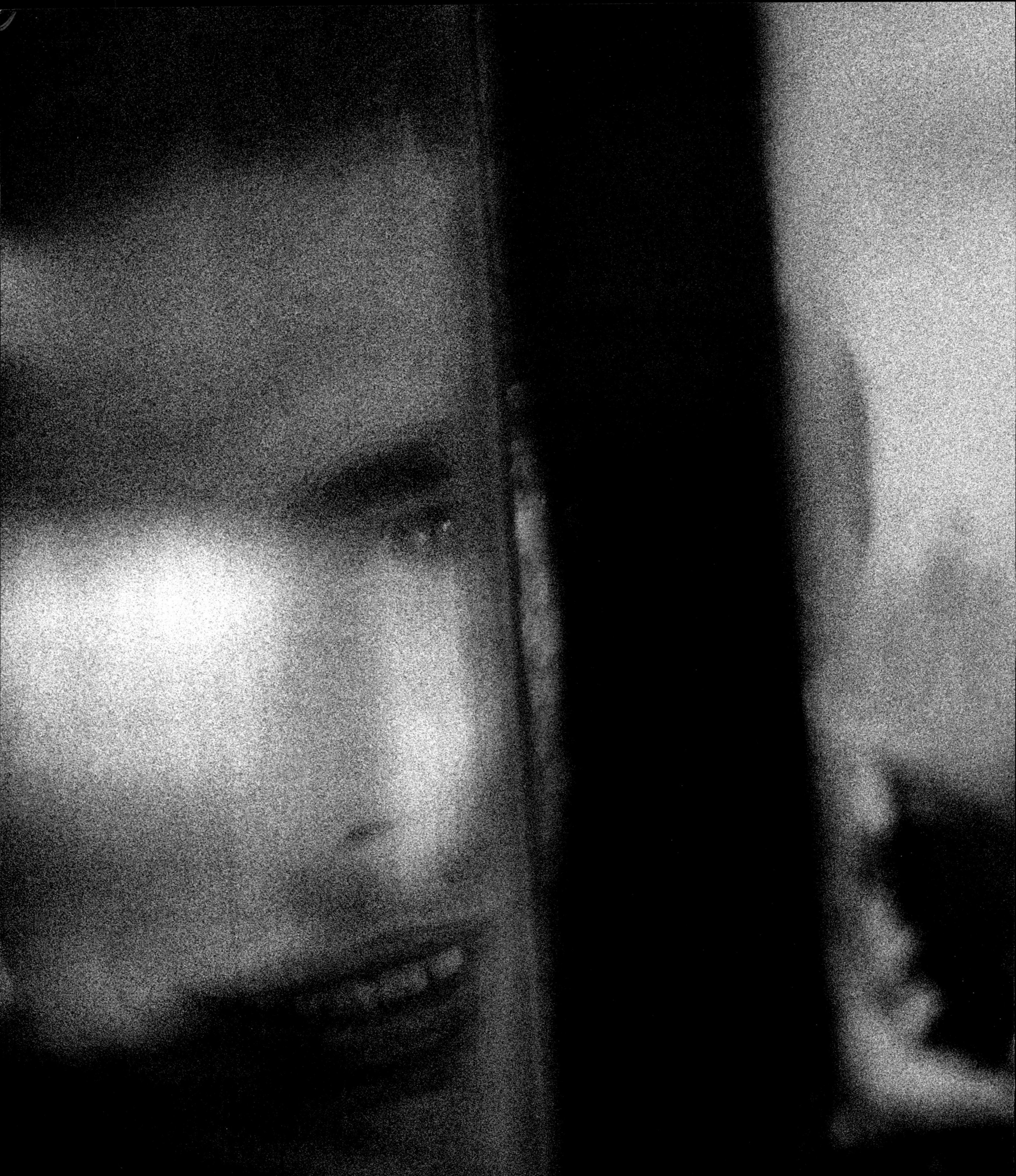

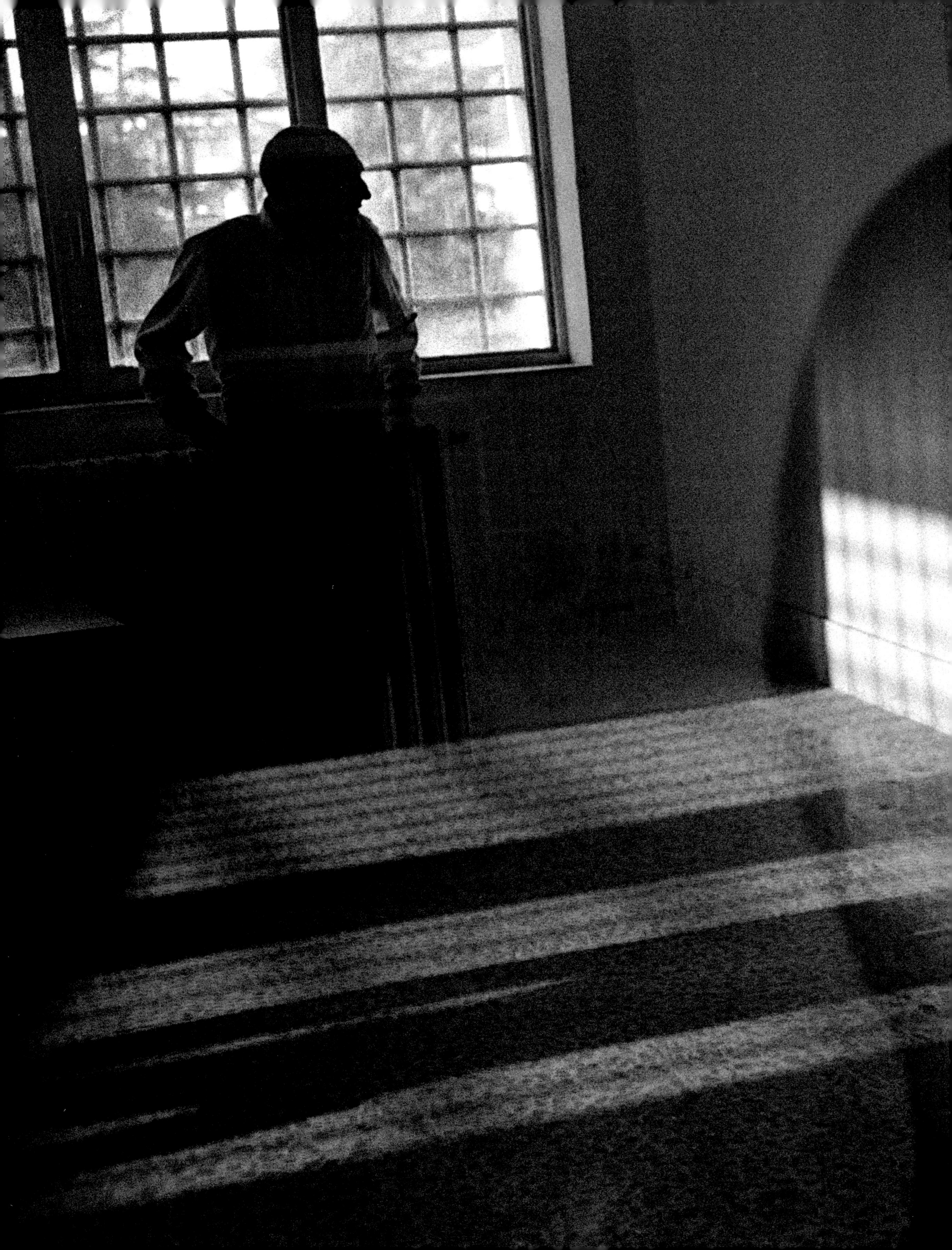

dal mio diario

Fabrizio è un ex giocatore di calcio:

il calcio era ed è tutto nella sua vita. Perfino all'interno dell'istituto era difficile vederlo senza il suo pallone. La sua è la storia di un sogno distrutto, incontri sbagliati, droga, miseria e, finalmente, la scoperta di una nuova ragione di vita. A 17 anni, in uno scontro di gioco durante una partita, un ginocchio ha ceduto, spezzando per sempre i suoi sogni di grande calciatore. Inizia l'incubo. Subito dopo l'infortunio, Fabrizio è caduto in una grave forma di depressione associata a un grande senso di autodistruzione.

"All'inizio la droga mi calmava il dolore che continuava a perseguitarmi, ma soprattutto non mi faceva pensare. Per procurarmi soldi facili per la droga, cominciai a rubare e a rapinare, perdendo in breve tutti quei valori umani e morali che grazie alla pratica dello sport mi erano stati insegnati sin da piccolo. Diventai un'altra persona, completamente l'opposto di quello che ero stato... In passato sono stato veramente un gran bastardo..."
Il carcere è stato inevitabile. La storia di Fabrizio è il racconto di una vita tesa tra dolore e speranza di rinascita e che nei record di palleggi trova una sorta di sfida contro la sofferenza e la fatica del vivere.

"Nella malattia migliori, mi sento più disponibile nei confronti degli altri e dei loro problemi...
Ogni giorno di vita in più, è un regalo!"

Oggi Fabrizio è un uomo libero, con un lavoro, una compagna, una casa.

from my diary

Fabrizio Maiello is a former soccer player: soccer used to be, and still is everything in his life. Even in the institute you rarely saw him without his soccer ball. His story is about a broken dream, meeting the wrong people, drugs, poverty and, finally the rediscovery of a new reason for life.
At the age of 17, he damaged his knee during a game, which forever crushed his dreams of becoming a famous soccer star. The nightmare began. Immediately after the accident, Fabrizio fell into a deep depression associated with a great sense of self-destruction.

"At first, drugs relieved the pain that was continuously haunting me, but most of all it kept me from thinking. I began to steal to get easy money for the drugs, quickly losing all the human and moral values I had learned since I was a little boy while practicing sports. I became another person, completely different from what I had been. In the past, I was really bastard...". Prison was inevitable.
The story of Fabrizio is a story of a life divided between suffering and hope for a rebirth.
His constant attempts to establish a record in ball bouncing is a sort of internal struggle against the suffering and the struggle of life.

"Sickness makes you a better person, I feel more inclined to help others with their problems...each extra day of life is a gift!".

Today Fabrizio is a free man, with a job, a girlfriend, a house.

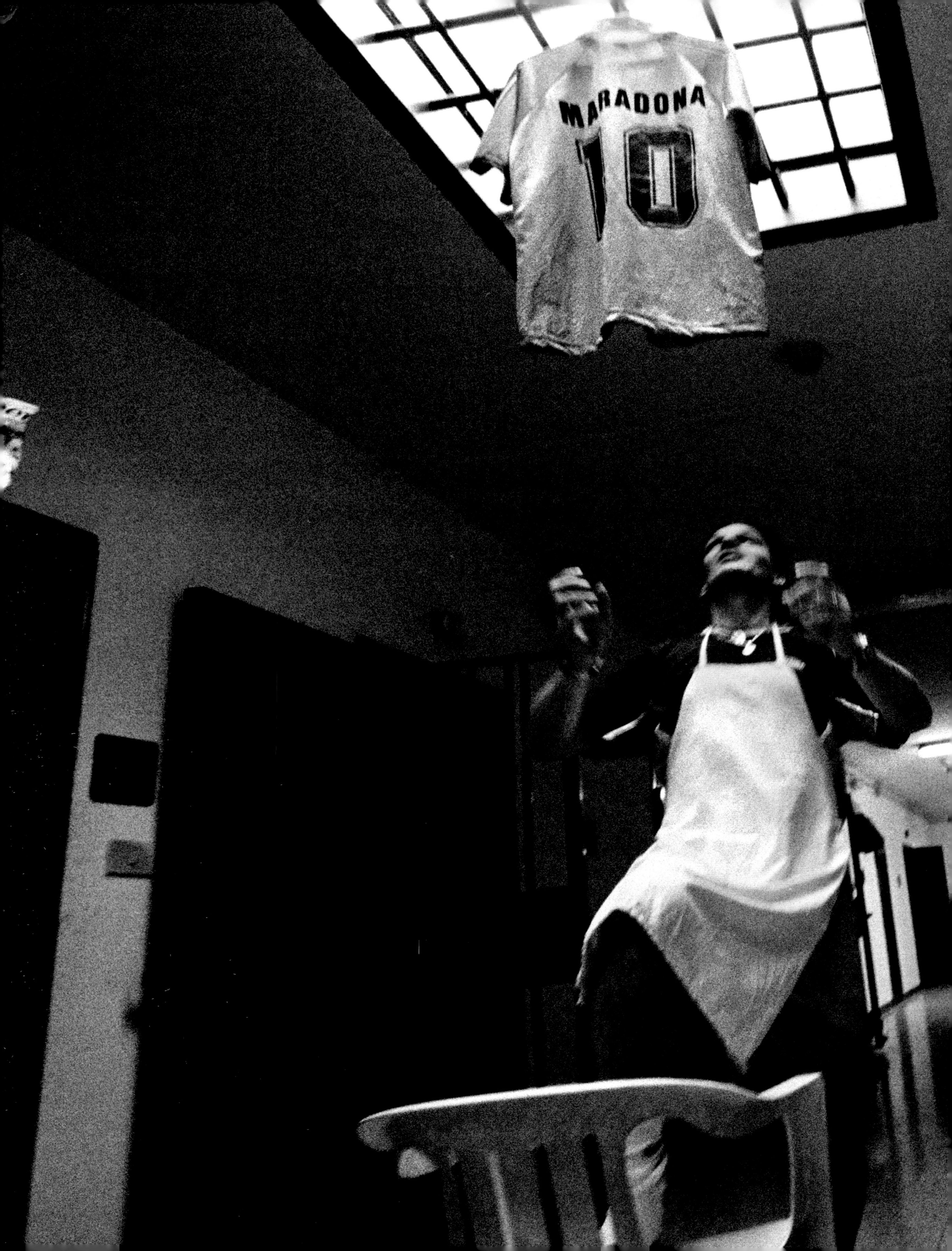
MARADONA
10

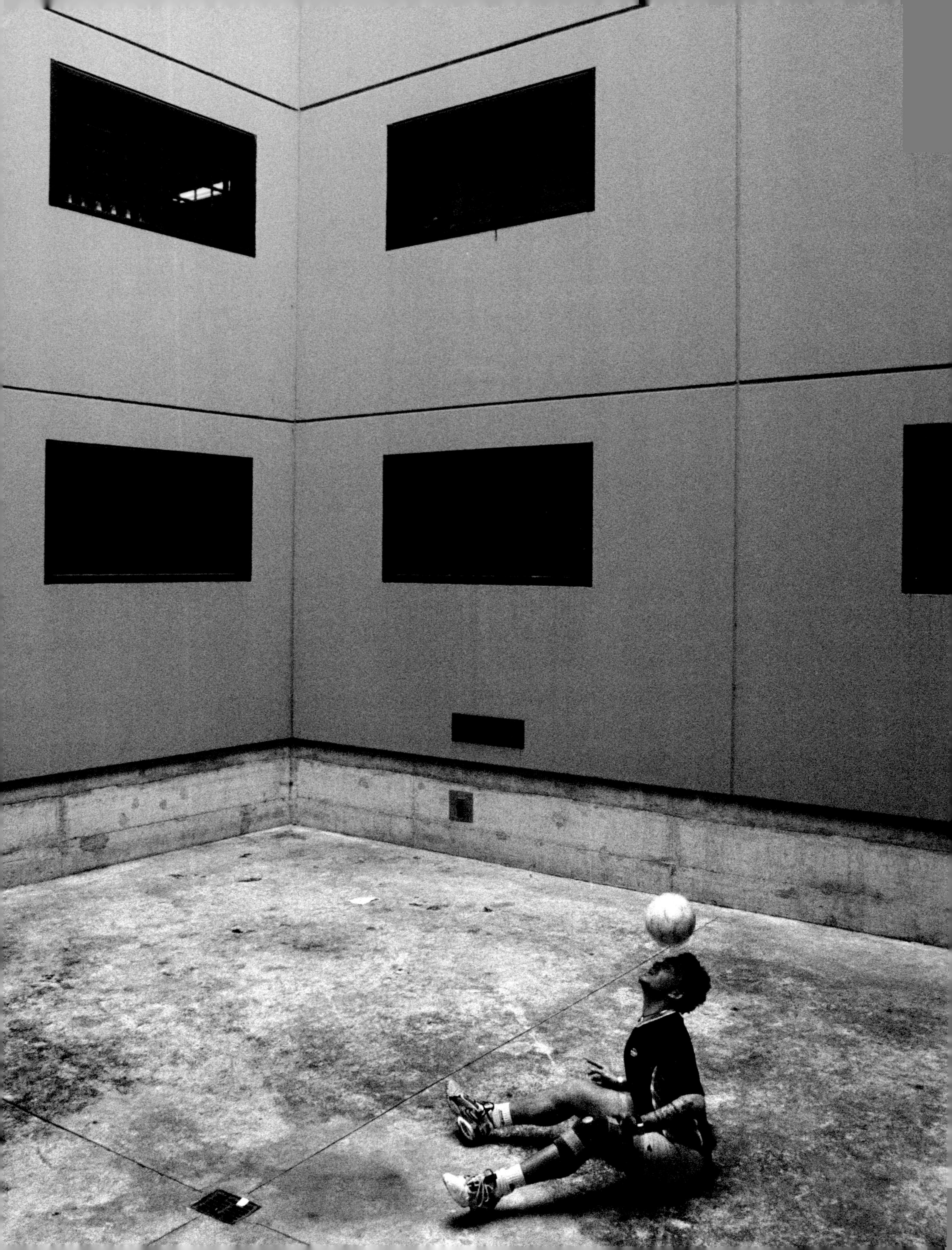

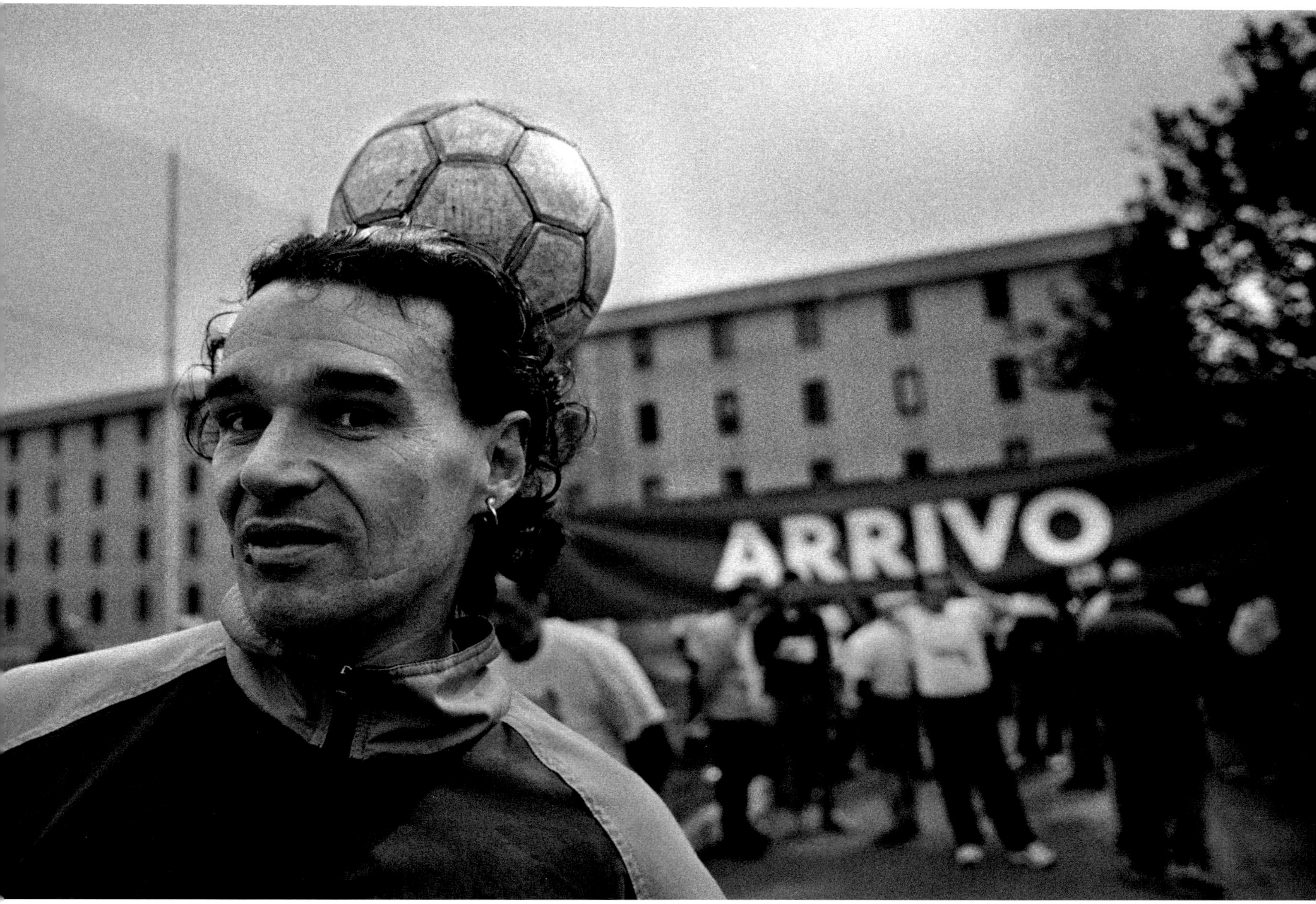
ARRIVO

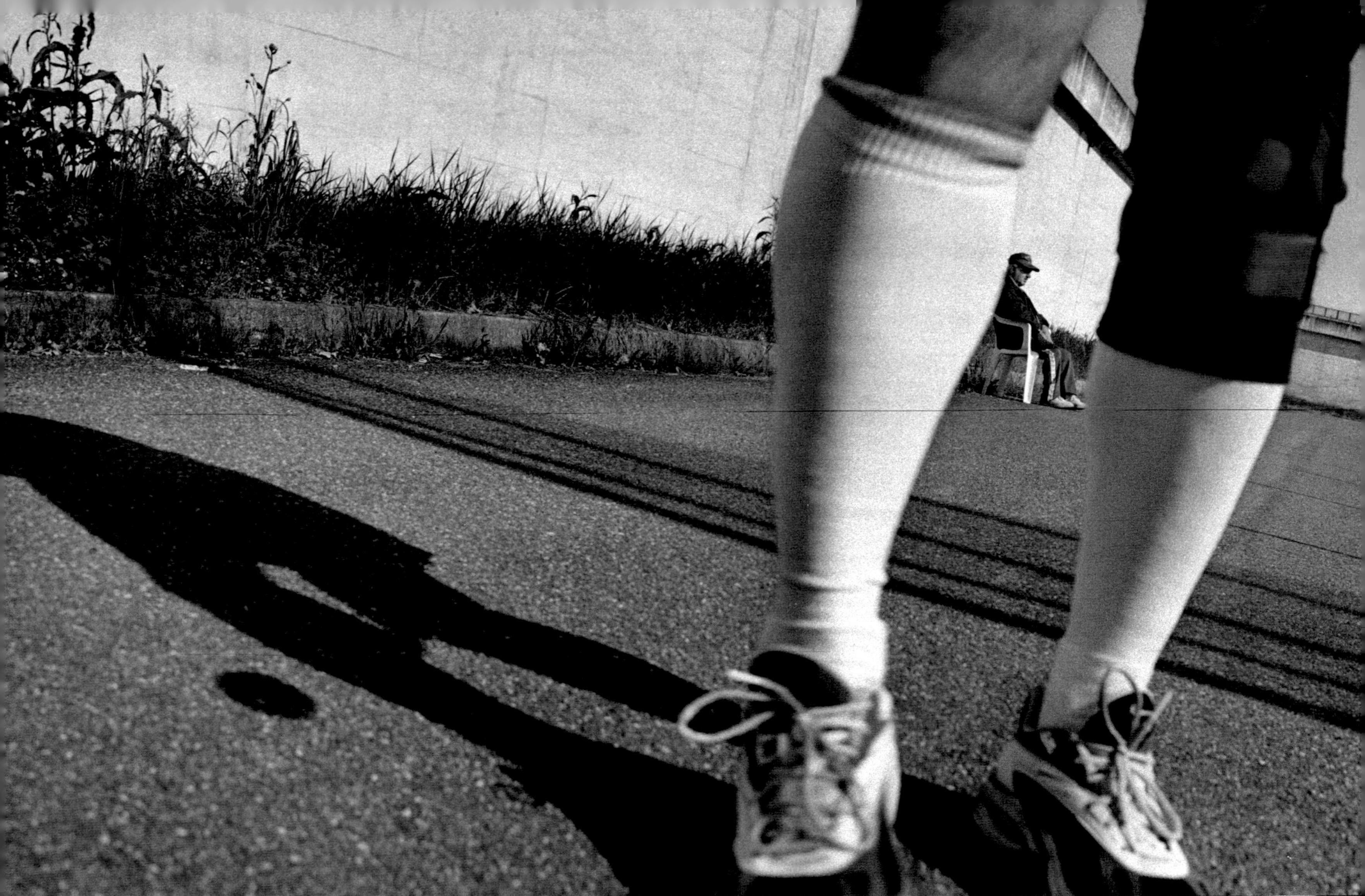

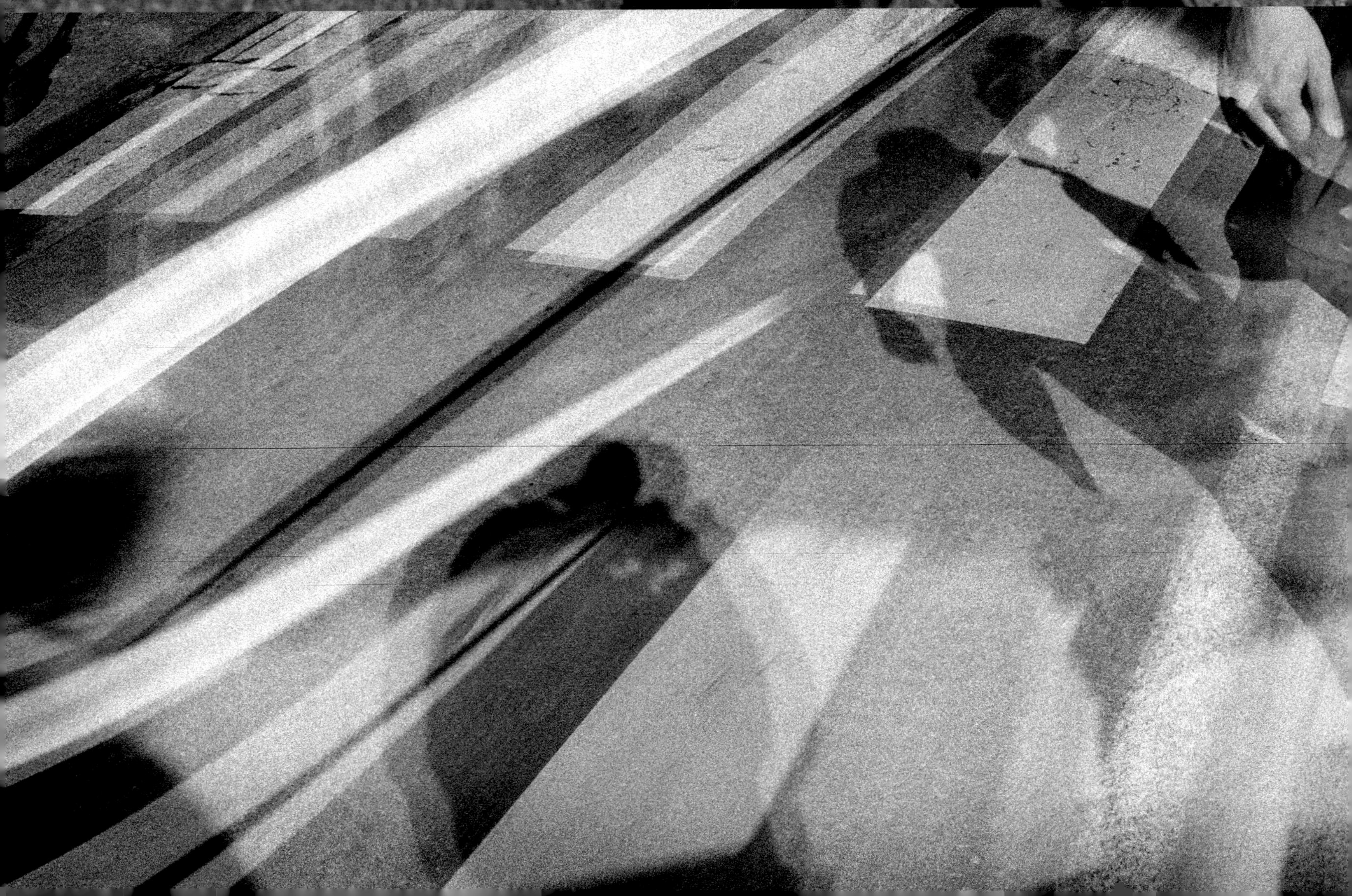

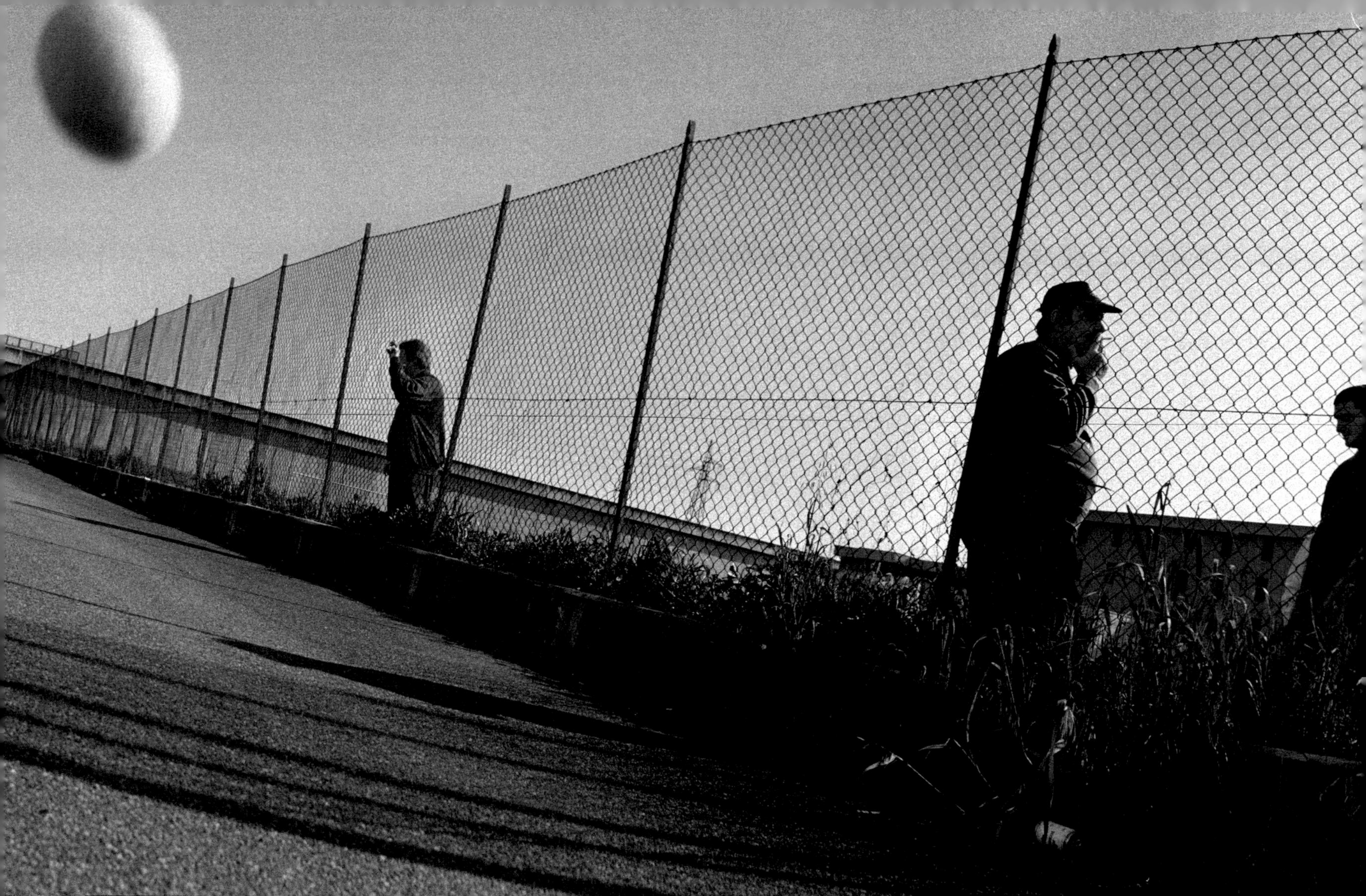
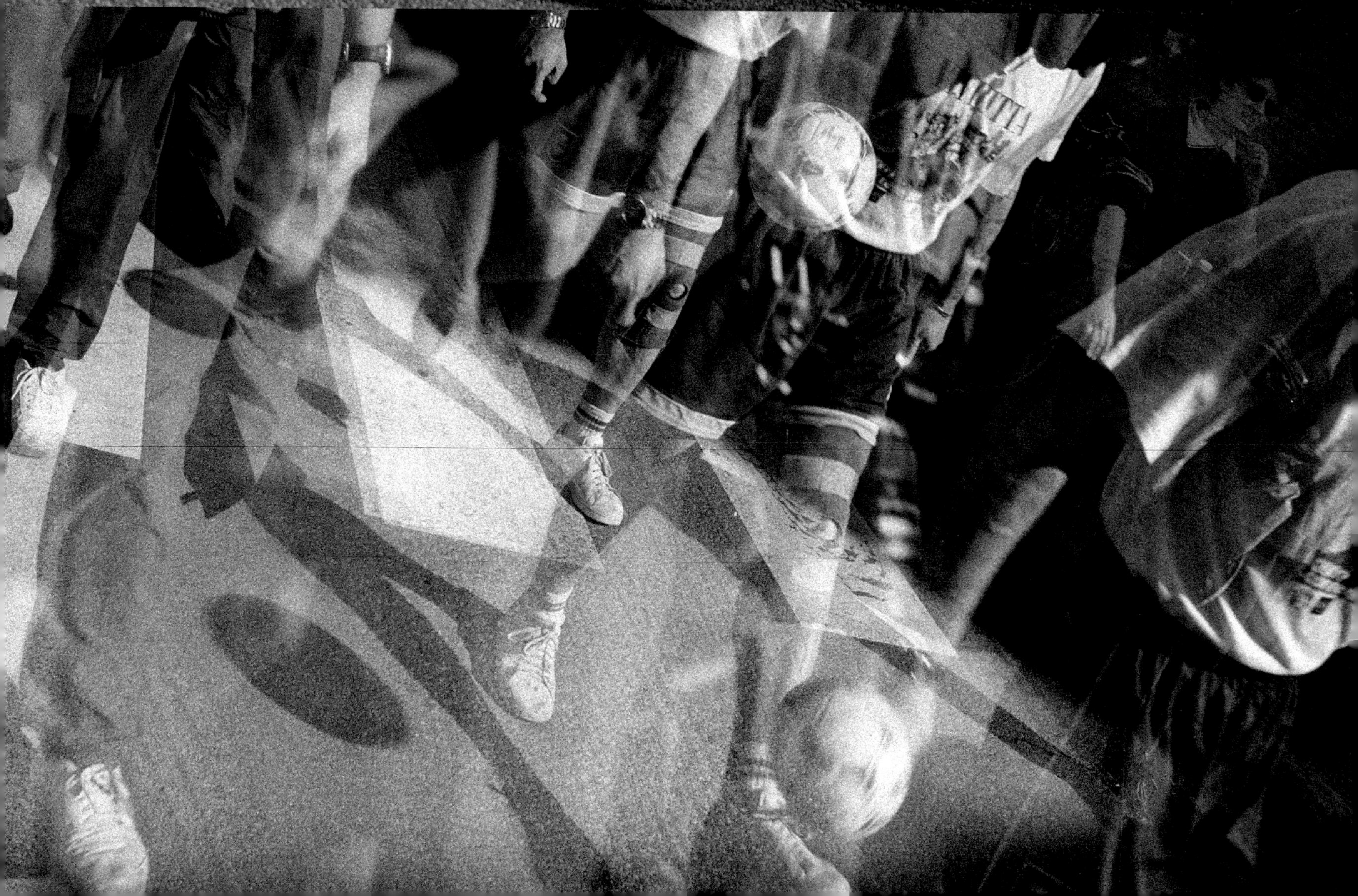

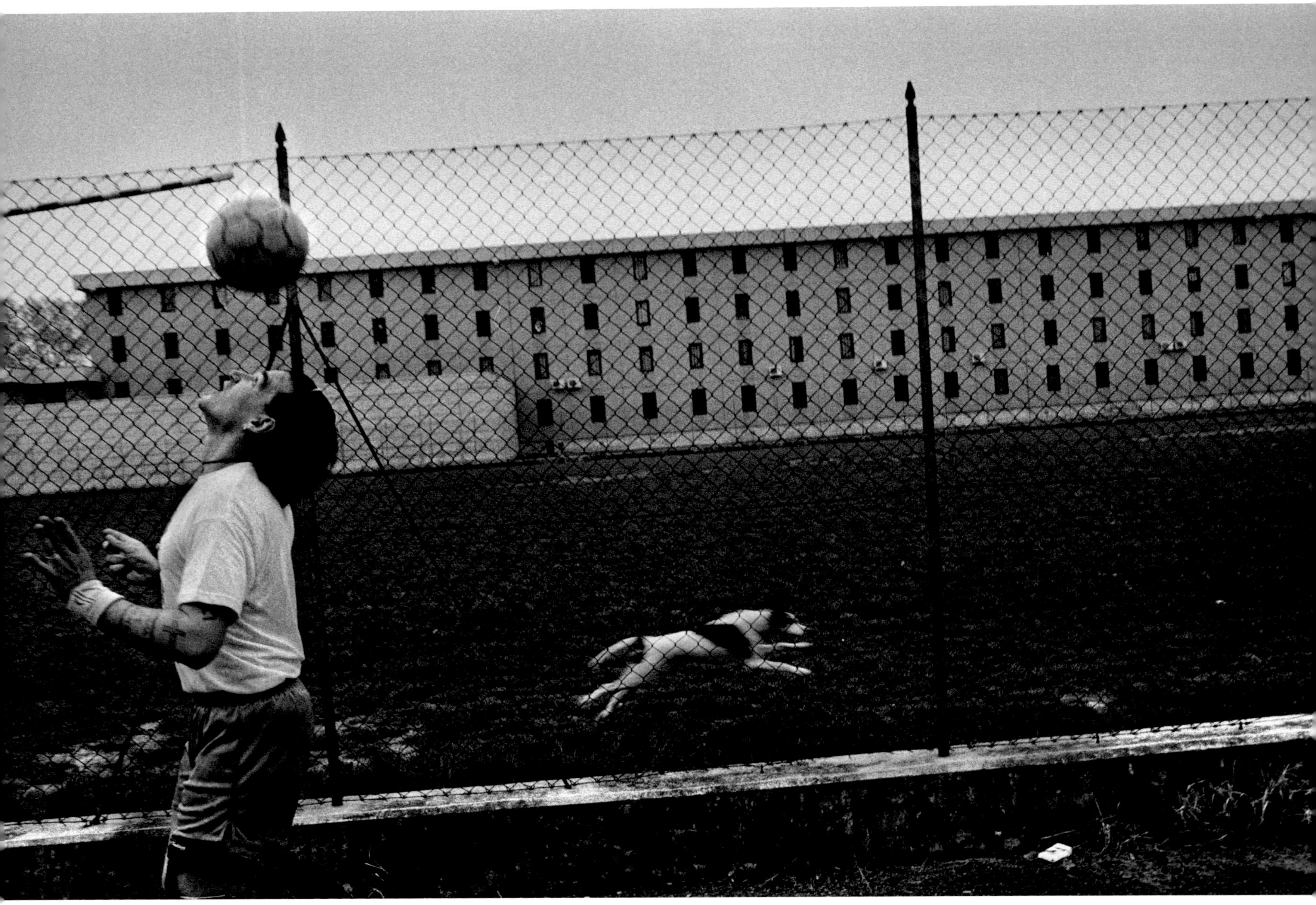

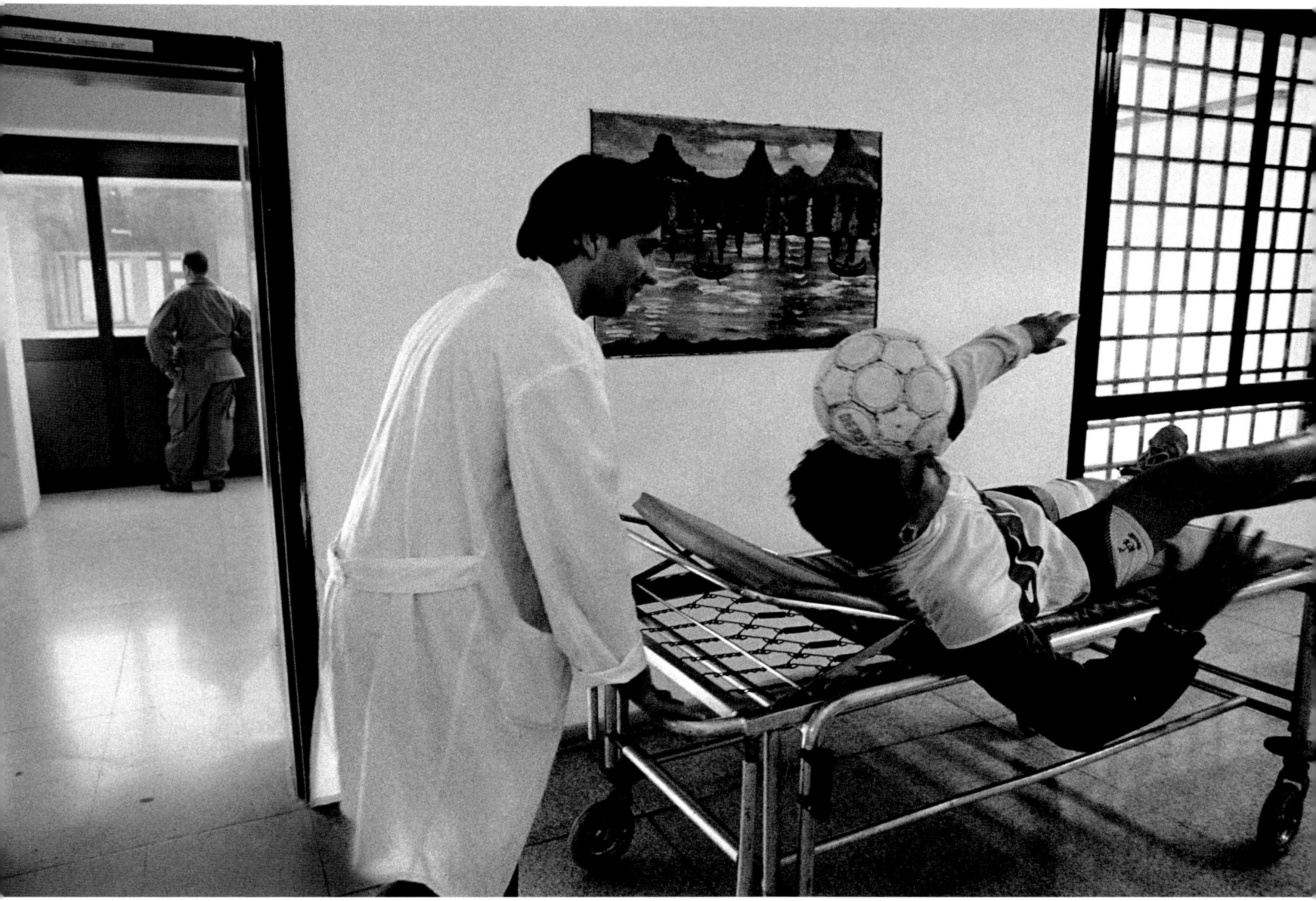

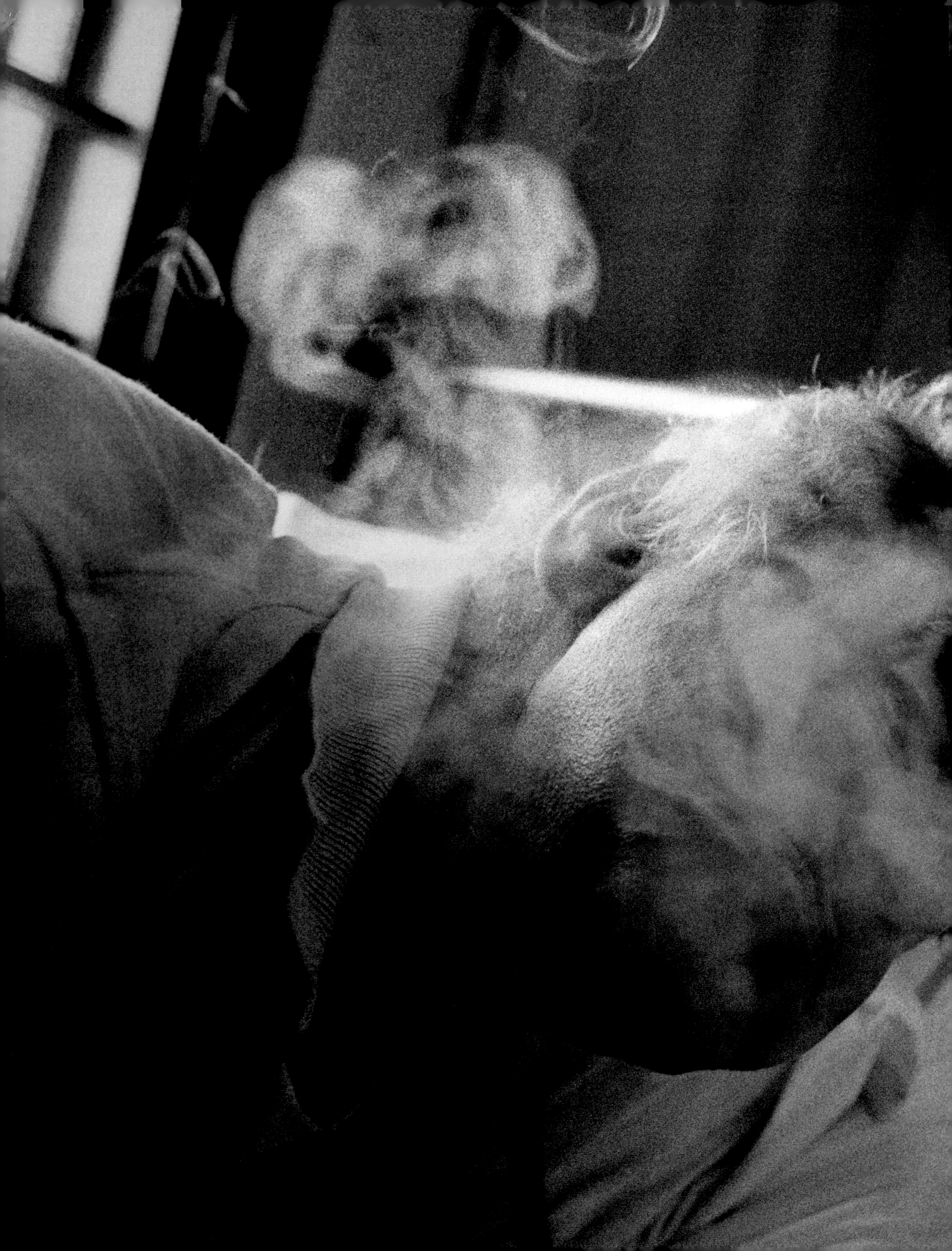

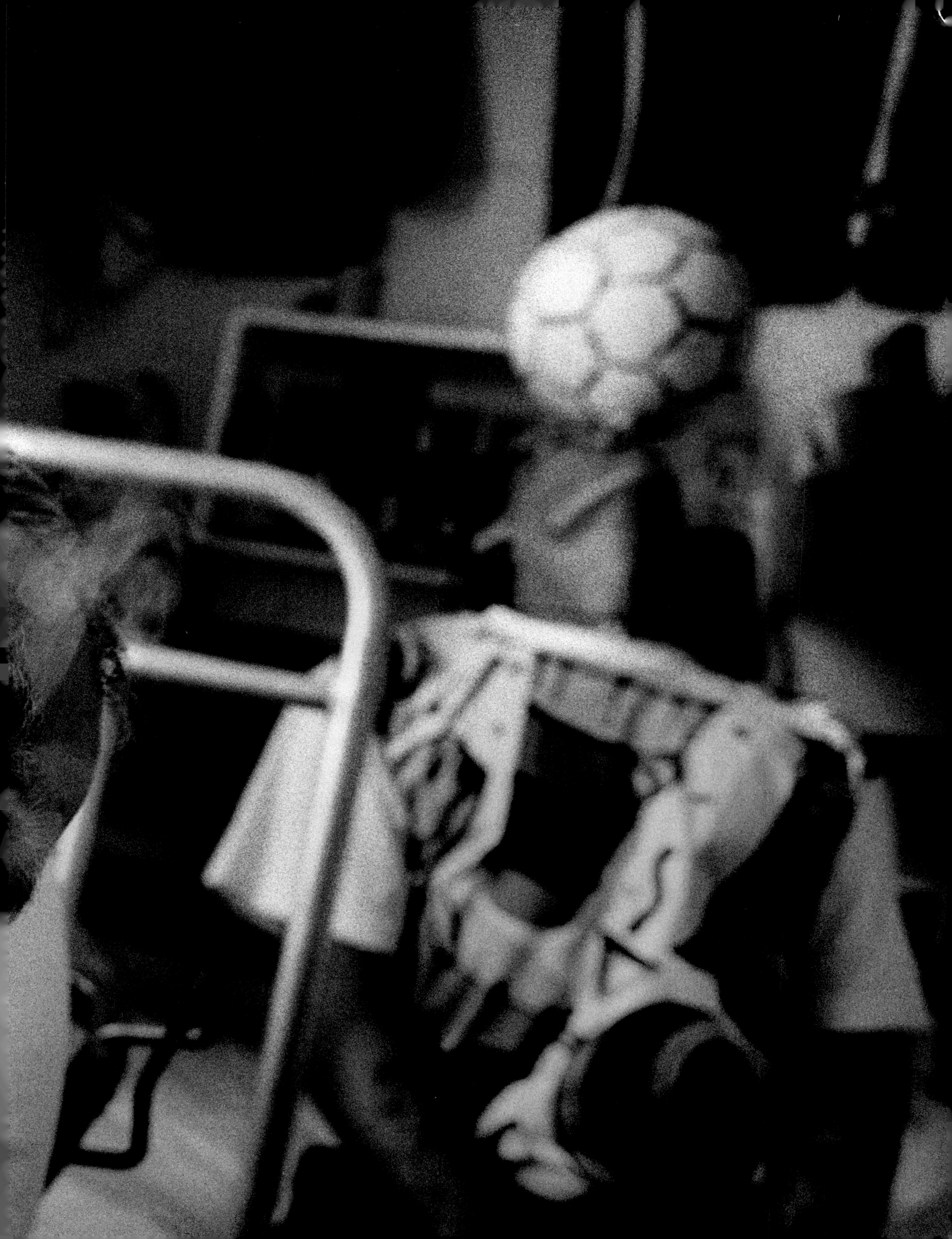

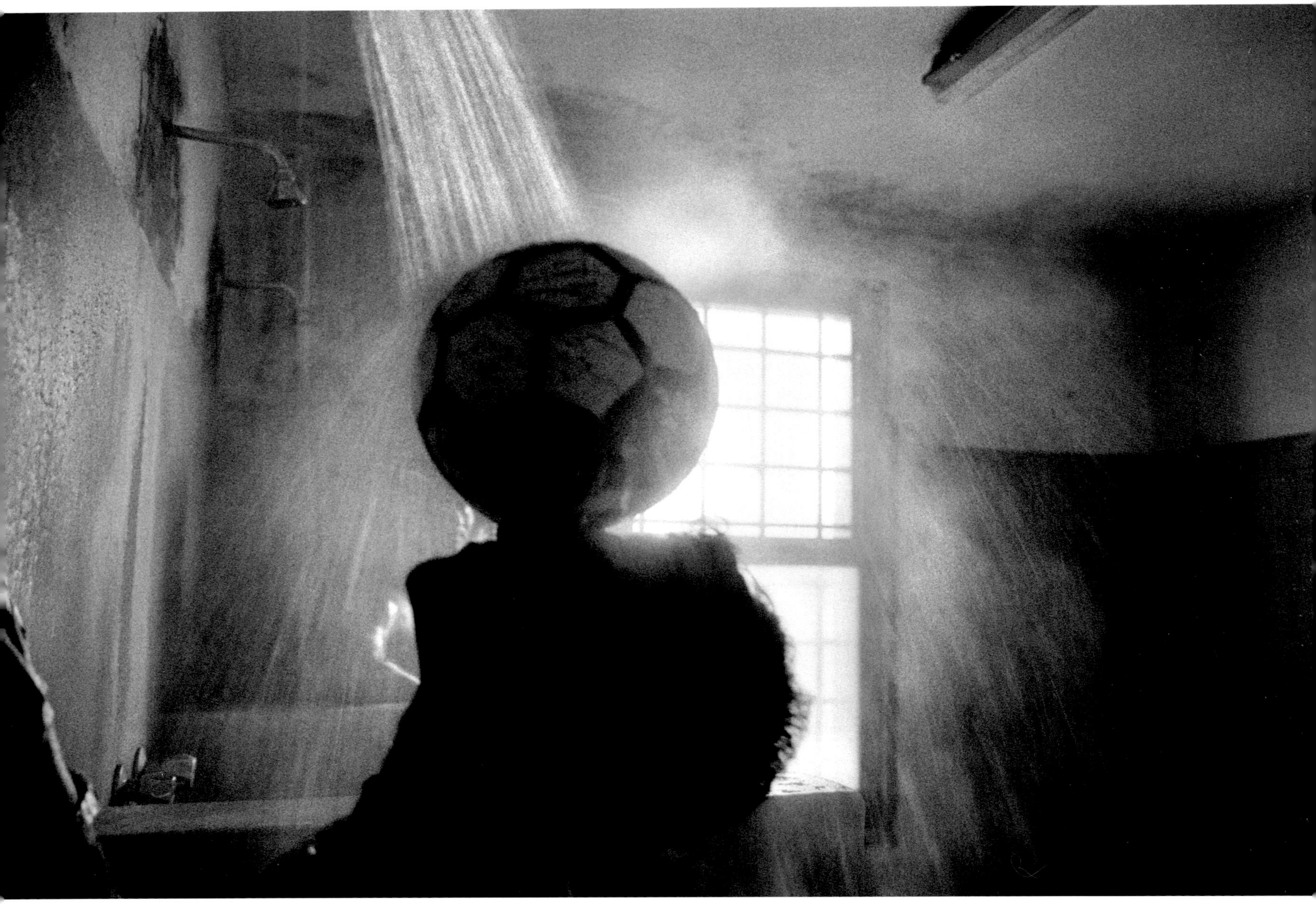

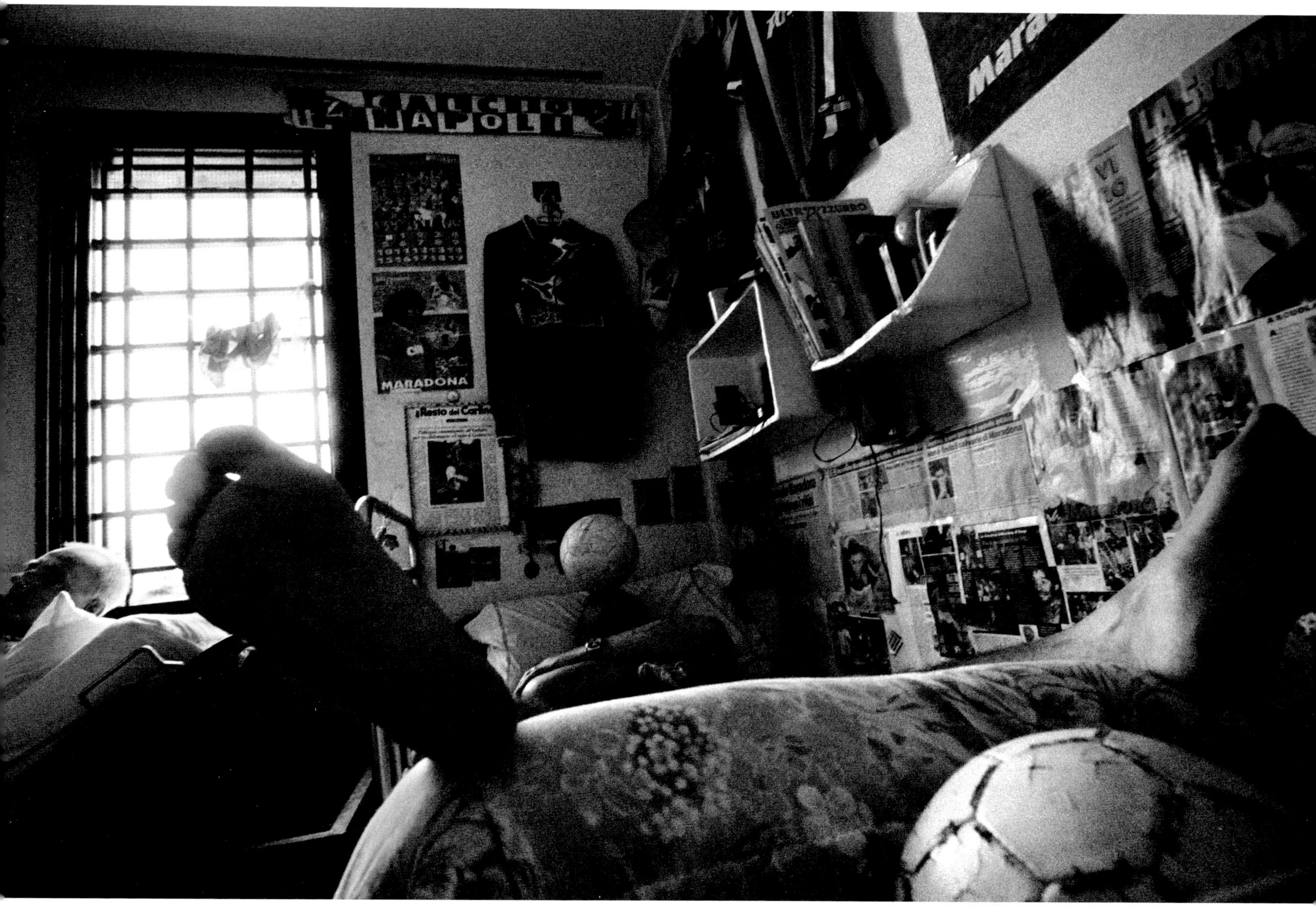
CALCIO
NAPOLI
MARADONA

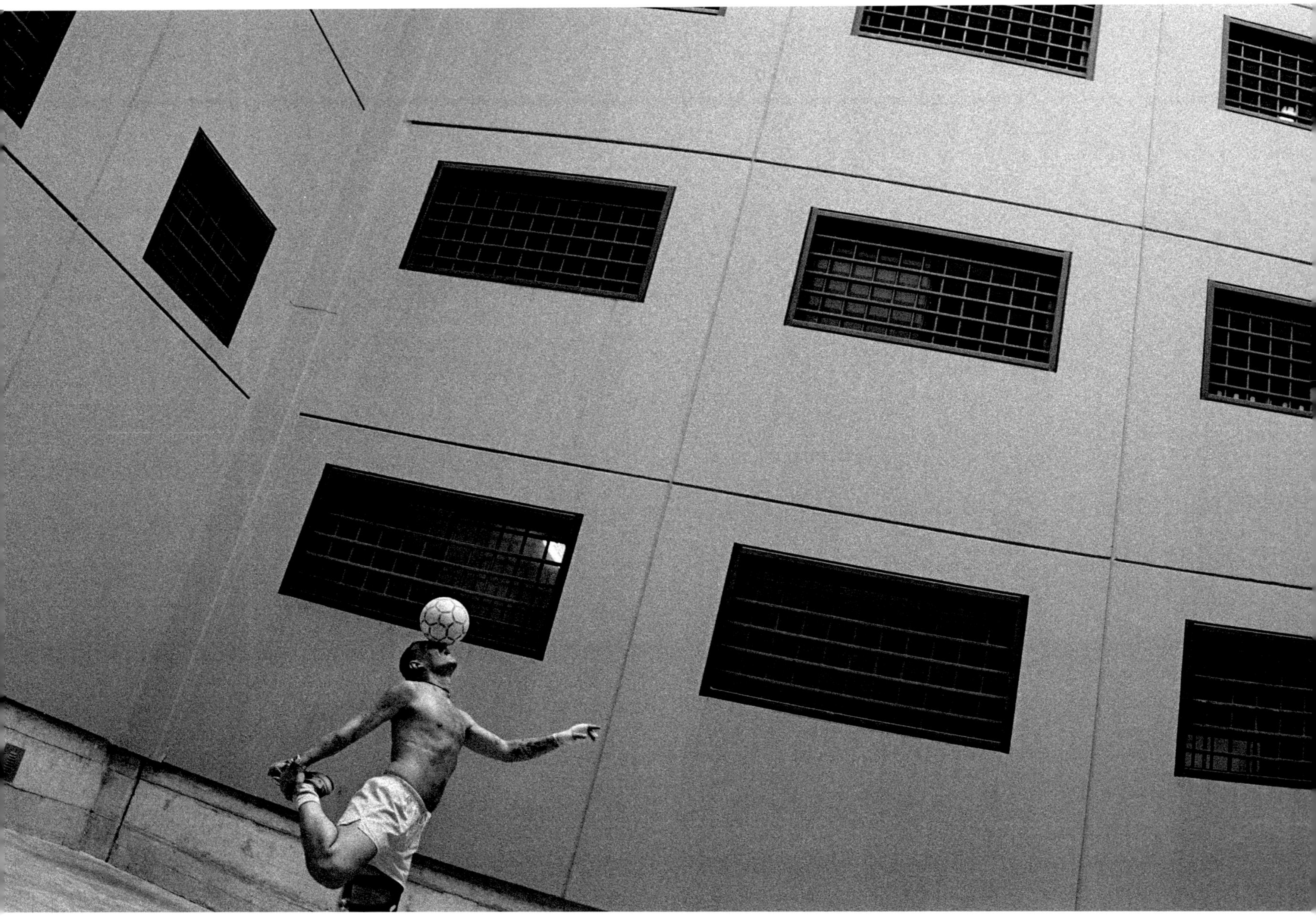

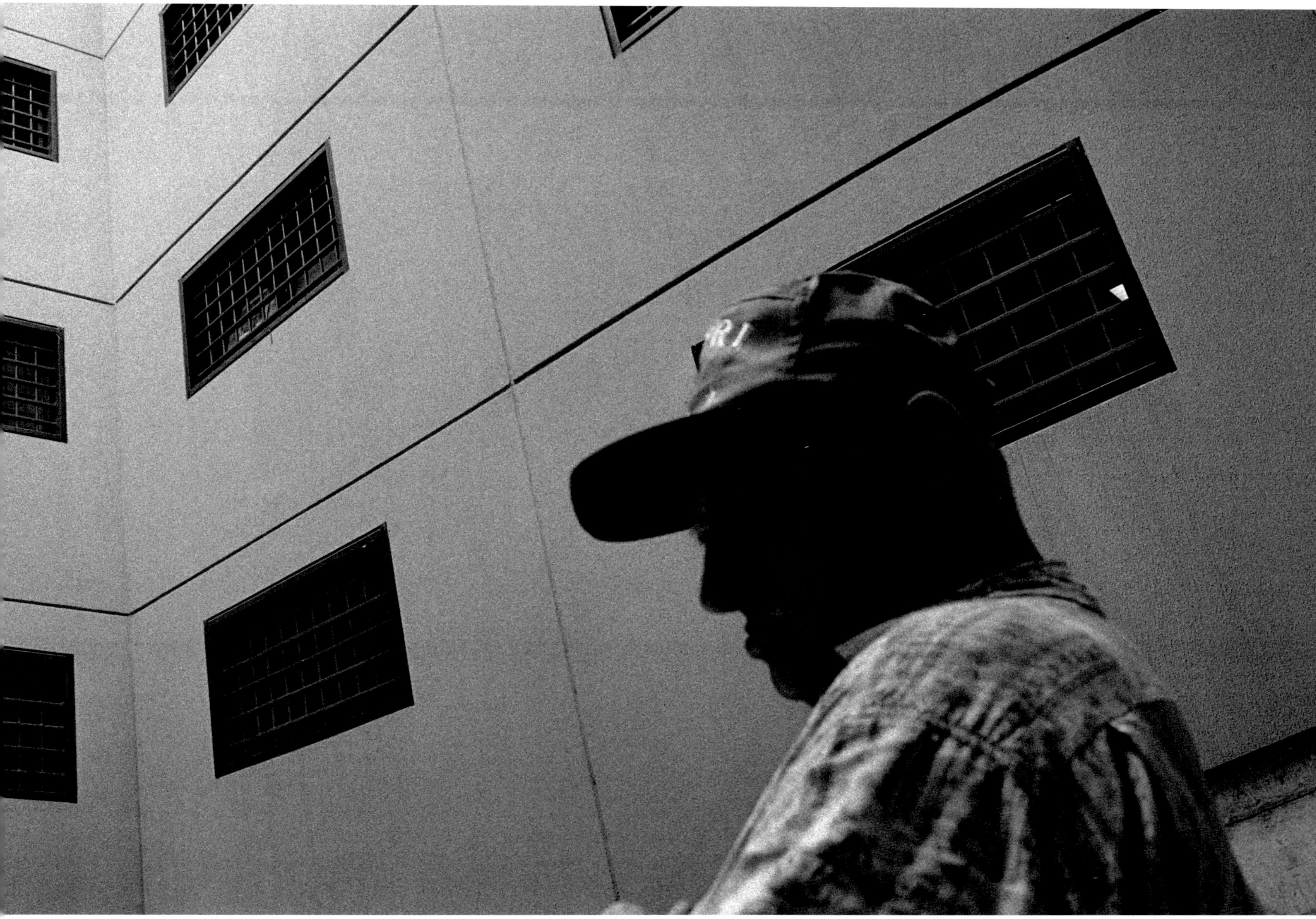

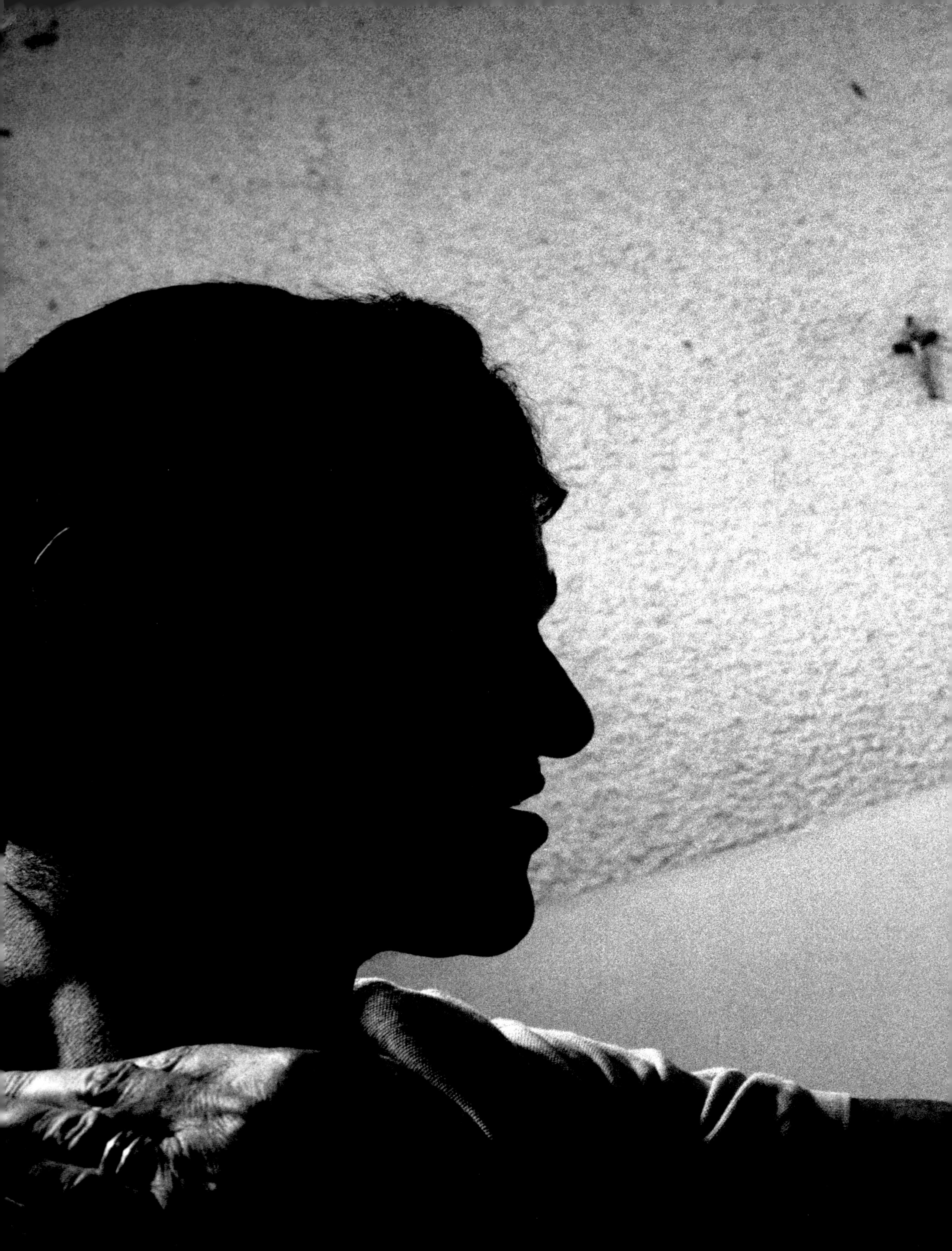

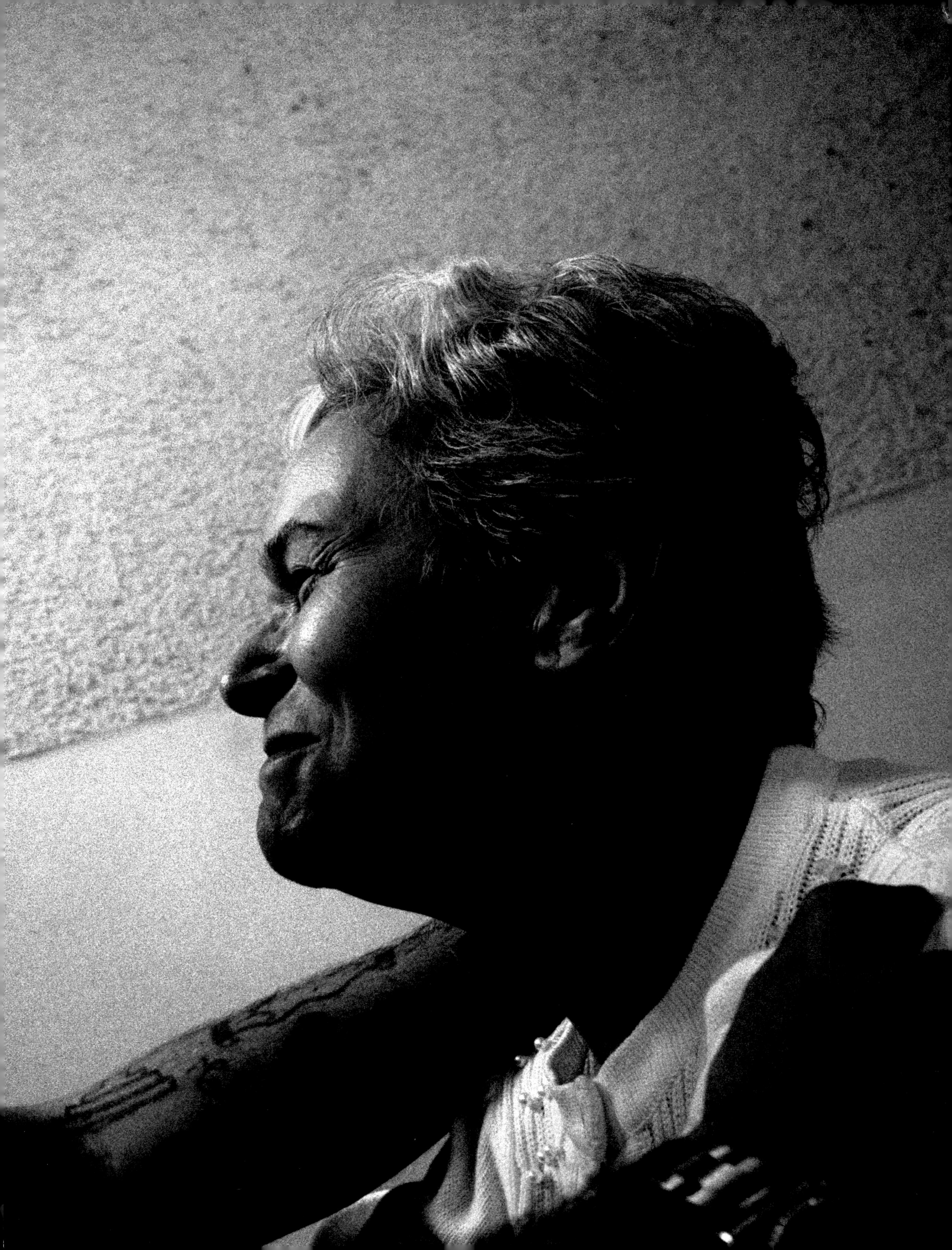

Intervista ai direttori degli OPG

Interview with the directors of OPGs

Dott.ssa Valeria Calevro, OPG Reggio Emilia
Dott. Salvatore De Feo, OPG Napoli
Dott. Adolfo Ferraro, OPG Aversa
Dott. Nunzio Rosania, OPG Barcellona Pozzo di Gotto
Dott. Franco Scarpa, OPG Montelupo Fiorentino

Claudio Cricca: L'esistenza degli OPG è inusuale nel panorama internazionale, come si spiega in Italia la loro presenza?

Il primo manicomio criminale sorse in Italia nel 1876 ad Aversa (Caserta), nella sede di un vecchio convento, come sezione della casa penale per invalidi. Questa struttura era destinata ad ospitare la popolazione detenuta che per motivi psichiatrici non poteva trovare sistemazione in carcere, cioè i cosiddetti "rei-folli". Invece, chi era già affetto da malattia psichica, definito "folle-reo", e commetteva un reato, veniva inviato, a discrezione del giudice, nei manicomi civili. Sostenitore e fondatore di questa nuova istituzione fu Cesare Lombroso, medico criminologo che elencò dettagliatamente le tipologie della popolazione che vi doveva essere accolta. La "sezione per maniaci" di Aversa nacque comunque come atto amministrativo non sancito da alcuna legge.
Solo nel 1930 il nuovo Codice Penale (il "Codice Rocco", a doppio binario) introdusse la Misura di Sicurezza, affidando al manicomio giudiziario l'esecuzione delle misure di sicurezza detentive che si ponevano, come finalità, la cura del prosciolto e la difesa sociale derivante dal presupposto della presunta pericolosità degli internati.
In sostanza, se l'imputato è ritenuto responsabile, c'è la pena e quindi il carcere. Se non viene ritenuto responsabile, per cui non imputabile, viene applicata la Misura di Sicurezza: l'Ospedale Psichiatrico Giudiziario (OPG).
Si parla pertanto di intervento contro la criminalità, per la tutela della sicurezza sociale, e di intervento per il trattamento del fenomeno dell'alienità, come era definita a fine Ottocento la malattia psichica, ambedue sostenute da un concetto di "pericolosità sociale" che giustificava l'internamento, dapprima su base empirica, e poi su base normativa inserita nel Codice Penale con le norme sulla Misura di Sicurezza.
Aver collocato tale esigenza nel sistema

Claudio Cricca: Why do you think there are OPGs in Italy, while such institutions are uncommon abroad?

The first mental hospital for the insane was opened in Italy in 1876, at Aversa (near Caserta), in a former monastery as a section of the Penal House for invalids. It was used to house those inmates who, due to psychiatric problems, could not be sent to jail. These were the so-called "rei-folli" (guilty-mad), whereas those who already suffered from a psychic disorder and committed a crime were called "folle-reo" (mad-guilty) and assigned to a Civil Mental Hospital, at the discretion of the judge.
This new institution was founded and sponsored by Cesare Lombroso, a physician specializing in criminology who set up a very detailed list of typical characteristics of the people who were to be housed there. The section for maniacs at Aversa was thus opened as a consequence of an administrative act, not established by any law.
Only in 1930 did the new Penal Code ("Codice Rocco" doppio binario) introduce the Safety Measure which authorized the OPG to take custodial safety measures, with the final aim of both taking care of those released and protecting society from the supposedly dangerous inmates.
Basically, if the accused are considered guilty, they will be convicted and sent to jail. If they are not held responsible, and therefore cannot be charged, then the Safety Measure is applied and they are sent to the Hospital for the Criminally Insane (OPG).
This policy permits interventions to reduce crime and ensure social safety, as well as interventions to deal with the phenomenon of alienation, as psychic disorders were defined at the end of the nineteenth century. Both measures were supported by the concept of "social danger" which justified the confinement, first on empirical grounds, then on a normative basis when the rules of the Safety Measure were introduced into the Penal Code.
Entrusting the prison system with such a complex

carcerario, fin dalla loro nascita nel 1876, ha determinato la sovrapposizione e conflittualità di due mondi diversi ed opposti.

Com'è possibile che in Italia, paese che ha superato i Manicomi civili, continuano a sopravvivere quelli giudiziari?

L'OPG è subordinato all'ordinamento penale, per cui è contemplato dal diritto penale e viene gestito dal Ministero della Giustizia, Amministrazione Penitenziaria. La riforma Basaglia ha interessato solo le istituzioni manicomiali civili dipendenti dal Ministero della Sanità. Sono stati e continuano ad essere due mondi autonomi che camminano per conto proprio. L'esistenza degli OPG ha probabilmente permesso alla riforma Basaglia di funzionare nel tempo perché comunque le situazioni più difficili da gestire con l'assistenza ambulatoriale finivano per incorrere in qualche reato, anche lieve, e quindi diventare casi giudiziari e essere mandate dentro l'OPG.

Come descrivereste le problematiche lavorative all'interno dell'OPG? E, come si concilia l'aspetto custodiale con quello curativo?

La struttura OPG appare contrassegnata da un complesso di normative che determinano una situazione nella quale i compiti e le responsabilità dei singoli attori del processo appaiono caratterizzate da aspetti chiaramente "concorrenti" e spesso contrapposti.
Tale situazione può essere descritta come un alternanza di rimandi, da una lato a prescrizioni chiare e regolamentate, ma non idonee ai bisogni delle persone internate, poiché appartenenti alla sfera del penitenziario, e dall'altro ad una mancanza di specifiche prescrizioni o linee operative, adeguate ad offrire un servizio di cura esaustivo, facenti parte del sistema sanitario "ordinario".
È pur vero che, da una parte le norme penitenziarie, sono giustificate dalla presenza di un "pericolo sociale" che etichetta gli internati, ma le norme sanitarie, appaiono necessarie, se non indispensabili, a creare le condizioni per

task has brought about the overlap and conflict of two different and opposite worlds, right from the beginning in 1876.

Italy has closed all Civil Mental Hospitals, but Judiciary Mental Hospitals still exist: How can this be?

OPGs are part of the penal system, ruled by penal law and administered by the Penitentiary Department of the Ministry of Justice.
The Basaglia Reform regarded only the civil mental hospitals administrated by the Ministry of Health. They have been and still are two autonomous systems with an entirely different history. Over the years, OPGs probably helped to make the Basaglia Reform work, as the most problematic cases cared for by ambulant services ended up committing crimes, even if only minor ones, thus becoming judiciary cases to be sent to OPGs.

How would you describe the problems of working inside an OPG? And how can one reconcile the custodial with the curative aspects?

The OPG is a structure ruled by a complex of laws, determining a situation in which tasks and responsibilities of the workers are characterized by concurrent and often contrasting aspects.
Such a situation can be described from two points of view. On the one hand, OPGs, being part of the penitentiary system, follow clear and precise rules, which may, however, not meet the inmates' needs. On the other hand, OPGs are part of the ordinary health system which does not provide specific prescriptions or guidelines appropriate to guarantee comprehensive care.
Even though penitentiary rules are justified, because the inmates represent a potential "social danger", a label affixed to them, sanitary rules are clearly necessary, if not indispensable in order to create conditions that might resolve the very problem of "social danger".
There is no doubt that the inmates have multiple and various needs, as multiple and various as the patients who are assigned to OPGs.

la risoluzione proprio di quella condizione di "pericolo sociale".
I bisogni delle persone internate negli OPG sono indubbiamente molteplici, come molteplice e variegato è il campione di pazienti che ad esso è affidato. In questa trappola operativa, determinata dalla coesistenza e concorrenza di obblighi di cura e di obblighi di controllo, gli operatori rischiano di rimanere invischiati se prevale la cultura dell'adempimento formale normativo per cui i margini di intervento appaiono ridotti se si resta condizionati dal versante del controllo. Dall'altro l'operatore OPG, schiacciato dal peso della responsabilità di dover trattare in un ambiente inadeguato persone che richiedono specifici interventi di cura, si adopera per trovare una soluzione ai problemi di dimissione dei pazienti. L'alternativa appare quella del modificare la cultura che sostiene la definizione di internamento. Modificare la cultura vuol dire specificare cosa sia veramente necessario e come debba essere considerato chi è sottoposto ad una misura di sicurezza.
Diventa necessario affermare la priorità della cura rispetto alla custodia, anche rendendo adeguati i luoghi di permanenza e di cura; tale aspetto richiede la formulazione di specifici interventi strutturali che rendano gli ambienti meno carcerari, più aperti e adeguati alle necessità dei pazienti. In tale cornice sono comunque inseriti i sempre più numerosi interventi di cura che sono messi in atto da parte dell'equipe di medici, psichiatri, infermieri, psicologi, educatori, tecnici della riabilitazione, operatori e volontari che agiscono nella struttura. Oltre che la somministrazione di terapie con psicofarmaci, psichiatri e psicologi attuano anche interventi di psicoterapie e colloqui, singoli o di gruppo, mirati su particolari soggetti con problemi comportamentali o psicopatologici. Negli istituti sono inoltre attivati interventi di risocializzazione e di riabilitazione psicosociale gestiti da operatori (esperti esterni, operatori della riabilitazione psichiatrica, volontari, ecc.) che consentono alle persone internate di acquisire migliori capacità

In this situation of impasse, caused by concurrent duties of both care and control, operators risk to be trapped if they strictly follow the formal rules. If control is the main consideration, their range of intervention seems to be limited.
On the other hand, an OPG operator works hard to find a solution to the problems connected with the release of an inmate, under the burden of a great responsibility: taking care of people who need specific treatment in a completely inadequate environment.
An alternative would be to change the attitude underlying the definition of confinement, that is, to specify what is really necessary and how society should regard a person undergoing safety measures.
It is necessary to affirm that assisting the inmates is more important than guarding them, and that there should be adequate quarters of residence and care. Accordingly, specific structural interventions must be formulated, in order to make the environments less prison-like, more open and suitable for the needs of the inmates. This includes facilities for the increasing amount of therapies prescribed by doctors, psychiatrists, psychologists, educators, rehabilitative therapists, operators and volunteers who work in these institutions.
Beside therapies based on the use of psychotropic drugs, psychiatrists and psychologists also conduct psychotherapy sessions and talks, individually or in a group, defined for specific subjects with behavioral or psychopathological problems. In addition, projects aiming at psychosocial rehabilitation and social reinstatement are organized within the institutes, led by operators (experts from outside, psychiatric rehabilitative therapists, volunteers, etc.) so that the inmates may improve their self control and their capacity to participate in group activities.
Just to mention a few examples, there are art laboratories, theater and newspaper facilities as well as the possibility to take care of a green space inside the institute.

di autogestione e di partecipazione in attività di gruppo. Solo per citare alcune esperienze, sono attivati laboratori di espressione artistica, di teatro, di redazione di un giornale, di gestione di uno spazio verde interno.

Si sente sempre più insistentemente parlare della possibile chiusura degli OPG, come questo si potrebbe attuare e quali sarebbero gli effetti nella società?

Sicuramente, da quando queste istituzioni sono state create, hanno mantenuto la propria struttura e connotazione pressoché intatte. Hanno sicuramente bisogno di un rinnovamento, ma la chiusura preventiva degli OPG senza creare le condizioni alternative porterebbe, non il superamento del problema, ma bensì, il crearsi di altre problematiche ben più gravi.
Si rischia di vanificare il lavoro che si è fatto in anni di sacrifici per il recupero di queste persone, che non possono essere reinserite in comunità terapeutiche di emergenza con equilibri già fragili per conto proprio e che potrebbero mandare in crisi l'intero servizio alla prima problematica.
Anche l'applicazione della legge Basaglia, nr. 180, presentò diversi problemi; alla chiusura dei manicomi, i pazienti vagavano allo sbando perché le strutture sul territorio non erano pronte ad accoglierli.
Il dibattito in atto suggerirebbe la trasformazione degli attuali OPG in Centri Regionali di Assistenza.
Il maggiore quesito verte su come affrontare i costi. Si può essere d'accordo con l'idea ma occorrono progetti e una decisa copertura economica che al momento manca.

Nella mia permanenza negli OPG ho potuto notare che spesso la sigaretta funziona da ago della bilancia. Il personale degli istituti ne porta sempre in tasca un pacchetto... Per difesa personale! Che viene utilizzato per placare gli animi...

Effettivamente capita spesso che nei momenti di maggiore difficoltà relazionale con i pazienti offrire una sigaretta diventa quasi come chiedere e offrire un momento di tregua; nello stesso

It is often said that OPGs might be closed. Is such an event possible, and how would it affect society?

Indeed, these institutes have maintained their structure and character ever since they were founded, and certainly have to be reformed. However, closing the OPGs without creating alternative structures would lead to much more serious problems rather than solving the current ones. Years of work and sacrifice that have been invested into the recovery of these people might be vain, as they cannot join therapeutic emergency communities, which are already fragile constructs, and the first problematic case might lead to the breakdown of the entire service. Even the application of Basaglia Law, nr. 180, caused various problems: When the mental hospitals were closed, the inmates had no place to go because the local structures were not prepared to accommodate them. Current debates seem to suggest that the best choice would be transforming the OPGs into Centri regionali di Assistenza (Regional Assistance Centers).
The major problem is how to deal with the costs. People may agree with the idea, but we need specific projects and a sound economic basis, which is lacking at the moment.

When I was in OPGs, I noticed that often cigarettes are used to calm down the inmates, and the personnel always carry some with them... for personal defense! It is used as a soothing effect...

Actually, offering a cigarette to an inmate in a particularly difficult moment is almost like asking for and offering a moment of relief.
At the same time, if inmates see that the operators smoke as well, and thus share the same habits, they feel slightly less different from the others, and therefore slightly less ill. Remember that the obsession for smoking also corresponds to a sensation of emptiness, which is often connected with serious psychic disorders. Smoke spreads quickly, and seems to temporarily fill this void.

tempo per il paziente verificare la condivisione dell'abitudine al fumo con gli operatori è come sentirsi un po` meno diverso e quindi meno malato. Non dobbiamo però dimenticare che l'ossessione del fumo risponde anche ad un sentimento di vuoto spesso presente nei gravi disturbi psichici: il fumo si espande velocemente e può temporaneamente "colmare" questo vuoto incolmabile.

Negli OPG dell'Amministrazione Penitenziaria non ci sono pazienti donne: perché?

In realtà è presente un reparto che ospita circa ottanta donne con Misura di Sicurezza nell'OPG di Castiglione delle Stiviere (Mantova), istituto che opera con una convenzione fra Ministero della Giustizia e Ministero della Salute. Questo dato (80 donne ricoverate in OPG su circa 1300 ricoverati totali) non si discosta dal rapporto fra detenuti maschi e detenute donne presente anche nelle carceri e conferma la minore tendenza a delinquere della popolazione femminile. Nel caso dell'OPG è importante anche considerare che difficilmente la patologia psichiatrica della donna la porta ad agiti violenti, anche se il reato più frequente fra queste 80 ricoverate è l'infanticidio.

Quali sono le difficoltà che più frequentemente si incontrano nel processo di reinserimento sociale dei pazienti dell'OPG?

La Misura di Sicurezza si caratterizza per la sua indeterminatezza; questo dovrebbe significare che nel momento in cui il malato non sia più valutato pericoloso la misura possa cessare e la persona essere appunto reinserita nella società attraverso l'accoglienza in comunità terapeutiche o, quando possibile, anche in famiglia.
L'analisi della realtà dell'OPG dimostra invece che molte persone ricoverate, quantificabili in circa il 15% del totale, anche se valutate idonee ad un percorso di inserimento in strutture terapeutiche esterne, non riescono ad accedere ai percorsi trattamentali. Questo accade per una serie di situazioni sfavorevoli concomitanti. Da un lato la

There are no women in the OPGs of the Penitentiary Administration. Why not?

Actually there is a Safety Measure ward housing about eighty women in the OPG in Castiglione delle Stiviere (near Mantova), an institute whose convention was stipulated between the Ministry of Justice and the Ministry of Health.
This ratio (80 women housed in OPGs out of 1,300 inmates in total) is not far from the ratio between male and female convicts in jails, and it confirms a lower tendency to commit crimes in women. In this specific case, it is important to consider that a woman's psychiatric pathology rarely leads her to act violently, even though the most frequent crime among the 80 female inmates is infanticide.

Which are the problems most frequently faced when trying to reintegrate the OPG inmates into society?

The duration of the Safety Measure is indeterminate; this means that the moment inmates are no longer considered dangerous, the Safety Measure is no longer necessary, and the inmates may be reintegrated into society, with the support of therapeutic communities or, if possible, families. However, factual data about OPGs indicate that many inmates, about 15%, though considered suitable for a process of integration in external therapeutic institutes, don't have the possibility to undertake a curative process.
This is due to several negative contributory factors. On the one hand, there is the lack of personnel and psychiatric structures in the public health system, on the other there is the considerable difficulty of treating mentally ill people who have already demonstrated aggressive behavior. External services are often not prepared to deal with such cases, at times also because the operators themselves are victims of the prejudice which associates mental illness with danger, a stigma that has actually been proven wrong by scientific research.
In order to be able to declare that an inmate

carenza di risorse del servizio sanitario in termini di personale e di strutture psichiatriche pubbliche, dall'altro le notevoli difficoltà che si incontrano nel trattare un malato mentale che comunque ha già espresso una capacità di agire aggressivamente e a cui spesso i servizi esterni non sono preparati, a volte anche perché gli stessi operatori sono vittime del pregiudizio che accomuna malattia mentale e pericolosità in uno stigma smentito per altro anche dalla ricerca scientifica. Perché il Magistrato di Sorveglianza possa dichiarare cessata la pericolosità sociale di un internato, ha bisogno della garanzia sulle modalità di accoglienza e di cura che gli possono essere offerte una volta dimesso. A questo punto è facile comprendere come la "latitanza" dei servizi psichiatrici e sociali possa avere un peso enorme nel destino di una persona che entra in OPG.

Maria Rosaria Bianchi, psichiatra e ex vicedirettore dell'OPG di Aversa, come si arriva ad essere ricoverati in un OPG?

La legge prevede che i magistrati inviino in ospedale soggetti riconosciuti come incapaci di intendere e di volere e, allo stesso tempo, pericolosi per la società. Quando arrivai ad Aversa scoprii che il lavoro era, seppure in parte, svolto dalla magistratura che aveva la facoltà di decidere ed imporre la reclusione.
I cosiddetti "folli-rei" del manicomio giudiziario erano persone che avevano chiuso in maniera eclatante la loro tragica ribellione, malata e dunque inutile, contro la società. Tuttavia, questi pazienti non erano nati "matti", ma si erano ammalati ed aggravati nel tempo.
La vera malattia mentale che avevo modo di osservare in tutto il suo tragico manifestarsi non era un qualcosa di innato, che spuntava all'improvviso, sotto forma del cosiddetto raptus, ma un modo di pensare che si insinuava *ex novo* nell'esistenza di alcuni soggetti per poi aggravarsi progressivamente. Ecco, quello che poi sarebbe nel tempo diventato un paziente psichiatrico, si ammalava, ad un certo punto della sua vita, nel pensiero.

no longer represents a danger for society, the Magistrate for Surveillance needs guarantees on the procedures of integration and treatment which are going to be offered to the inmate after his release. At this point, it is easy to see why such delays on the part of psychiatric and social services deeply affect the fate of an OPG inmate.

Maria Rosaria Bianchi, psychiatrist and former vice-director of the OPG in Aversa, how does a person become an OPG inmate?

According to the law, the magistrates send people who have been declared mentally incapacitated and considered to be a danger to society to these hospitals. When I arrived at Aversa, I found out that this task was, though only in part, carried out by the magistrates, who could both decide about the confinement and impose it.
The so-called "folli rei" – mad-guilty – in the OPG were people who had ended their tragic, ill and therefore useless rebellion against society in a striking way. Those patients had not been born mad, though. They had fallen ill and worsened over the years.
Mental illness, as I was able to observe it in all its tragic manifestation, was not something innate which suddenly manifested itself as the so-called rapture, but actually a new way of thinking which at some point found its way into some people's lives and gradually worsened. So, at some point in their lives, the persons who later were to become psychiatric patients, fell victim to insane thought.
Some patients occasionally report that they had known that there was something wrong for a long time, that they had been trying to say it, but that they were never listened to, nor taken seriously. At the most, people had been sympathetic to them. These people's families trivialized or concealed the problem. However, their most tragic experience was to be neglected by the doctors they had turned to, who often treated them with disregard or even prescribed them a heavy pharmacological therapy to follow on their own.

A volte alcuni pazienti raccontavano di avere saputo da tempo di non stare bene, di averlo dichiarato molte volte, ma di non essere mai stati ascoltati o presi sul serio. Al massimo si erano sentiti compatiti. E se nella famiglia spesso si minimizzava od occultava il problema, il loro vero dramma era che anche i medici ai quali si erano rivolti, spesso li liquidavano sbrigativamente, magari con una pesante terapia farmacologica da assumere a casa.
In verità, con questi gravi atti di totale disinteresse nei confronti di altri esseri umani che si erano ammalati e che chiedevano solo a chi per titolo professionale avrebbe dovuto occuparsene, di poter avere la speranza di curarsi, di fatto venivano abbandonati e condannati ad una disperata solitudine, che si sarebbe poi tragicamente tradotta nei casi più gravi, in un atto autolesionistico, se non in un delitto commesso a danno di altre persone.
Si deve pensare che nella malattia mentale ci sono varie fasi e più è precoce l'osservazione dello psichiatra, più si può sperare di tentare di fare qualcosa.
Negando questo, non interessandosi di questa condizione umana di rinuncia all'essere umani, che è la malattia mentale, si sono fatte leggi che apparentemente sanano ma, in realtà, mantengono in vita le stesse istituzioni, come quelle manicomiali, che dicono di voler abolire. Anzi, le rendono indispensabili e dunque insuperabili, riducendo il discorso su un problema così grave ad una mancanza di soldi e strutture.

Vedo che il problema economico è ricorrente: anche i direttori lo hanno spesso puntualizzato...

Certo, bisogna vedere di quale problema economico si parla. Per me il vero investimento dovrebbe riguardare la formazione adeguata di chi dovrà riconoscere e confrontarsi con la patologia psichiatrica. Detto questo, anche le strutture, naturalmente, assumono una loro importanza.

Actually, this is a serious act of complete negligence towards other human beings who fell ill and had simply turned to those who, out of professional duty, should have taken care of them. They were simply asking for the possibility to be cured, but in fact they were left alone and destined to desperate solitude, which would then lead, at the worst, to a self-mutilating act or even to a crime against other people.
It should be remembered that there are several stages in mental illness, and the earlier the psychiatrist's analysis is available, the more hope remains that something can be done.
Ignoring this, and without any interest in that human condition in which people renounce being human, which is what mental illness is about, we made laws which apparently heal, but actually support the very institutions, such as mental hospitals, which they propose to abolish. Moreover, these laws render such institutions indispensable, and therefore insurmountable, reducing the discourse on such a serious subject to a lack of money and structures.

I see that the economic problem is often mentioned: directors have often pointed that out...

Indeed, it depends on which economic problem we are talking about. In my opinion, the first investment should be made into the adequate education of those who will have to recognize and deal with psychiatric pathology. Having said that, structures are of course also very important.

Desidero ringraziare I would like to thanks

Ministero della Giustizia e Dipartimento dell'Amministrazione Penitenziaria
Alessandro Margara e Gian Carlo Caselli, Direttori Generali DAP

Valeria Calevro, Direttrice OPG Reggio Emilia
Salvatore De Feo, Umberto Racioppoli, Direttori OPG Napoli
Adolfo Ferraro, Direttore OPG Aversa (CE)
Nunzio Rosania, Direttore OPG Barcellona Pozzo di Gotto (ME)
Franco Scarpa, Direttore OPG Montelupo Fiorentino (FI)

Luigi Mosca, Comandante OPG Aversa (CE)
Adriano Rigatti, Comandante OPG Montelupo Fiorentino (FI)
Stefano Marcantognini e Guido Bonfiglio, Comandanti OPG Reggio Emilia
Giuseppe Genovese, Comandante OPG Barcellona Pozzo di Gotto (ME)
Sebastiano Abate, Comandante OPG Napoli

Un ringraziamento particolare a a special thank to

i ragazzi della Polizia Penitenziaria e gli infermieri, gli educatori, i volontari, gli psichiatri, ma in particolar modo, i ricoverati degli OPG che mi hanno accolto ed insegnato a essere una persona migliore
the guys of Penitentiary Police and the nurses, the educators, the volunteers, the psychiatrists, and more then anyone else, the OPGs inmates who have welcomed me and taught me to be a better person

Maria Rosaria Bianchi per il suo aiuto fondamentale
Maria Rosaria Bianchi for her precious help

Charles Harbutt per avermi suggerito il titolo di questo libro
Charles Harbutt for suggesting to me the title of this book

Irmgard Pahl che ha reso possibile la realizzazione di questo progetto
Irmgard Pahl who made possible the realization of this book

Roberta Cricca, Ivano Dal Corso, Walther Del Pesco, Larry Fink, Marilyn Gelfand, Jim Goldberg, Ken Karlewicz, Daniele Lelli, Fabrizio Maiello, Mindy Matthews, Gary Miillé, Francesco Nonino, Felix Pahl, Elke Pahl de Cieslar, Daniele Pezzoli, Marco Pinna, Carlo Roberti, Marcel Saba, Arabella Schwarzkopf

la mia famiglia
my family

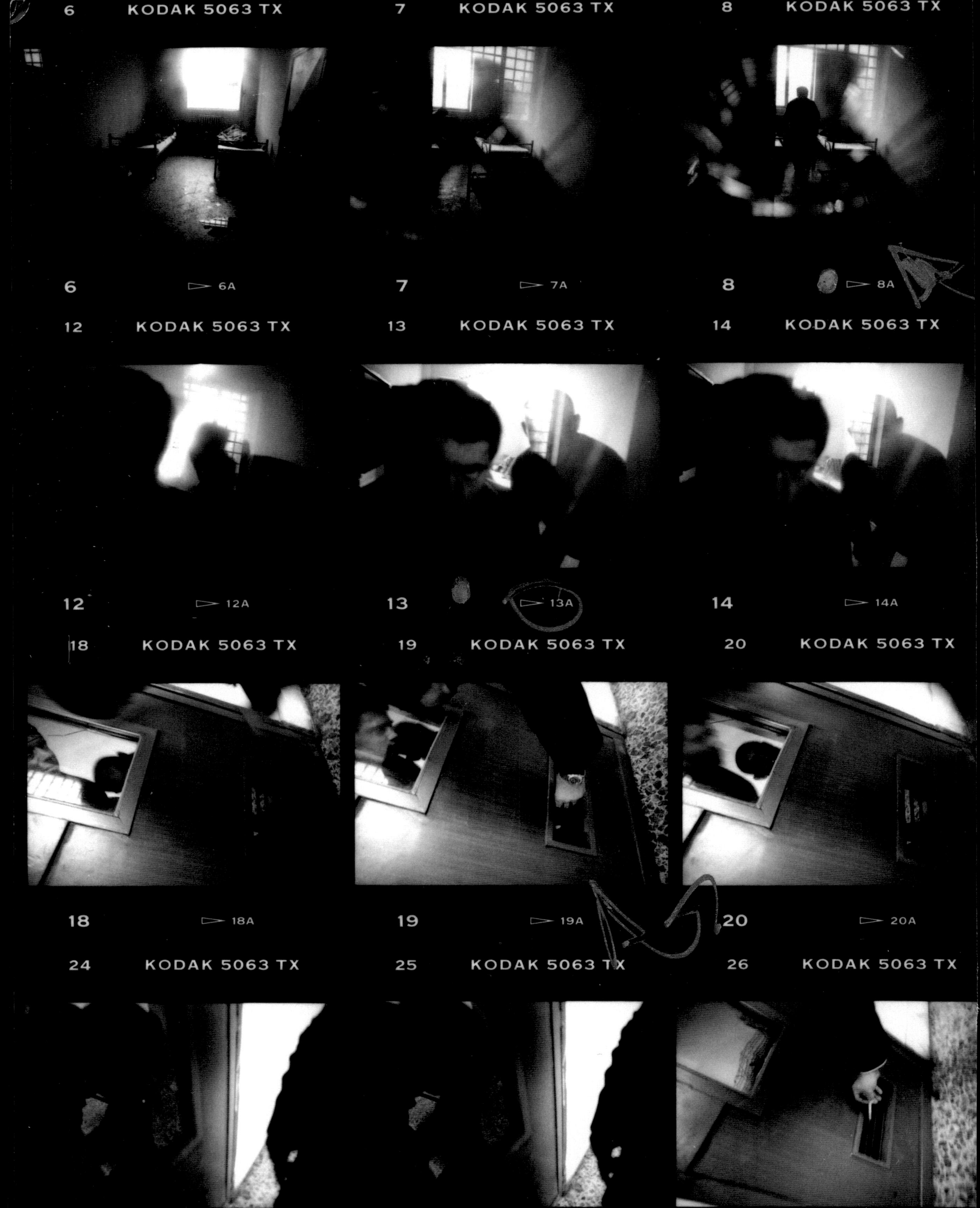
6 KODAK 5063 TX
7 KODAK 5063 TX
8 KODAK 5063 TX
6 6A
7 7A
8 8A
12 KODAK 5063 TX
13 KODAK 5063 TX
14 KODAK 5063 TX
12 12A
13 13A
14 14A
18 KODAK 5063 TX
19 KODAK 5063 TX
20 KODAK 5063 TX
18 18A
19 19A
20 20A
24 KODAK 5063 TX
25 KODAK 5063 TX
26 KODAK 5063 TX

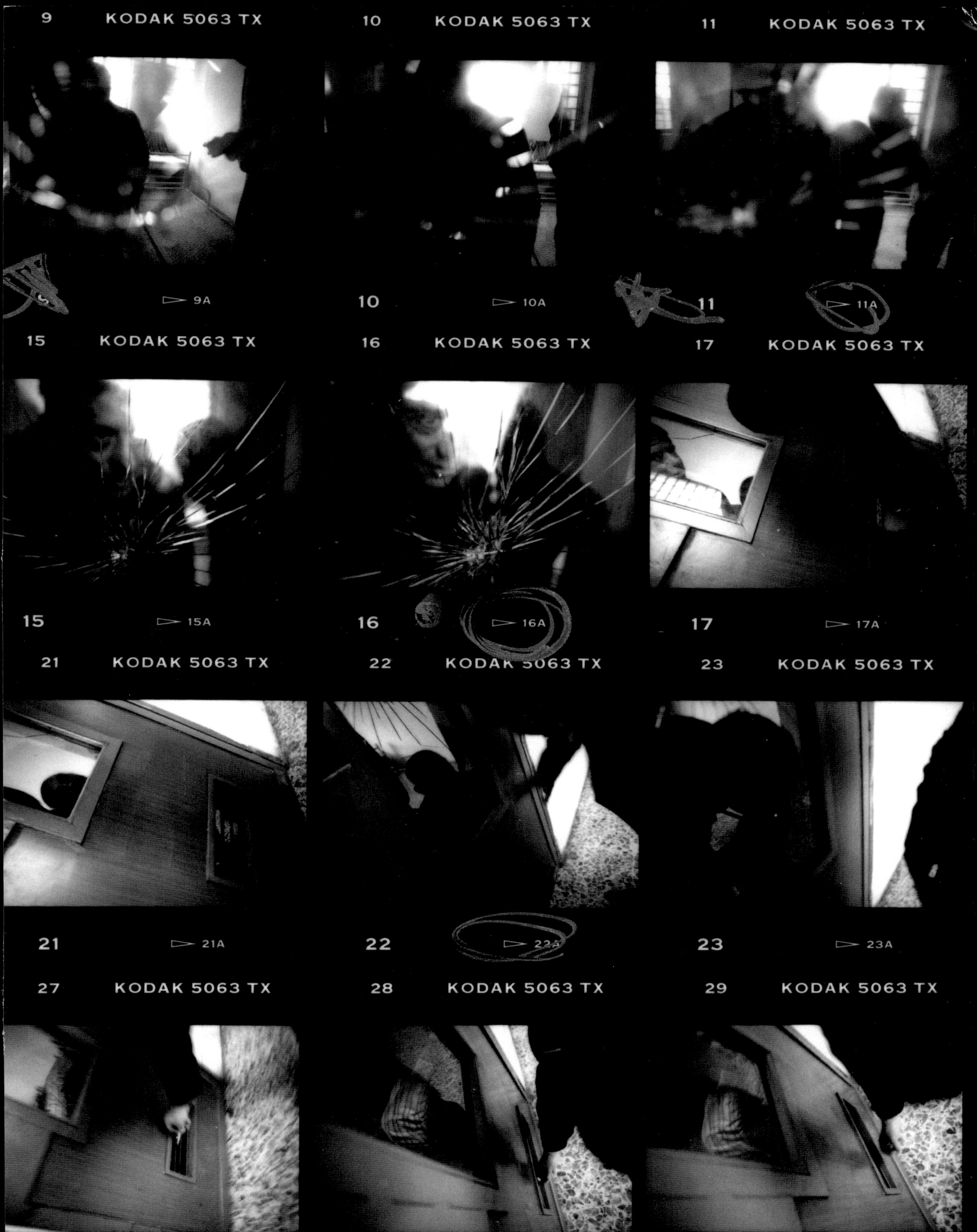
9 KODAK 5063 TX
10 KODAK 5063 TX
11 KODAK 5063 TX
9A
10
10A
11
11A
15 KODAK 5063 TX
16 KODAK 5063 TX
17 KODAK 5063 TX
15
15A
16
16A
17
17A
21 KODAK 5063 TX
22 KODAK 5063 TX
23 KODAK 5063 TX
21
21A
22
22A
23
23A
27 KODAK 5063 TX
28 KODAK 5063 TX
29 KODAK 5063 TX

Ritratto personale.
Un poliziotto chiede ad un ricoverato di ritrarmi su una pagina del registro della Polizia Penitenziaria. Curiosamente, il ricoverato si firma come "Modigliani". Dopo aver finito il disegno, il ricoverato inizia ad urlare nel corridoio del reparto, dicendo parole senza senso.

Personal Portrait.
A policeman asks an inmate to make a portrait of myself on a page of the Penitentiary Police register. Queerly, the inmate signs his name "Modigliani". After finishing the portrait, the inmate begins to shout in the hall, saying words which don't mean anything.

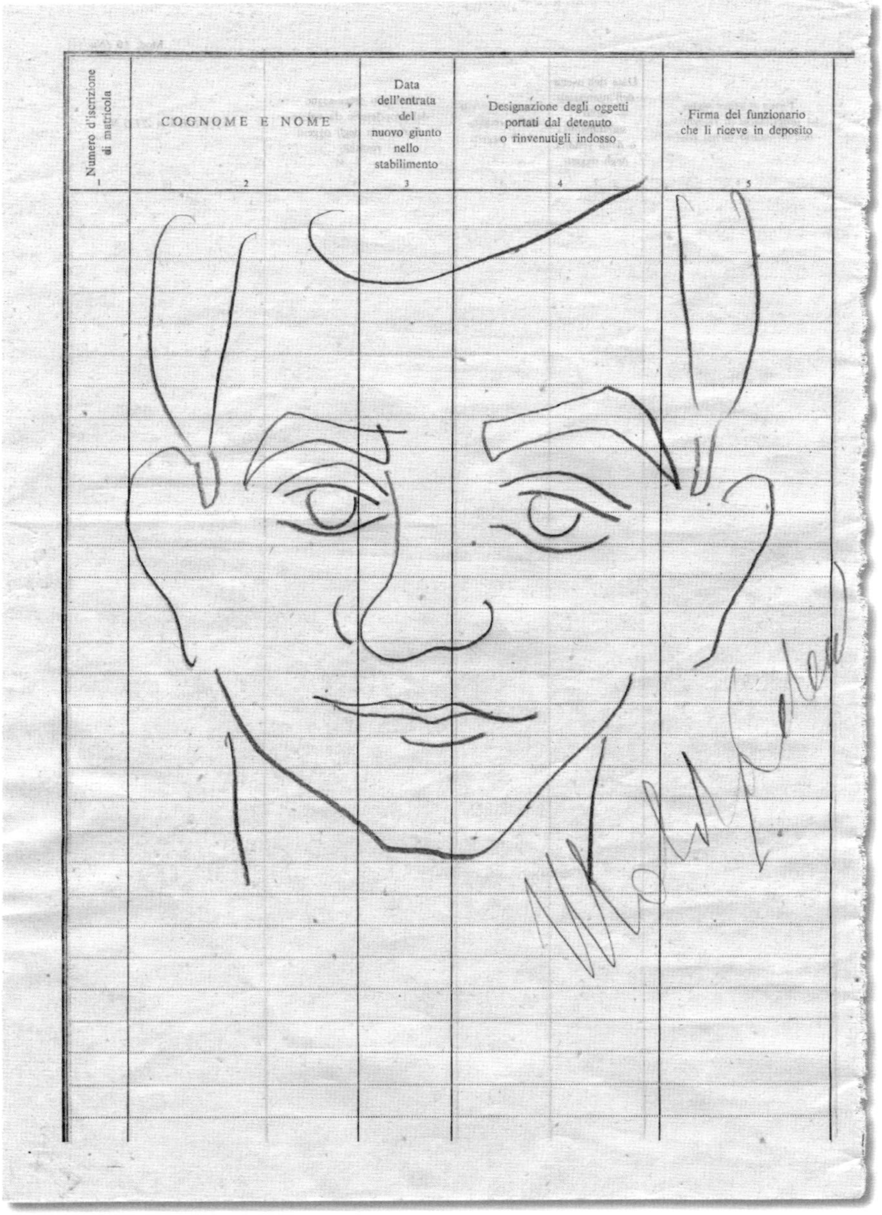
Numero d'iscrizione di matricola
COGNOME E NOME
Data dell'entrata del nuovo giunto nello stabilimento
Designazione degli oggetti portati dal detenuto o rinvenutigli indosso
Firma del funzionario che li riceve in deposito
1
2
3
4
5

Una volta ho conosciuto uno che voleva fotografare l'Invisibile, Claudio Cricca: era venuto da noi, se non ricordo male, per tutt'altro motivo, ma quando il suo istinto si soffermò sui matti rinchiusi nell'OPG di Aversa qualcosa in lui cambiò, divenne insieme più distratto e più attento, cordiale ma spesso rigido nella formalità, e decise di vivere per un po` nella caserma della polizia penitenziaria che si trovava, per l'appunto, all'interno dell'OPG.
È stato evidente poi, e forse lo era anche allora, che stesse cercando l'Invisibile, di cui evidentemente aveva avvertito la presenza.
Ed è stata una ricerca sottile, accurata, certamente tenace, nel gironzolare in maniera apparentemente casuale per i cortili della struttura, chiacchierando con tutti e sorridendo come sempre. Ma ad un certo punto lo vedevi improvvisamente diventare attento a qualcosa di non troppo vicino ma neanche lontano per poi allontanarsi di corsa verso un luogo inspiegabile a noi che lo guardavamo.
Deve essere stato duro per lui, ma certamente stimolante.
E quando lo vedevi tornare soddisfatto – perché evidentemente era riuscito a catturare l'Invisibile – contemporaneamente lo vedevi ritornare a sorridere come un ragazzo.

Adolfo Ferraro

Once, I met a person who wanted to photograph the Invisible, and that person was Claudio Cricca. If I'm not wrong, he had come here for a completely different reason, but, as his instinct led him to approach mad people living in the OPG in Aversa something changed inside him.
He became at the same time more distracted and more attentive, more polite but more formal, almost rigid somehow. Then he decided to live for a while in the penitentiary police station located inside the OPG. It became later clear, and perhaps it should have been clear from the very first, that he was in search of the Invisible, whose presence he must have felt at the time. In his search he has been delicate, attentive to details, indeed obstinate in his wandering around the courtyards in the institute in an apparently casual way, always smiling and talking to everybody. Then, sometimes you could see him suddenly attracted by something not so far and not so close, which made him hasten along a path which was meaningless to who was watching him. This experience must have been quite hard for him, but indeed very stimulating. And when he came back to us and he felt satisfied – because he had caught the Invisible – then you could see him smile again like a child.

Adolfo Ferraro

faceless
claudio cricca

Damiani editore
via Zanardi, 376
40131 Bologna, Italy
t. +39 051 63 50 805
f. +39 051 63 47 188
info@damianieditore.it
www.damianieditore.it

www.claudiocricca.com

coordinamento editoriale editorial coordination
Marcella Manni

redazione editing
Enrico Costanza

traduzioni translations
Adele Iozzelli, Irmgard Pahl

layout
Claudio Cricca, Lorenzo Tugnoli

Post produzione immagini image post production
Giovanni Cocco

Printed on Magno Satin 170 gr.
ditribuited by
antalis
antalis.com

ISBN 978 88 6208 013 2

Finito di stampare nel mese di luglio 2007 presso Grafiche Damiani, Bologna.
Printed in July 2007 by Grafiche Damiani, Bologna.

... giorno, dei momenti di lucidità, possiamo definirli di consapevolezza. Una volta che si rendono conto della stato delle cose, della loro situazione, quasi totalità tenta il suicidio.
... negli altri O.P.G. l'aspetto ... è piuttosto rilevante, Montelupo come Reggio ... per via del ...

... limite fisico della porta blindata.
In sostanza credo che per chi ci lavora sia meno stressante, rispetto ad una situazione come quella di Aversa. Ma cosa è meglio per i ricoverati?
Uno di loro alla riunione di stamane mi dice che la cura nei loro confronti in questo istituto è minima, per ...

... comunicare la raccolta ... al reparto Antares, ... amici sono molto ... in particolare [redacted] ... le ho diversi scambi di ... durante il prosieguo ... giornata. Questo reparto ... isoletta felice all'interno ... P.G., i ricoverati sono quasi ... selezionati, hanno un ... rapporto con gli infermieri ... ricoverati conosco [redacted] ... store delle giovanili del ... successivamente gran... ... la sua figura è ... vorrebbe fare ...

... scattare immagini senza riconoscere i volti dei reclusi. ... struttura comunque si presenta ... lto coreografica, il tempo ... è infame, pioggia con ... rovesci, nel pomeriggio il sole ... ha preso in giro per una mezz'ora. ... mio alloggio è all'interno ... la struttura, in una delle ... palazzine, se un detenuto ... dalla porta della sua ... ...melo ritrovo in camera!

Sabato 5/12/98:

Giorno di scatti, reparto 5 con ricoverati al "50%". I ragazzi di turno sono fantastici, con loro sto molto bene. Appena arrivo i ricoverati si annidano davanti alla porta e si chiedono chi fossi io, uno di loro dice "È uno nuovo!!!". Quindi entro nel reparto accompagnando e accompagnato da [redacted], noto come ieri, che i degenti ti si avvicinano e ti girano attorno per tutto il percorso come le falene quando vincono la luce. Tutti ti chiedono sigarette, tutti fumano come "matti", sono ...

... assumere atteggiamenti ... dunque, con ... rivelare [redacted] ... una forza insospettabile, comp... ... infermieri e poliziotti. Il detenente, che viene utilizzato ... è la sola costrizione. Nel primo pomeriggio faccio un giro con [redacted], nel reparto pilota. È pulito e ordinato, ci sono poliziotti a sorvegliare ... infermieri, i degenti sono ... ausiliari, non costituiscono ... Un infermiere mi racconta ... alcuni di questo reparto ... portati all'esterno a rispon... dell'accompagnatore. Al...

- Venerdì 7/05/99:
"Quando all'interno di una struttura del genere, vero e proprio carcere, un ricoverato ha un momento di lucidità e/o consapevolezza, soffre enormemente perché sa di pagare per un qualcosa che non gli è stata riconosciuta come colpa". Parole espresse da un ricoverato, drammatiche, ma credo che le possa affermare qualsiasi detenuto di qualsiasi carcere, malato o no che sia.
Scatto per l'ennesima volta Cassiopea, in questi ultimi due giorni ho ottenuto parecchio da questo reparto, giro ...

... una sigaretta ho sentito che ... si sottopongono a "prestazioni ... sessuali", ad Aversa i ricoverati sono ... tutti di sesso maschile!
... Oltre mi spiegano che praticamente ... tutti sono rei di aver commesso uno o più omicidi, stupri ecc., in molti ... casi a famigliari.
... Un ricoverato ci racconta che è dentro perché in un cinema ha stuprato un ragazzo di 14 anni, drammatico il suo commento: "Se uccidevo un cristiano stavo dentro meno!"
Assisto ad un litigio, nulla di veramente grave, [redacted] mi raccontano che chi si rende autore ...

... O.P.G. (CE)
[redacted]

- Giovedì 20/04/00: Una premessa, la commozione ... più ed al massimo livello, speranze si alimentano, lacrime salgono agli occhi dei consapevoli e non. La fede è forse per ... l'unica cosa alla quale ... "aggrapparsi!"